现代护理学

操作规范与临床实践

XIANDAI HULIXUE
CAOZUO GUIFAN YU
LINCHUANG SHIJIAN

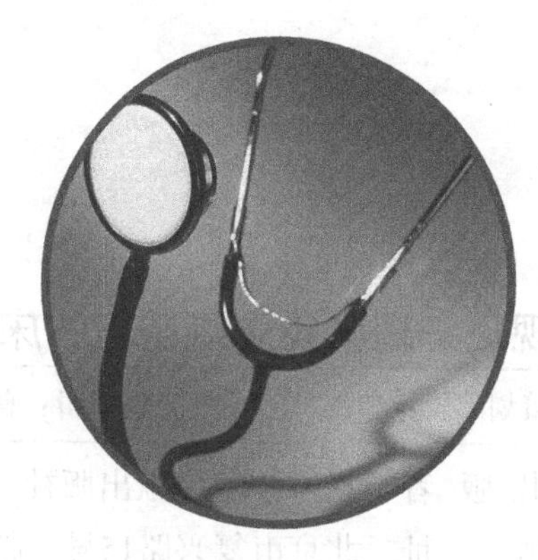

主 编 严 斌 迟向荣 朱红玲 李 漓 赵翠平

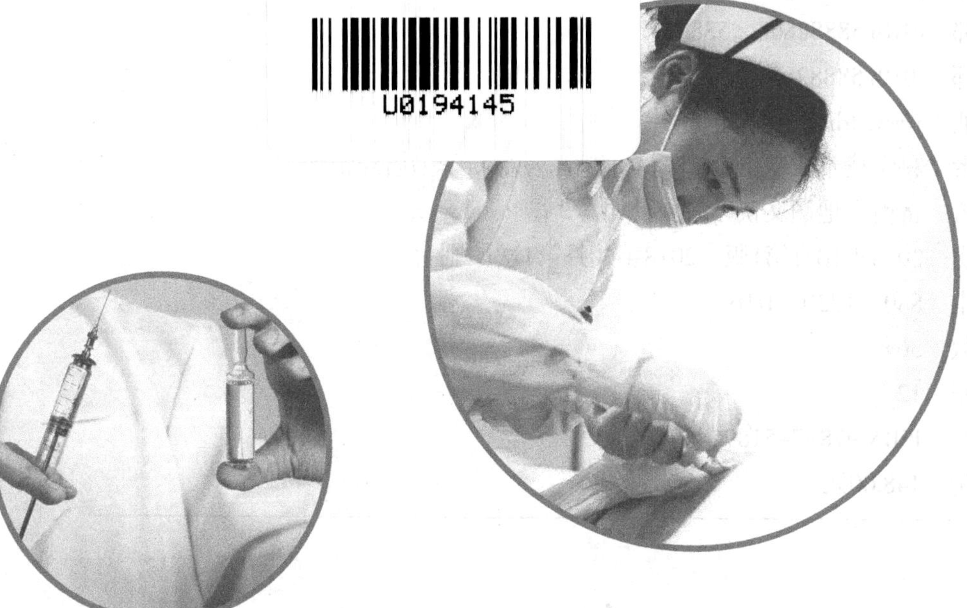

U0194145

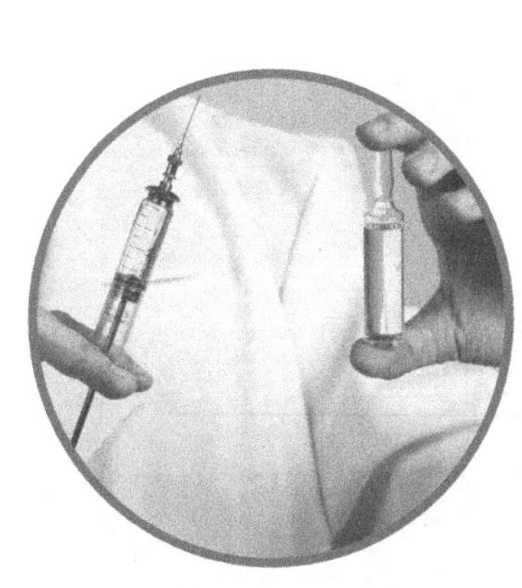

科学技术文献出版社
SCIENTIFIC AND TECHNICAL DOCUMENTATION PRESS
·北 京·

图书在版编目（CIP）数据

现代护理学操作规范与临床实践 / 严斌等主编. —北京：科学技术文献出版社, 2018.10
ISBN 978-7-5189-4907-6

Ⅰ. ①现… Ⅱ. ①严… Ⅲ. ①护理—技术操作规程 Ⅳ. ①R47-65

中国版本图书馆CIP数据核字(2018)第244517号

现代护理学操作规范与临床实践

策划编辑：曹沧晔　责任编辑：曹沧晔　责任校对：赵　瑷　责任出版：张志平

出 版 者　科学技术文献出版社
地　　址　北京市复兴路15号　邮编 100038
编 务 部　(010) 58882938，58882087（传真）
发 行 部　(010) 58882868，58882870（传真）
邮 购 部　(010) 58882873
官方网址　www.stdp.com.cn
发 行 者　科学技术文献出版社发行　全国各地新华书店经销
印 刷 者　济南大地图文快印有限公司
版　　次　2018年10月第1版　2018年10月第1次印刷
开　　本　880×1230　1/16
字　　数　364千
印　　张　12
书　　号　ISBN 978-7-5189-4907-6
定　　价　148.00元

版权所有 违法必究

购买本社图书，凡字迹不清、缺页、倒页、脱页者，本社发行部负责调换

前　言

当今世界是科技飞速发展的时代，临床医疗技术日新月异，不断有新理论、新技术、新方法问世，护理学近十年的发展成就也令人瞩目。在这样的形势下，有必要对护理学相关基础理论与实践领域的新进展进行系统地归纳总结，以便提高护理专业人员的业务水平，更好地为患者服务。为此，我们组织编写了此书。

本书在力求内容覆盖面广、信息量大的同时，注重内容的先进性，旨在为读者提供新理论、新方法和新的临床护理实践。全文重点介绍了临床常见病、多发病的护理要点，包括麻醉护理及常见内科疾病、妇科疾病、儿科疾病、口腔科疾病的护理，资料新颖，覆盖面广，图文并茂，科学实用。希望本书能为医护工作者处理相关问题提供参考。

在编写过程中，由于作者较多，写作方式和文笔风格不一，再加上时间有限，难免存在疏漏和不足之处，敬请广大读者批评指正，以便再版时修订。

编　者

2018 年 10 月

目 录

第一章

麻醉护理

第一节　基础麻醉护理

一、概述

基础麻醉是指在麻醉准备室内预先使患者意识消失的麻醉方法，主要用于不合作的小儿的麻醉处理。

二、护理常规

1. 麻醉前准备　如下所述。

（1）患者准备

1）无上呼吸道感染症状，按医嘱使用抗胆碱药物，抑制腺体分泌。

2）禁食≥6～8h，禁饮（糖水、清果汁）≥2h。

3）麻醉开始前测量首次体温、心率、呼吸。

4）必要时建立静脉通道。

（2）麻醉器械、设备、耗材准备

1）常用物品：多功能麻醉机、心电监护仪、吸引装置、氧气、听诊器、麻醉面罩、呼吸回路、吸痰管、口咽通气管。

2）抢救用品：麻醉喉镜、气管导管或喉罩、导管芯、吸附器、过滤器。

（3）药品准备：麻醉药品如氯胺酮，抢救药品包括麻黄碱、肾上腺素、阿托品等。

2. 麻醉中的护理观察及记录　如下所述。

（1）连续动态监测心电图、心率、呼吸、血氧饱和度，每10～15min记录1次。

（2）协助填写麻醉记录单，记录用药时间点、用量。

（3）观察患者呼吸频率和节律，随时做好气管插管准备。

（4）记录麻醉手术期间输注液体种类和总量。

3. 麻醉复苏期护理　如下所述。

（1）连续动态监测心电图、心率、呼吸、血氧饱和度，每15～20min记录1次。

（2）面罩或鼻导管供氧。

（3）去枕平卧位，做好身体及四肢约束和固定。

（4）转出麻醉恢复室的标准

1）在恢复室停留>30min，神志完全清醒，正确对答。婴幼儿能睁眼、哭声响亮。

2）停吸氧气5～10min，脉搏氧饱和度>94%。

3）呼吸：12～25/min。

4）疼痛视觉模拟评分法评分≤3分。

（严　斌）

第二节 局部麻醉护理

一、概述

常见的局部麻醉有表面麻醉、局部浸润麻醉、区域阻滞麻醉、神经传导阻滞麻醉。

二、护理常规

1. 麻醉前准备 如下所述。

（1）术前按医嘱使用镇静催眠药。

（2）向患者解释麻醉全过程及配合方法。

（3）麻醉器械、设备、耗材准备

1）常用物品：麻醉机、心电监护仪、吸引装置、氧气、听诊器、麻醉面罩、呼吸回路、吸痰管、口咽通气管。

2）穿刺用品：皮肤消毒液、无菌敷料、穿刺针、注射器、连接导管、神经刺激仪。

3）抢救用品：简易呼吸囊、气管导管、麻醉喉镜。

（4）药品准备：局部麻醉药（0.75%布比卡因、1%罗哌卡因或2%利多卡因等）、抢救药品（麻黄碱、肾上腺素、阿托品等）。

（5）必要时建立静脉通道。

2. 麻醉护理观察及记录 如下所述。

（1）连续监测心电图、血压、心率、呼吸、血氧饱和度，每10～15min记录1次。

（2）局部麻醉药全身中毒反应的观察及处理。

原因：①1次用量超过限量；②药物误入血管；③注射部位对局部麻醉药的吸收过快；④个体差异致对局部麻醉药的耐受力下降。

临床表现：分兴奋型和抑制型。兴奋型：轻度者精神紧张、定向障碍、舌头麻木、头痛、头晕、耳鸣、视物模糊；中度者烦躁不安、心率加快、血压升高、有窒息感；重度者精神错乱、缺氧、发绀、肌张力增高、惊厥、抽搐、继而呼吸心脏停搏。抑制型：表现为中枢神经系统和心血管系统的进行性抑制，症状隐蔽，也较少见。

处理：①立即停止给药；②面罩供氧，保持呼吸道通畅，做好急救气管插管准备，必要时行气管内插管；③轻度兴奋者按医嘱静脉使用咪达唑仑；④惊厥发生时按医嘱静脉使用丙泊酚；⑤出现循环抑制时，应快速有效地补充血容量，同时酌情使用血管活性药物；⑥呼吸脏停搏者立即进行心肺脑复苏。

（3）观察局部情况，若局部出现广泛红晕和皮疹，考虑局部麻醉药过敏，按医嘱处理。

（4）若患者发生惊厥时应做好约束保护，避免发生意外的损伤。

3. 麻醉复苏期护理 如下所述。

（1）观察穿刺部位有无渗血，保持穿刺部位的无菌。

（2）监测血压、心率、呼吸、血氧饱和度30～60min，待生命体征稳定方可停止监测。

（3）观察外科专科情况。

（4）嘱患者卧床休息30～60min，无头痛头晕后方可下床活动。

（5）必要时面罩或鼻导管供氧。

（严 斌）

第三节 特殊患者的护理

外科手术和麻醉都有创伤性，某些特殊病情或伴有其他疾病的患者，因对手术耐受性不良，易增加手术难度、造成手术失败及术后发生危险性，如高血压患者于手术后发生心力衰竭、心肌梗死、脑出血、脑血管意外和肾功能不全等机会较大，因此围手术期护理极具挑战性。对该类患者术前除了应做一般的术前准备外，还应进行特殊的围手术期护理。

一、心功能不全患者围手术期护理要点

心功能不全（cardiac dysfunction），又称心力衰竭（heart failure）。对于此类手术患者，手术室护士应根据其病因和临床表现加强护理，保障患者安全。

（一）术前准备及护理要点

1. 一般护理　注意房间通风与消毒，保持室内空气新鲜，严格控制探视及陪伴人员，预防呼吸道感染。注意患者口腔、皮肤卫生，有扁桃体炎、牙龈炎、气管炎等感染病灶需治愈。协助做好肺、肝、肾等功能检查。测量身高、体重、计算体表面积，以供计算药量。应适当控制钠盐摄入，避免进食胆固醇含量较高食物。禁忌烟、酒等刺激性食物。

2. 心理护理　向患者及家属讲解手术方法及相关事项，取得配合；消除患者的紧张和忧虑，以最佳状态接受手术治疗。

3. 呼吸功能锻炼　术前指导患者做深呼吸、腹式呼吸及正确的咳痰，并配合肺部听诊检查咳痰效果，以适应心脏手术术后的咳痰要求。对吸烟的患者应严格禁烟。

4. 改善循环功能　除了常规的强心、补钾及利尿等药物治疗外，必要时给予激化液（GIK）治疗，要求患者卧床休息。伴严重贫血患者，术前应少量多次输血纠正贫血。心律失常或心衰患者需行有效的内科处理。

5. 肺动脉高压处理　给予吸氧以改善心脏功能，提高肺对缺氧的耐受力，采用低流量（2～3L/分钟）间歇吸氧1小时，每天2次，并做好吸氧前后血气分析的对比，以了解肺血管的弹性。或使用血管扩张剂，如酚妥拉明5mg肌内注射，以达到扩张血管，降低肺动脉压的目的。对重度肺动脉高压的患者应加用前列腺 E_1（PGE_1），改善先心病重度肺动脉高压患者的血流动力学指标，提高手术安全性。

6. 术前主要护理内容　手术前日做好手术局部的皮肤准备。术前晚应给予镇静药，使患者得到充分镇静；嘱患者应尽早卧床休息，保持病房安静。手术前6小时禁食、4小时禁饮，需留置尿管的要留置尿管，手术前30分钟肌内注射阿托品0.5mg，苯巴比妥0.1g，并做好患者的安慰工作。

（二）术中和术后护理要点

1. 术中护理

（1）一般处置：调节适宜的手术室室温、保持安静，减轻患者紧张恐惧心理，必要时使用镇静剂，使患者顺利过渡到麻醉阶段。

（2）心电和血流动力学监测：连续心电监测，观察心率快慢、有无心律失常及传导异常。施行有创血压、中心静脉压（CWP）连续监测，必要时用Swan－Ganz导管持续监测肺动脉压力的变化。

（3）维持水电解质平衡：需要时及时检查电解质，根据术中的出血量、尿量、BP、CVP、Hb等综合因素补足血容量。

（4）手术配合：用物准备齐全，刷手护士默契配合，保证手术顺利进行。

（5）麻醉恢复期护理：恢复期时，疼痛刺激、吸痰、拔气管导管、屏气、低氧或高碳酸血症均可引起心搏骤停，处理不及时将产生严重后果。故此期应加强监护，备好各种抢救药品和物品，监护人员不得随意离开。

2. 术后监测

（1）患者交接：患者回ICU或病房时，巡回护士与病房护士做好床头及书面交接班。主要内容为手术方式、手术经过、术中病情与用药，出手术室及途中情况，受压的皮肤、导管、输液、输血等。

（2）常规护理：定时检查瞳孔、球结膜水肿情况，连续监测体温，由于低温体外循环原因，术后患者体温大多有反跳发热的过程，当体温上升至38℃时立即冰袋降温，防止体温继续上升；当降至37.5℃以下时立即撤除，以防过度降温；过低时，采取保温措施。保证营养物质的供给。对长时间使用呼吸机的患者，应及早经胃管补充营养，同时应注意观察患者腹部及大便情况，由于体外循环手术的打击，患者易出现消化道应激性溃疡出血，必要时静脉使用西咪替丁或奥美拉唑。加强基础护理，预防感染及褥疮等并发症的发生。

（3）心电监护：术后1天内采用床旁连续心电监测，第2～7天则改为遥控心电连续监测、间断记录的方法。主要观察心率快慢、有无心律失常及传导异常，并给予相应的处理。

（4）血流动力学监测和维持循环稳定：术后早期施行有创血压、中心静脉压（CVP）连续监测，2天后改为间断测量袖带血压及中心静脉压。需用Swan－Ganz导管持续监测肺动脉压力者，应妥善固定导管，防止移位或脱出，严格无菌操作，预防感染，持续以肝素溶液防止凝血。拔除导管应在心电监护下进行，拔管后局部压迫止血。患者术后血压不宜过高或过低。复杂先心病术后可有程度不同的低心排，严重低心排患者对升压药的依赖性很强，甚至在更换升压药的瞬间血压突然下降，为此需备两条升压药通路，心率维持约100次/分钟，新生儿心率不能低于140次/分钟。很多原因可引起心率增快，如低血容量、低氧血症、高碳酸血症、电解质紊乱、发热、心脏压塞等，处理中要排除或纠正上述因素后，方可使用减慢心率的药物。保持良好循环功能根据血压、平均动脉压及中心静脉压随时调整血管活性药物的速度。精确记录液体出入量，调整术后静脉输入液体量。

（5）维持水电解质平衡：根据术后引流量、BP、CVP、Hb等综合因素补足血容量；根据需要及时检查电解质。术后定时监测尿量，并仔细观察尿液色泽及性质。若术后早期尿量大增，应注意有无电解质紊乱，及时补钾，但也不可盲目补钾。尿量不足时，首先应检查尿管位置，尿路是否通畅，膀胱是否充盈，在补足血容量，纠正低氧血症的情况下，可根据血压应用多巴胺及硝普钠，以维持适当的动脉压，改善肾灌注，应用利尿剂，及时补钾并复查肾功能。出现血红蛋白尿除利尿外，还应注意碱化尿液，预防血红蛋白在肾小管沉积，损伤肾功能。

（6）机械通气及呼吸道管理：呼吸道护理尤为重要。每班交清气管插管的型号和深度，并有记录。观察气管插管固定的胶布是否松动。根据病情选择合理的机械通气方式及参数。参数设定分初调、复调两步进行，初调运行20～30分钟后，或者病情发生变化时应查血气，根据结果进行复调。保持呼吸道通畅，及时清除呼吸道分泌物，增加通气，防止肺不张、肺炎的发生。吸痰不宜过频以免气管黏膜受损，亦不宜过疏，以听诊有痰为准。吸痰动作要轻快，不应过度刺激，吸痰前、后给予纯氧通气3分钟，两次吸痰间隔以经皮血氧饱和度（SaO_2）恢复到正常为准，防止发生缺氧。翻身拍背，2～4次/天，每次5～10分钟，便于痰液排出和抽吸。气管切开的患者除按气管切开常规护理外，应湿化气道，定时吸痰。若不及时抽吸气道分泌物，可引起气道内分泌物干涸阻塞，下呼吸道分泌物潴留以至结痂阻塞气道。撤机指征：意识完全清醒、血气正常、循环稳定尽早拔管，否则患者将由于不能耐受插管、烦躁，甚至插管刺激引起呕吐而导致SaO_2下降。拔除气管插管后，采用温湿化氧气面罩吸入，并加强肺部物理治疗。对于痰多且粘者，采用专人进行肺部物理治疗。

（7）管道护理：护理中应特别注意各种管道的固定：尿管和引流管均应双固定，以免滑出。对引流管的护理应视病情15～60分钟挤压引流管一次，每小时记录引流量，观察引流液的颜色、性质，了解出血情况。术后36～48小时拔除引流管。心内测压管和动脉管道要持续用肝素冲洗，以防血块堵塞管道影响测压。保持动、静脉穿刺处皮肤清洁，常规48小时更换敷料1次，并及时冲洗静脉管道。除紧急状况外，心内测压管尽量避免输入升压药物，以免监测压力时药物中断，引起病情变化。当病情发生变化，为使升压药更快地发挥药效可将升压药从测压管直接进入，更换升压药速度要快，严禁气泡进入。

（8）引流量的观察：要定时有效地挤压引流管，保持引流管通畅，使积血排出体外防止心包填塞，正确判断所失血量，原则是失多少、补多少。随时观察引流液的颜色、量、温度，当颜色鲜红、温度高，浓稠，大于4mL/（kg·h）时，应考虑有活动性出血，及时报告医师，查明原因。若引流量突然减少，血压下降，中心静脉压升高，尿量少，应警惕心包填塞的发生，一旦发生心包填塞，应及时通知医师减压止血。

（9）镇静剂的应用：患者在术后清醒拔管后易出现恐惧、患儿会出现哭闹，不仅增加了耗氧，不利于心功能恢复，而且吵闹时大量空气吸入，引起腹胀致膈肌抬高影响呼吸功能。必要时应适当给予镇静剂，地西泮为首选药，可肌内注射；并发肺动脉高压者禁用吗啡，以防抑制呼吸功能而影响呼吸及排痰。

（10）并发症防治：肺动脉高压危象是心脏病矫治术后肺动脉压力上升，超过主动脉压力后，出现体循环压力突然下降，低氧血症、代谢性酸中毒等，是患者术后死亡的重要原因之一。观察中，对并发肺动脉高压患者，如有烦躁、吵闹、SaO_2下降，应怀疑肺动脉高压危象的发生。心律失常的发生常在术后4小时内，多与传导组织的破坏及手术损伤窦房结有关。在护理中，要严密观察心率、心律，避免各种诱发因素，及时发现，及早干预。

（11）抗凝治疗的监测：瓣膜替换术等术后需要抗凝治疗，需根据凝血酶原时间（PT）值调整抗凝药量。同时注意观察皮肤有无出血点、瘀斑，齿龈出血及尿血现象。

二、高血压患者围手术期护理要点

高血压系指循环系统内血压高于正常而言，通常指体循环动脉血压增高，是一种常见的临床综合征。按照世界卫生组织（WHO）建议使用的血压标准是：凡正常成人收缩压应小于或等于140mmHg（18.6kPa），舒张压小于或等于90mmHg（12kPa）。如果成人收缩压大于或等于160mmHg（21.3kPa），舒张压大于或等于95mmHg（12.6kPa）为高血压；血压值在上述两者之间，亦即收缩压在141～159mmHg（18.9～21.2kPa），舒张压在91～94mmHg（12.1～12.5kPa），为临界高血压。高血压是世界最常见的心血管疾病，也是最大的流行病之一，常引起心、脑、肾等脏器的并发症，严重危害着人类的健康。高血压患者围手术期发生危险的概率远高于正常人，故应积极准备，加强围手术期的护理。

（一）术前准备及护理要点

1. 一般护理　对新入院患者应正确测量和记录血压，并对高血压的程度作出判断；询问高血压病病史及近期有无并发症、服药等情况；了解各项检查项目，包括心、脑、肾和眼底，判定重要脏器是否受损及其程度。保持病房安静，空气新鲜。使患者了解饮食与高血压病的关系，应适当控制钠盐摄入，避免进食胆固醇含量较高食物，肥胖者应控制饮食。禁忌烟、酒等刺激性食物。

2. 血压监测　患者血压监测应1～2次/天，于早上起床前或活动后静息30分钟测量并记录，以了解血压波动范围，配合医师调整抗血压药物剂量，并注意用药反应。

3. 心理护理　指导患者保持乐观情绪。情绪紧张、有失眠者必要时给予镇静剂。术前1天密切观察患者情绪变化，耐心解释患者提出的疑问，消除其紧张、恐惧心理。

4. 术前主要护理内容　手术前日做好手术局部的皮肤准备，需做妇科及肠道手术的应做好肠道准备。术前晚应给予镇静药，使患者得到充分镇静；嘱患者尽早卧床休息，保持病房安静，使其休息好，保持血压在安全范围内。术晨于患者起床前测基础血压，血压偏高者按医嘱给予药物处理，半小时后再测血压，如血压过高需暂停手术。患者于手术前6小时禁食、4小时禁饮，需留置尿管的要留置导尿，做好患者的安慰工作，并于手术前30分钟肌内注射阿托品0.5mg，苯巴比妥0.1g。

（二）术中和术后护理

1. 术中护理

（1）一般处置：手术室室温应调节适宜、保持安静，防止寒冷和噪声对患者血压的影响。减轻患者紧张恐惧心理，必要时使用一定的镇静剂，使患者顺利过渡到麻醉阶段。

（2）术中监测：术中要进行血压、心电图、血氧饱和度、血气、体温的监测，注意出血量、尿量及水电解质平衡。对重度高血压患者做复杂大手术还应进行中心静脉压监测。由于麻醉、麻醉药物的影响及手术刺激等各种因素可使患者的血压有较大幅度的波动，且患者对血压自身调节能力下降，当血压过高或过低时，可引起各种严重的并发症。故巡回护士在术中应配合麻醉医师严密观察血压的变化，及时发现异常，及早处理。

（3）手术配合：用物准备齐全，刷手护士默契配合，保证手术顺利进行。术中冲洗液应适当加温，不能过冷。禁止使用使血压升高的止血药物如肾上腺素、阿托品等。

（4）麻醉恢复期护理：术后患者在恢复期，由于疼痛刺激、吸痰、拔气管导管、屏气、低氧或高碳酸血症等原因均可引起强烈的心血管反应，导致血压急剧升高，处理不及时可产生严重危害。故此期应加强监测，备好各种抢救药品和物品，监护人员不得随意离开。在不影响呼吸的情况下镇痛，若血压过高可给予药物，待血压降至安全范围再吸痰拔管。

2. 术后护理

（1）患者交接：患者回病房时，巡回护士与病房护士做好床头及书面交接班。主要内容为手术方式、手术经过、术中病情与用药，出手术室及途中情况，受压的皮肤、导管、输液、输血等。

（2）术后常规护理：应针对不同手术、不同麻醉做好各类手术后、麻醉后的常规护理及高血压的护理。全身麻醉术后常规吸氧，去枕平卧头偏向一侧，保持呼吸道通畅，注意保暖，严密监测生命体征，对疼痛剧烈者给予止痛。患者术后体位采取卧位，在术后神志清醒、血压平稳4～6小时、病情无禁忌后可取半卧位。

（3）生命体征观察：术后患者返回病房，应密切观察并记录患者神志、瞳孔、血压、脉搏等体征，以便动态观察，出现危急情况应及时报告医师。对重度高血压者，要进行持续心电监护。

（4）尿量：对患者的出入量应准确记录，尤其尿量应1～2小时记录一次，以判断入量及出量是否均衡。严格控制输液量，输液速度应均速，防止液体量过多导致血压升高。

三、呼吸功能障碍患者围手术期护理要点

呼吸功能障碍是指由于各种原因引起肺的通气功能和换气功能障碍，以致不能有效地进行气体交换，临床上引起缺氧伴或不伴二氧化碳潴留，从而引起一系列生理功能和代谢紊乱的临床综合征。呼吸功能障碍的主要表现是轻微活动后出现呼吸困难，哮喘和肺气肿是两个最常见的慢性阻塞性肺功能不全疾病。伴呼吸功能障碍的手术患者，对手术、麻醉和护理都提出了更高的要求。

（一）术前准备及护理要点

1. 一般护理　应加强营养的管理，给予营养丰富的饮食，以增强机体抵抗力，改善营养状况促进康复。对于不能由口进食的患者，可行肠道外营养，以保证机体需要。病房应经常进行紫外线空气消毒。

2. 心理护理　准确且全面了解患者的心理状况，建立良好的护患关系，帮助患者尽快适应住院环境，减轻术前焦虑，提高手术适应能力，使其术后能密切配合护理。

3. 呼吸道并发症预防与处置　对合并有慢性支气管炎、肺气肿或肺部感染的患者，按医嘱进行解痉抗炎对症治疗。术前控制肺部感染，在感染控制后方可择期手术，尤其是高龄患者，全身免疫机能下降，抗感染能力降低者，术前应充分控制感染。痰液黏稠的患者，术前应进行痰液稀释的处理。经常咳脓痰的患者，术前可使用抗生素，并指导其体位引流。

4. 呼吸功能锻炼　向患者及家属说明手术及麻醉可能引起的呼吸反应，术后可能出现的并发症及卧床不活动对呼吸的影响，使患者认识到进行呼吸功能锻炼的重要性，从而积极配合，同时教育吸烟患者术前绝对禁烟2周。教会患者做深而慢的腹式呼吸法，2～3次/天，每次15分钟左右，腹式呼吸法应采用平卧、站立交替进行。术前1周开始进行，并进行适当的体育锻炼，以增加肺活量。同时训练患者学习有效的咳嗽方法，指导患者深吸气后用胸腹部的力量作最大咳嗽，咳嗽的声音应以胸部震动而发出，每天练习3次，每次20分钟左右。向患者解释通过有效咳嗽，可预防肺不张、肺部感染。术前健康教育是患者术后顺利恢复的关键。

5. 术前主要护理内容　手术前日做好手术局部的皮肤准备，如做妇科及肠道手术的要做好肠道准

备，手术前6小时禁食、4小时禁饮，需留置尿管的要留置尿管，手术前30分钟肌内注射阿托品要适量，以免痰液黏稠，并做好患者的安慰工作。

（二）术中和术后护理

1. 术中护理

（1）一般处置：手术室室温调节适宜、保持安静，减轻患者紧张恐惧心理，必要时使用一定镇静剂，使患者顺利过渡到麻醉阶段。麻醉前用药要适量，以免呼吸抑制。

（2）术中监测：术中要进行血压、心电图、血氧饱和度、血气、体温的监测，注意出血量、尿量及水电解质平衡。由于麻醉及手术刺激等各种因素可影响患者的肺功能和血氧饱和度，故巡回护士在术中应配合麻醉医师严密观察血氧的变化，及时发现异常并处理。

（3）手术配合：用物准备齐全，刷手护士默契配合，保证手术顺利进行。

（4）麻醉恢复期护理：恢复期时，疼痛刺激、吸痰、拔气管导管均可引起低氧或高碳酸血症，处理不及时可产生严重危害。故必要时继续呼吸机辅助呼吸，待血氧饱和度稳定于安全范围再吸痰拔管。

2. 术后护理

（1）常规护理：全身麻醉未清醒前去枕平卧头偏向一侧，清醒后取半卧位，有利于胸腔内积液积气引流，改善患者呼吸和循环功能，减轻伤口疼痛。对疼痛者必要时给予对呼吸功能无抑制作用的镇痛剂。在术后应给予营养丰富的饮食，以增强机体抵抗力，改善营养状况促进康复。对于不能由口进食的患者，可行肠道外营养，以保证机体需要。

（2）生命体征的观察：患者进入监护室后常规持续床旁心电监护，密切观察生命体征，每15～20分钟测体温、脉搏、呼吸、血压1次，并做好记录，待平稳后改为30～40分钟/次。如出现血压下降、心律失常、呼吸增快、脉率增速等，应立即查找原因并报告医师处理。

（3）呼吸功能的监测与呼吸道护理：术后24小时内应作无创血氧饱和度监测仪连续监测或定时作血气分析，尽可能保证 PaO_2 不低于10.0kPa，SaO_2 不低于95%。临床 PaO_2 < 8.0kPa，SaO_2 < 8% 均需氧疗，因此做好肺功能监测尤为重要。观察呼吸频率、节律、幅度的变化以及有无呼吸困难和发绀，以此为基础而施行肺功能测定和血气分析则更全面地反映肺功能状况。术后吸氧是缓解缺氧症状，保证全身氧供的直接方法。患者在运送途中也应吸氧，氧浓度一般维持在35%左右，过高反而会减少对呼吸中枢的刺激而抑制呼吸。一般在术后两天给予持续低浓度吸氧，以后待患者自我感觉良好时可间断吸氧，1周后视病情需要吸氧。如发现异常可以及时全面的观察并处理。保持呼吸道通畅，如有口腔及呼吸道分泌物及时吸出，以防吸入性肺炎发生。患者机体抵抗力较差，一般术前都有多种并发症，使支气管内分泌物增多、黏稠，加之麻醉药物抑制，切口疼痛，术后排痰往往较困难。应采取以下措施：①鼓励咳嗽：术前术后反复向患者解释排痰的重要性，并鼓励患者进行有效咳嗽、咳痰及正确的排痰方法。②拍击震动：利用手腕动作以空心掌由下向上、由外向内、由前向后顺序拍击胸部，通过震动使分泌物自管壁脱落而易于咳出。③雾化吸入：若痰液不易咳出，可做超声雾化吸入，其内加入抗生素、支气管扩张剂、黏液溶解酶或激素，以达到局部消炎、扩张小支气管、溶解痰液的目的。④刺激咳嗽法：用拇指或示指在吸气终末梢用力向内压在胸骨柄上窝的气管来刺激气管引起咳嗽反射，以利咳痰。用上述方法均无效时，可考虑用鼻导管从气管内吸痰的方法，吸痰动作要轻快并注意分泌物的性质及量，负压不能太高，不可在同一深度长时间吸引，以免造成气管黏膜损伤。必要时也可行气管切开。⑤气管插管或切开：在已有大量分泌物积聚而致呼吸道梗阻或有较严重的呼吸功能不全时，应及早行气管插管或气管切开，彻底清除分泌物或以呼吸机辅助呼吸。对于使用呼吸机辅助呼吸患者，每班应交清气管插管的型号和深度，并有记录，同时观察气管插管固定的胶布是否松动。根据病情选择合理的机械通气方式及参数。拔除气管插管后，采用温湿化氧气面罩吸入，并加强肺部物理治疗。对于痰多且粘者，采用专人进行肺部物理治疗。

（4）防治并发症：呼吸功能障碍患者手术的并发症主要是呼吸功能不全和心律失常。术后保持呼吸道通畅，充分排痰，有效氧供，应用敏感抗生素，以及营养心肌、扩张冠状血管等药物，可减少并发症的发生率。对于伴肺功能减退患者，肺组织弹性差，顺应性低，术后将影响肺的膨胀。可应用吹气球法防治术后肺不张，在术后72小时开始采用。术后疼痛不敢咳嗽者，应采用振荡法轻拍患者背部，使痰液振动易于咳出。每日应用痰液稀释剂雾化吸入3～4次。输液过多过快易发生肺水肿，需要控制输液速度和补液量。观察伤口渗出物颜色、气味、性状及伤口愈合情况，在无菌操作下更换敷料，以防止切口感染的发生。协助翻身，做好皮肤及口腔护理。

四、婴幼儿和老年患者围手术期护理要点

（一）婴幼儿围手术期护理要点

由于婴幼儿各器官和组织尚未发育完善，生理功能的储备能力差，且用药剂量等不同于成年人，对手术的耐受性有限。故应加强婴幼儿围手术期护理，以增加手术成功率和减少危险发生。

1. 术前准备及护理要点

（1）一般护理：给予高热量、高蛋白、高维生素、少渣易消化的饮食。同时注意为患儿营造一个舒适、安全的生活环境。

（2）心理护理：患儿入院后由于对周围环境不熟悉，产生陌生感、恐惧感，由此而出现哭闹、恐惧，拒绝治疗。因此，护士应向家长了解患儿及进行心理状况评估，接近患儿，建立良好的护患关系，让他们尽快适应医院的环境，以消除其陌生感及恐惧感。如家长担心手术效果、术后是否会影响患儿的生长发育等问题，责任护士应主动做好解释工作，以进一步增强家长的信心、获得其理解、支持和合作。

（3）术前主要护理内容：手术前日做好手术局部的皮肤准备，手术前6小时禁食、4小时禁饮，需留置尿管的要留置尿管，手术前30分钟肌内注射阿托品、苯巴比妥（用量根据患儿体重）。

2. 术中和术后护理

（1）术中护理：①一般处置：消除患儿紧张恐惧心理，必要时使用一定镇静剂，使患儿顺利过渡到麻醉阶段。②术中监测：术中要进行血压、心电图、血氧饱和度、血气、体温的监测，注意出血量、尿量及水电解质平衡。由于麻醉及手术刺激等各种因素可影响婴幼儿的生命体征，故巡回护士在术中应严密观察生命体征的变化，及时发现异常并处理。③手术配合：用物准备齐全，刷手护士默契配合，保证手术顺利进行。④麻醉恢复期护理：恢复期时，疼痛刺激、吸痰、拔气管导管均可引起低氧或高碳酸血症，处理不及时可产生严重危害。故必要时继续呼吸机辅助呼吸，待血氧饱和度稳定于安全范围再吸痰拔管。

（2）术后护理：①常规护理：麻醉未清醒前，去枕平卧、头偏向一侧，保持呼吸道通畅，及时清理口腔、鼻腔分泌物及呕吐物，以防止窒息和吸入性肺炎的发生。注意安全，挡好床档，防止坠床，必要时加用约束带固定。保持病室内安静、清洁，温度宜保持在26～28℃，湿度宜保持在50%～60%。新生儿体温调节中枢发育不完善，易受环境温度影响，术后应置暖箱。体温超过38.5℃者，用乙醇擦浴或遵医嘱应用退热药物。麻醉完全清醒后方可进食，首次进食时先给予少量温开水，无呛咳后再进其他食物。鼓励患儿摄入高热量、高蛋白质、高维生素饮食，多采用清淡食物及新鲜蔬菜喂养。②呼吸道管理：婴幼儿功能残气量相对小，肺内氧储备相对小于成人但氧耗量却相对较高，为满足身体代谢的需要常采取浅快的呼吸。浅快的呼吸形式使患儿容易发生呼吸肌疲劳，引起氧供应不足而呼吸衰竭。在护理中应密切观察患儿的呼吸频率、节律、有无发绀、血氧饱和度变化等情况。患儿呼吸功能和各种反射不健全，呼吸道分泌物不能及时排出，床旁应备好吸痰器，及时吸出呼吸道分泌物，保持呼吸道通畅。应随时监测动脉血气分析，根据其结果进行处理。③生命体征的监测：因患儿生命体征变化快，应严密观察。如在观察过程中发现异常情况应及时报告医师作相应的处理。

（二）老年患者围手术期护理要点

由于老年人生理功能的改变，各组织、器官储备能力的减退，对手术和麻醉耐受力差，在此基础上又受疾病的影响，使一系列因素相互构成因果关系，表现出相应的临床症状。为使手术顺利完

成，患者安全度过围手术期，手术室护士应掌握老年患者的生理特点，结合实际，实施以下护理要点。

1. 术前准备及护理要点

（1）一般护理：老年患者由于各个器官逐渐发生退行性改变，功能不全，尤其是重要器官功能不全，对手术的耐受能力影响很大。因此，在询问病史和体格检查时一定要详细和认真，还要进行尽可能全面的辅助检查，特别是重要器官的功能检查，如心、肝、肾的功能状况，血压、血糖的变化。老年患者由于内分泌系统的改变，糖尿病的发病率较高，再加上牙齿松散脱落，对饮食常常有一些特定的要求。我们必须了解各个患者的饮食习惯，根据不同患者的不同要求而提供相应的理想的饮食，以满足患者的生理需要。病房要保持空气清新、环境安静。

（2）心理护理：由于疾病折磨，老年患者情绪多不稳定。护理时要更加耐心，用诚恳的态度、亲切的话语抚慰他们。加上环境陌生和医院特定的气氛以及对手术的恐惧，常常感到孤独，以及对生活丧失信心而不配合治疗护理，甚至对医护人员产生敌对情绪。因此我们必须针对老年患者的这一心理特点，采取相应的护理措施，使之积极地配合治疗以达到早日康复的目的。要多交谈、多接触、多关怀、多疏导讲清手术的目的及必要性。介绍手术前后的注意事项；教会患者正确的咳嗽、排痰方法，练习卧床大小便。消除患者思想疑虑，增强自信心，以使他们积极配合。

（3）并发疾病的护理：术前常规进行肝、肾功能及血糖测定。对并发高血压的患者术前尽早开始降压治疗，直至手术日。糖尿病患者，术前首先通过控制饮食及口服降糖药物治疗。术前首先通过控制饮食及口服降糖药物治疗。术前2~3天部分患者根据医嘱改为注射适量胰岛素，保持血糖在8.8mmol/L以下，并观察有无低血糖。对有肝功能异常者给予保肝治疗，使肝功能得到最大程度的改善。对并发有心电图异常者，根据心电图的提示正确诊断，并根据诊断结果分别给予极化液等治疗。慢性支气管炎、肺气肿的患者术前给予超声雾化吸入，适量使用抗生素以控制肺部感染。

（4）术前主要护理内容：手术前日做好手术局部的皮肤准备，如做妇科及肠道手术的要做好肠道准备，手术前6小时禁食、4小时禁饮，需留置尿管的要留置尿管，手术前30分钟肌内注射阿托品0.5mg，苯巴比妥0.1g，并做好患者的安慰解释工作。

2. 术中和术后护理

（1）术中护理：①一般处置：手术室室温调节适宜、保持安静，巡回护士可亲切交谈以减轻患者的恐惧心理，使患者顺利过渡到麻醉阶段。②术中监测及手术配合：手术中密切观察患者各项生命指征的变化，发现问题及时处理。用物准备齐全，刷手护士默契配合，保证手术顺利进行。在术中，应严格控制补液量和补液速度，对心、肺、肾功能不全的患者尤其要谨慎。应持续导尿，随时监测尿量、脉率和血压，观察心电监护和血氧饱和度，使其维持在正常范围，保证手术的顺利进行。老年患者因补液不当造成心、肺、肾功能衰竭和因术中术后血压波动过大造成脑血管意外的病例屡有报告，应引起高度重视。

（2）术后护理：①常规护理：应加强膳食营养的管理，应给予营养丰富的饮食，以增强机体抵抗力，改善营养状况促进康复。对于不能由口进食的患者，可行肠道外营养，以保证机体需要。老年患者由于局部皮肤血液循环障碍，加上手术后惧怕疼痛而不敢翻身，局部皮肤长期受压，因此极易发生褥疮。应建立皮肤护理卡，每2小时用红花酒精按摩皮肤受压处及骨隆突处，促进血液循环，避免物理性刺激，保持床铺平整、清洁、干燥、无渣屑，防止便器损伤皮肤等。并教会患者及家属增强预防为主的意识。②术后监护：加强监护、密切观察：老年人机体老化，各脏器功能明显减退，使机体的内环境稳定性降低，对麻醉、手术等刺激适应能力下降。因此应特别注意手术后的护理。及时连接好各种引流管道及各种监护仪器，密切观察和记录病情变化，注意监测生命体征、心电图变化、控制输液速度及补液量。术后因疼痛、精神紧张、感染等因素易诱发高血压、心律失常。应及时给予镇静、镇痛药物、抗感染，并注意电解质平衡，必要时术后1~2天给予适量糖皮质激素以增加应激能力。③预防手术并发症：老年人免疫力低下，术后易发生各种感染。由于肺的功能降低、老化使呼吸系统的化学感受器和神经感受器敏感性降低，老年患者故对各种刺激的反应性较迟缓，对缺氧和酸碱平衡的调节能力也明显下降。

老年人的免疫能力降低，抗病能力减弱，手术后由于惧怕疼痛而不敢咳嗽，不能有效地清理呼吸道异物，极易形成坠积性肺炎。所以要定时帮患者叩背，教会患者有效的咳嗽、排痰，以预防坠积性肺炎的发生。术后第2天开始进行超声雾化吸入，每天2次。需留置尿管者，每天用0.5%碘附棉球擦洗尿道口，保持外阴清洁，鼓励患者多饮水，能尽早拔除尿管的要尽早拔除，合理使用抗生素，以免泌尿系感染。术后腹胀是由于术中吞服空气或肠道酵解产生气体，而肠蠕动未能恢复，使肠腔扩张而产生，术后常于24～48小时内恢复，但老年患者因肠张力较低而使肠蠕动恢复较慢，对于不宜恢复者，可采用小剂量新斯的明肌内注射以促进肠功能恢复。老年患者切口愈合差，术后应加强全身营养支持疗法，促进切口愈合，及时更换敷料，以预防切口裂开。由于老年患者腹肌薄弱，因此腹部切口的患者，术后应使用腹带，以减轻因咳嗽引起的疼痛，也有利于切口愈合。老年患者切口皮肤缝线可延长1～2天拆线。④健康教育：指导患者出院后要定时服药，饮食要规律，少食多餐，多食一些牛奶等易消化营养丰富的食品。不要做剧烈的活动，保持大便通畅，定时测量血压、血糖等理化指标，定期回医院复查。

五、妊娠期患者围手术期理要点

妊娠期患病如需行手术处理，手术对患者和胎儿存在一定的影响，如果处理不当，将会引起流产或早产，甚至造成孕妇及胎儿死亡。因此做好围手术期护理尤为重要。

（一）术前准备及护理要点

1. 一般护理　为患者提供一个舒适、安静的休养环境，保持大小便通畅，预防感冒。进食易消化、高热量的食物。应对孕妇进行仔细的全身体格检查及实验室检查，包括血、尿常规，肝肾凝血功能检查，心电图，眼底，胎儿宫内环境等检查。在进行检查的同时要积极进行药物治疗及恰当的护理。

2. 心理护理　由于患者害怕失去孩子，一般对手术预后甚为担忧，可因此情绪低落、焦虑和烦躁。为改变患者的这种心理状态，护士应努力配合家属，给予患者有力的心理支持，与其交流，耐心解释，准确引导，使患者以良好的心态配合手术。

3. 胎儿监护　监测胎心音，并教会患者自己数胎动，必要时及时行B超检查，积极配合医师处理胎儿的情况。

4. 术前主要护理内容　同一般手术。手术前日做好手术局部的皮肤准备，妇科及肠道手术要做好肠道准备，手术前6小时禁食、4小时禁饮，需留置尿管的要留置尿管，手术前30分钟肌内注射阿托品0.5mg，苯巴比妥0.1g，并做好患者的安慰工作。

（二）术中和术后护理

1. 术中护理　调节手术室室温至适宜状态、保持安静，巡回护士可与其亲切交谈以减轻患者的恐惧心理，使患者顺利过渡到麻醉阶段。手术过程中严密监控产妇的血压、脉搏、血氧饱和度、心电图等变化；严密监控胎儿情况。

2. 术后护理　①常规护理：术后第1天可进食流质，无腹痛、腹胀，逐步过渡到普食，宜进清淡、易消化、富营养的食物。必要时辅以静脉营养支持。术后如患者病情需要卧床休息，护士要主动全面做好各项生活护理，如床上擦浴、口腔护理、协助进食、排便等，尤其要做好会阴部护理，保持局部清洁、干燥，及时更换护垫，防止尿路感染。并要定时翻身拍背，预防肺部感染。②严密观察病情：术后进行患者生命体征和胎儿监护，观察子宫收缩情况；注意出入水量，补液时不要单纯输注葡萄糖或生理盐水；选择对胎儿影响小的镇痛方式，避免疼痛刺激引起患者血压升高；给予持续低流量吸氧。

（严　斌）

第四节　麻醉恢复期呼吸系统并发症

一、麻醉恢复期呼吸道阻塞

呼吸道是气体进出肺的必经之路，保持呼吸道通畅是进行有效通气的前提。各种原因的呼吸道梗阻和呼吸道高敏反应是造成通气障碍的原因，若处理不及时或不当，可导致不同程度低氧血症与高二氧化碳（CO_2）血症，甚至造成患者死亡。麻醉期间呼吸道梗阻多为急性，按其发生部位可分上呼吸道阻塞及下呼吸道阻塞，按阻塞程度可分为完全性阻塞和部分性阻塞。呼吸道阻塞后临床表现为胸部和腹部呼吸运动反常，不同程度的吸气性喘鸣，呼吸音低或无呼吸音，严重者出现胸骨上凹下陷和锁骨上凹下陷，以及肋间隙内陷的“三凹征”，患者呼吸困难，呼吸动作强烈，但无通气或通气量很低。常见的呼吸道梗阻有以下几种。

（一）舌根后坠

舌根后坠是麻醉期间最常见的上呼吸道阻塞。

1. 症状　舌根后坠是由于下颌骨和舌肌松弛，仰卧位时在重力作用下，舌体坠向咽部而形成的一种呼吸道阻塞，当舌后坠阻塞咽部后，如为不完全阻塞，患者随呼吸发出强弱不等的鼾声，如为完全阻塞（图1－1A），即无鼾声，只见呼吸动作而无呼吸交换，氧饱和度（SpO_2）呈进行性下降，用面罩行人工呼吸挤压呼吸囊时阻力很大。

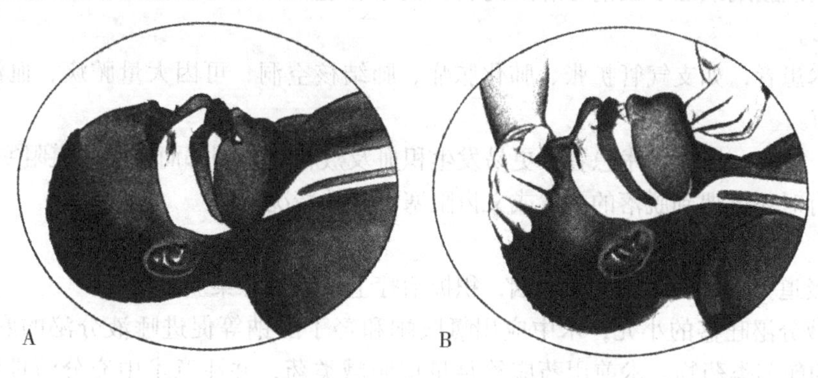

图1－1　A. 咽部完全阻塞；B. 头后仰、提下颌

2. 原因　多发生于全身麻醉和区域性阻滞麻醉中辅助使用了镇静或镇痛药物，而术后尚未达到完全清醒的患者。多见于舌大，颈短，术前具有鼾症的麻醉患者。

3. 处理

（1）调整患者头部的位置，将患者置于侧卧头后仰位、提下颌（图1－1B：头后仰、提下颌）或牵出舌头，放置口咽通气管或鼻咽通气管，双手托起下颌（图1－2）直到气道通畅为止。

（2）如果梗阻还不能解除，则可置入喉罩或重新插入气管插管。

（3）不管是全身麻醉还是区域性阻滞麻醉，术毕应力求使患者达到完全清醒，肌松药作用完全消退，尤其是术前存在鼾症的患者。

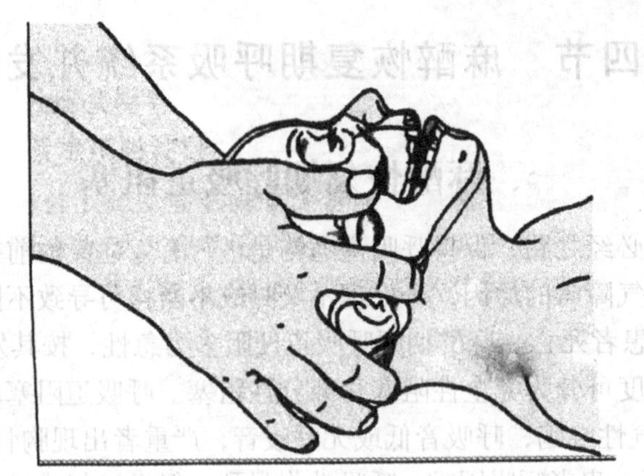

图1－2　双手向上托起下颌

（二）分泌物、异物阻塞气道

1. 原因

（1）分泌物过多常见于吸入对气道有刺激性的麻醉药。

（2）长期吸烟患者若术前未积极戒烟、上呼吸道感染等，术后痰量可较多。

（3）术中应用氯胺酮或羟丁酸钠等麻醉药物，而未相应使用足够的抗胆碱能药物者，唾液分泌增多，聚集于咽喉部。

（4）肺部手术患者，如支气管扩张、肺化脓症、肺结核空洞，可因大量脓痰、血液及坏死组织堵塞气道或淹没健肺。

（5）鼻咽腔、口腔、唇裂手术患者，更易发生积血及敷料阻塞咽部而造成气道阻塞。

（6）此外，有时还可遇到脱落的牙齿或义齿阻塞气道的情况。

2. 处理

（1）减少呼吸道分泌物，术前常规戒烟，积极治疗上呼吸道感染。

（2）对于唾液分泌旺盛的小儿，术中应用氯胺酮和羟丁酸钠等促进唾液分泌的麻醉药物的患者，应常规给予足量的颠茄类药物，术前用药应给足量抗胆碱类药，并注意术中充分清理呼吸道分泌物或血液。

（3）麻醉恢复期及时清除呼吸道分泌物，必要时采用翻身、拍背、咳嗽等方法。

（4）对活动牙齿或义齿，应于麻醉前取出，妥善固定松动的牙齿，以防止脱落误入气管内。

（三）反流物误吸

反流物误吸，可造成下呼吸道严重阻塞。

1. 原因

（1）应用抗胆碱类药、阿片类药、全身麻醉药物，特别是肌松药后，可使贲门括约肌松弛，致胃内容物反流，尤易发生于饱胃及高位肠梗阻患者。

（2）患者苏醒过程中咳嗽和吞咽反射不健全。

（3）患者清醒时刺激咽喉，也易引起呕吐。

（4）呕吐或反流的胃内容物直接堵塞口咽部，或酸性物质刺激咽喉部引起喉痉挛．导致上呼吸道阻塞。

（5）胃肠蠕动减弱、胃膨胀。

2. 预防及处理

（1）择期手术麻醉前常规禁饮禁食，成人禁饮禁食8～12h，小儿禁饮禁食8h，以保证胃彻底排空。

（2）实施麻醉前要准备吸引装置，对已放置鼻胃管患者，应充分吸引减压。

（3）术后置患者头部于侧位，及时清理上呼吸道内分泌物、血液及异物。

（4）术前属急症饱胃或肠梗阻患者，术后宜留置气管导管为妥，以防止误吸。

（5）术毕拔除气管导管前静脉使用止呕药（如：舒欧亭）有预防作用。

（6）一旦发生呕吐物和反流物误吸，应立即将患者置于头低位，并将头偏向一侧，以利于分泌物或胃内容物排出；同时将口咽腔及气管内呕吐物和反流物吸出。

（7）面罩给予100%纯氧吸入；缺氧严重或面罩吸氧不合作者，立即行气管插管，持续正压通气；此外还应使用一定剂量的支气管解痉药及抗生素，并给予必要的呼吸支持。

（四）喉痉挛

1. 定义　喉痉挛是喉头肌肉痉挛使声门关闭而引起上呼吸道的功能性梗阻。是呼吸道的保护性反射——声门闭合反射过度亢进的表现，是麻醉的严重并发症之一。

2. 临床表现　为吸气性呼吸困难，可伴有高调的吸气性哮鸣音。轻度喉痉挛仅吸气时出现喉鸣音，中度喉痉挛吸气和呼气都出现喉鸣音，重度喉痉挛声门紧闭，气道完全阻塞。

3. 原因　正常情况下声门闭合反射是使声门关闭，以防异物或分泌物吸入气道。喉痉挛则是因支配咽部的迷走神经兴奋性增强，使咽部应激性增高，致使声门关闭活动增强。常见原因如下。

（1）浅麻醉状态下吸痰、放置口咽或鼻咽通气管、置入麻醉喉镜、插入喉罩或气管导管，以及在拔除以上这些装置时。

（2）口咽部分泌物与反流的胃内容物刺激咽喉部。

（3）低氧血症、高 CO_2 血症可诱发喉痉挛。

（4）浅麻醉下进行手术操作如扩张肛门括约肌、剥离骨膜、牵拉肠系膜及胆囊等也可引起反射性喉痉挛。

4. 预防

（1）避免在浅麻醉下插入喉罩或气管导管进行手术操作。

（2）气道应激性增高如原有呼吸道炎症或哮喘等患者，术后可在保持一定麻醉深度但自主呼吸恢复良好的情况下尽早拔除气管导管，尽量避免使用口咽通气管等装置。

（3）术后避免低氧和二氧化碳蓄积，及时清除咽喉部渗血和分泌物。

（4）预防性使用 β_2 受体兴奋药。

5. 处理

（1）轻度喉痉挛患者在去除局部刺激后，托起下颌或面罩吸氧后即可解除。

（2）中度喉痉挛患者需用面罩加压供给100%浓度的氧气。

（3）重度喉痉挛患者静脉注射使用肌松药（如琥珀胆碱）迅速解除痉挛，然后面罩加压供氧；也可以用粗静脉针头行环甲膜穿刺（图1-3）后供氧，或立即行气管内插管进行人工通气，并按医嘱使用地塞米松等激素类药物。

（五）支气管痉挛

1. 原因　支气管痉挛多因异物刺激气管或支气管引起。如下呼吸道有分泌物；术后保留的气管导管插入过深；胃内容物误吸等，同时术前有哮喘病史的患者及过敏体质者，使用兴奋迷走神经的药物可助长支气管痉挛。

2. 症状　支气管痉挛表现为呼气性呼吸困难，呼气期延长、费力而缓慢，听诊肺部出现哮鸣音，或呼吸音消失（称：沉默肺或寂静肺）；气道阻力和峰压升高；持续下降的血氧饱和度；PaO_2 下降而 $P_{ET}CO_2$ 升高；心率增速，甚至心律失常。

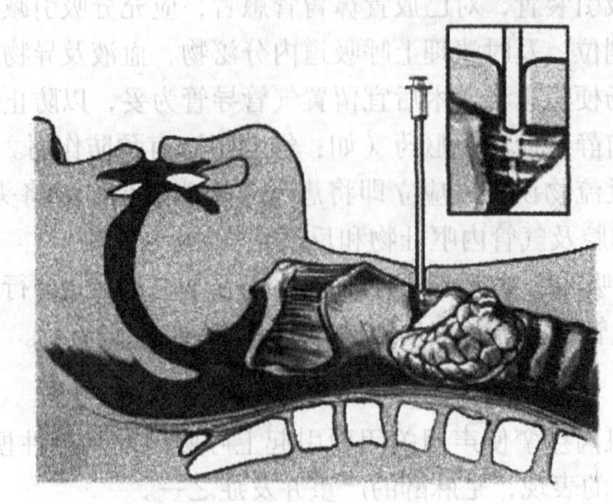

图1－3　环甲膜穿刺点

3. 处理

(1) 轻度支气管痉挛手控呼吸即可改善。

(2) 严重支气管痉挛常需使用 β_2 受体兴奋药如异丙肾上腺素，舒喘宁等治疗。

(3) 缺氧与二氧化碳蓄积诱发的支气管痉挛，施行间歇性正压通气（IPPV）即可缓解。

（六）咽喉水肿及气管受压

1. 原因

(1) 咽喉部手术后创面渗血，局部黏膜充血水肿。

(2) 甲状腺手术中损伤两侧喉返神经者容易发生喉阻塞。

(3) 咽喉部手术后，头颈部肿瘤广泛切除术，甲状腺手术后出血压迫气管。

(4) 气管插管对气管黏膜的损伤或刺激引起气管黏膜水肿，易造成呼吸道阻塞等。

(5) 颈部肿块使气管长期受压者，受压局部气管软骨常软化，当将肿物切除后，由于气管周围组织所起的支架作用缺失，可发生气管塌陷，造成气道阻塞。

2. 处理

(1) 口腔或咽喉部手术术后及时清除积血和分泌物，可按医嘱给予适量激素等药物，减轻局部黏膜的水肿。

(2) 颈部手术后应充分引流手术部位出血，防止血肿形成压迫气管，对颈部肿块使气管长期受压，局部出现气管软骨软化的患者，当施行肿物切除术后，常规床旁备气管切开包，以便紧急情况下施行气管切开术。

(3) 对已发生过敏性喉头水肿患者，应迅速给予抗过敏药物治疗，并加压供氧，若仍不能及时使 SpO_2 得到改善，应报告外科医生，立即行气管切开术。

二、麻醉后低氧血症

（一）概述

低氧血症（指 $SpO_2 < 90\%$，$PaO_2 < 60mmHg$）是麻醉手术后常见的并发症，无论术前呼吸功能是否正常，是否合并有呼吸系统并发症，术后均有可能出现低氧，这是因为某些麻醉技术、麻醉药物和手术本身均对呼吸有不同程度的干扰和抑制作用。严重持久的低氧将给机体带来严重损害，危及患者的生命安全。

（二）常见原因

1. 术前因素　心血管疾病、呼吸系统疾病、神经系统疾病等。

2. 麻醉因素

(1) 非气管内插管麻醉患者：椎管内麻醉阻滞平面过高，可不同程度麻痹肋间神经和（或）膈神经，使呼吸受到抑制，而手术后此作用尚未消退到维持正常呼吸功能的安全状态。

（2）气管内插管全身麻醉

1）气管内插管全身麻醉可致肺功能残气量降低20%，而且这种作用可延续到麻醉手术后期，麻醉手术时间越长，术后功能残气量降低越易出现，持续时间越久。

2）全身麻醉药物的残余作用：静脉麻醉药的残留作用不仅可使患者苏醒延迟，而且也可抑制低氧和二氧化碳的通气效应，且与麻醉性镇痛药有协同作用。残留的吸入性麻醉药也可使术后呼吸功能恢复减慢。

3）肌肉松弛药的残余作用。

3. 手术因素

（1）手术操作的直接影响

1）口腔、咽喉部手术的刺激，可引起术后咽喉部黏膜充血水肿，或手术创面渗血，集积于咽喉部，造成上呼吸道阻塞。

2）肺叶或一侧全肺切除后，对侧肺功能失代偿，可造成呼吸衰竭和极严重的低氧血症。

3）胸腹部手术后伤口包扎过紧，也可引起限制性通气障碍。

4）脑干近邻部位或脑干上的手术操作，有可能直接机械损伤脑干，或者间接刺激脑干，引起脑干缺血和水肿，可造成患者意识障碍和中枢性呼吸抑制或呼吸衰竭，严重者可导致中枢性呼吸消失。

（2）术后疼痛

1）术后剧烈疼痛不仅可明显影响患者的胸廓活动，还可明显抑制患者的咳嗽排痰，是麻醉后引起肺气体交换功能障碍、低氧血症、肺部感染并发症的重要原因。

2）镇静镇痛药的使用：阿片类镇静药及神经安定类镇静药是区域性阻滞麻醉中重要的辅助药，它们虽可提供完善的镇痛和镇静作用，但均有较强的呼吸抑制作用，此类药物术后残余的药理作用可导致患者术后发生低氧血症。

4. 各种术后并发症　术后呼吸、循环或神经系统并发症、呼吸道阻塞、喉痉挛、肺不张、急性心功能不全、脑出血等。

5. 其他因素　如某些胸腺瘤患者，术前可无肌无力表现，手术后也可出现肌无力或肌无力危象。

（三）预防

1. 维持呼吸道通畅　及时清除呼吸道分泌物，放置口咽或鼻咽通气管。

2. 预吸氧处理　术后预吸氧处理可用于所有手术患者，直至患者神志清醒，并排除任何影响有效呼吸的诸因素为止。可以鼻导管或面罩中流量氧气（4～6L/min）吸入。

3. 留置气管导管　苏醒延迟、昏迷、吞咽咳嗽反射不健全、通气量不足和需要用机械通气的患者，术后应留置气管导管，有利于进行有效通气和吸引分泌物，减少误吸的危险，也便于应用机械膨胀气道，预防肺不张。气管导管套囊最好采用低压套囊（囊内压不超过3.3～4.0kPa），以免影响气管黏膜血供。

（四）处理

对任何原因引起低氧血症，均应立即行有效人工通气，将 PaO_2、$P_{ET}CO_2$ 维持于正常范围。

（1）如患者存有自主呼吸，但频率慢或潮气量不足，可面罩加压实施辅助呼吸，辅助呼吸频率与患者呼吸频率同步。

（2）如患者无自主呼吸，必须行控制呼吸。控制呼吸成人呼吸频率为10～15/min，小儿20～30/min，婴儿30～40/min，潮气量8～12mL/kg，呼气时完全放松，吸呼比保持在1∶1.5或1∶2。

（3）不能行深呼吸训练、咳嗽无效或肺不张的高危患者给予持续气道正压通气（CPAP）。

（4）拮抗药的应用

1）纳洛酮可有效拮抗麻醉镇痛药引起的呼吸抑制作用。但由于其作用时间短于大部分麻醉镇痛药，应防止拮抗后呼吸再抑制，所以应间隔一段时间后重复给药。

2）苯二氮䓬类受体拮抗药氟马西尼可以拮抗苯二氮䓬类药物引起的中枢呼吸抑制作用。

3）抗胆碱酯酶药可拮抗除极化肌松药残留引起的呼吸肌功能减退，临床常用的有新斯的明、依酚氯铵和溴吡斯的明。

(5) 术后给予完善的镇痛可大部分消除因疼痛所致的肌肉强直，有利于患者深呼吸和咳嗽排痰，改善通气功能，尤其对于胸科手术患者更为重要。但要避免镇痛药逾量而致呼吸抑制。

(6) 对脊神经阻滞的呼吸抑制须待阻滞作用消失后呼吸功能逐渐恢复；对低血钾性呼吸肌麻痹应及时补钾。

(7) 积极处理各种术后并发症：术后呼吸系统并发症、术后循环系统并发症等。

三、麻醉后高二氧化碳血症

(一) 概述

麻醉后高二氧化碳血症（$PaCO_2$ >50mmHg）的发生相当普遍，轻度的二氧化碳增高并不会给患者带来严重并发症，但持久而显著增高的二氧化碳血症可对机体循环、呼吸、神经及内环境等系统产生很大影响，重者可危及生命。

(二) 原因

1. 术前疾病因素

(1) 肺泡低通气相关疾病：肥胖低通气综合征（OHS）；胸廓畸形；特发性睡眠呼吸暂停综合征（ICSA）；阻塞性肺疾病（COPD）等。

(2) 心血管疾病。

2. 麻醉因素

(1) 腰麻或硬膜外阻滞麻醉平面过高易引起术后低通气，导致二氧化碳蓄积，尤其是 COPD 患者更为明显。

(2) 术后镇静、镇痛药的残余作用可不同程度地抑制呼吸中枢，使呼吸中枢对高碳酸血症的反应降低，CO_2 反应曲线向下和向右移位。

(3) 术后由于肌松药拮抗不完全，尤其是术前存在神经肌肉疾病，术后也会因发生神经肌肉功能恢复不全，而引起通气不足。

(4) 气道阻力增加：呼吸道梗阻、喉痉挛、支气管痉挛。

3. 手术因素

(1) 术后剧烈疼痛不仅可明显影响患者的胸廓活动，还可明显抑制患者的咳嗽排痰，引起低氧血症、高二氧化碳血症。

(2) 手术操作限制了肺的扩张或肺内液体过多等导致肺容量减少，都会导致有效横断面积的减少。

(3) 胸部和上腹部的创伤引起的肺挫伤、肺不张都会干扰肺的扩张，降低肺顺应性。

(4) 胸壁或上腹部包扎过紧、胸壁或上腹部广泛疤痕、其他限制性疾病降低肺顺应性和阻碍通气。

(5) 创伤或胸颈部手术损伤膈神经妨碍通气。

(6) 外科操作有时会直接损伤呼吸中枢或呼吸反射通路：颅后窝手术后的出血或水肿影响呼吸中枢引起患者窒息。

4. 其他因素　寒战、呼吸做功的增加、发热等均增加 CO_2。

(三) 预防

(1) 术后镇静及镇痛药的使用应十分慎重，宜从小剂量开始。

(2) 全身麻醉气管插管操作轻柔、快捷，尽量减轻对气道的损伤，可适当应用激素类药物，减轻气道黏膜的充血水肿。

(3) 维持呼吸道通畅、及时清除呼吸道分泌物，避免各种诱发支气管痉挛的因素。

(4) 全身麻醉患者术毕严格掌握拔管指征，待自主呼吸时呼吸末二氧化碳分压尽可能接近正常水平后再予以拔管。

（四）处理

（1）保持呼吸道通畅：及时清除上呼吸道分泌物或异物，放置口咽或鼻咽通气管。

（2）解除气道痉挛。

（3）有效的拮抗。

（4）密切监测患者的神志，定期做血气分析。

（5）密切监测患者的精神状态：如果患者清醒合作，即使 $PaCO_2$ 升高较多，嘱患者深呼吸，可暂不考虑气管插管和机械通气。

（6）高碳酸血症同时伴低氧血症：通过各种吸氧方法仍不能改善高碳酸血症和低氧血症者需要进行气管插管和机械通气。

（7）如果患者精神淡漠或苏醒延迟，甚至昏迷，高碳酸血症短时间内进行性加重的患者，必须进行气管插管和机械通气。

（8）如果患者表情痛苦，呼吸急促或呼吸困难，或呼吸费力，并出现三凹征，则应考虑气管插管和机械通气。

四、急性肺水肿

（一）概述

急性肺水肿是临床麻醉和重症监测治疗中经常发生的肺部并发症，是指由于各种病因导致超常的液体积蓄于肺间质和（或）肺泡内，形成间质性和（或）肺泡性肺水肿的综合征。

（二）原因

1. 肺毛细血管静水压增高　包括心源性、非心源性肺毛细血管静水压增高及输液过量。输液过量包括输入的液体过量和单位时间内输液过快。

2. 血管壁通透性增加　如感染性肺水肿、弥散性血管内凝血（DIC）。

3. 淋巴管系统引流障碍　如肺移植后、硅沉着病等。

4. 胶体渗透压降低　如肝肾疾病所致的低蛋白血症、营养缺乏。

5. 肺间质负压增高

（1）上呼吸道梗阻后肺水肿：急性喉痉挛、痉挛性哮喘、气道异物、喉头水肿、慢性梗阻性睡眠呼吸暂停综合征。

（2）肺复张性肺水肿：气胸或胸腔积液（血）所引起的肺不张、肺萎陷。

6. 麻醉期间发生肺水肿

（1）麻醉诱导期肺水肿因素：在麻醉诱导期，心功能不全的患者可能诱发肺水肿因素包括：①患者焦虑与不安。②体位变换（如坐位改为平卧位）。③用药不当。④应用具有心肌抑制的麻醉药或 α 受体兴奋药。⑤心功能不全，术前缺乏充分的准备。⑥气管插管时引起的心血管应激反应。

（2）麻醉药物过量。

（3）氧中毒性肺水肿：麻醉中和术后吸氧浓度大于60%，时间长于12～24h（高压3～4h），可引起肺水肿。

（4）术后肺水肿因素：①撤除正压通气；②心排血量增加；③ PaO_2 下降；④ $PaCO_2$ 升高；⑤呼吸道梗阻；⑥高血压。

（三）症状与体征

1. 先驱症状　恐惧、烦躁不安、面色苍白、心动过速、血压升高、出冷汗。

2. 间质性肺水肿　呼吸急促，继而出现呼吸困难、端坐呼吸、发绀、颈静脉怒张、喘鸣。

3. 肺泡性肺水肿　严重呼吸困难、胸闷、剧烈咳嗽、涌出大量粉红色泡沫痰、血压下降，严重者可出现心源性休克、神志模糊、心律失常等。

4. 听诊　呼吸30～40/min，心率增快＞100/min，肺水肿早期可闻及干啰音和少量湿啰音，晚期两肺闻及大量湿啰音、捻发音。

5. 血气分析　早期 PaO_2、$PaCO_2$ 偏低或正常，pH 正常，中晚期 PaO_2、$PaCO_2$ 都明显下降，pH 降低，呈混合性酸中毒。

（四）预防

1. 控制输液速度和输液种类　老年人、婴幼儿和心功能较差的患者，尤其控制输液速度和输液种类。术中应用中心静脉压监测指导输液输血。

2. 呼吸道通畅和呼吸支持

（1）保持呼吸道的通畅，防止呼吸道分泌物过多，防止呕吐、反流、误吸，避免出现气道堵塞和喉痉挛及支气管痉挛。

（2）单肺麻醉过程中注意使萎陷肺慢慢复张，防止肺不张和肺复张性肺水肿的发生。

（3）吸痰过程中避免吸引负压过大、吸引时间过长。

（4）保证充足的肺泡通气量，避免出现缺氧和二氧化碳蓄积。

（5）撤除正压通气时，要逐渐过渡，如降低通气频率和压力，避免过快停止正压通气。

3. 术中避免麻醉药过量使用　如吗啡等药物不宜过量。

4. 防止氧中毒　术中术后不宜长时间吸入纯氧，常压下吸纯氧时间应少于 6h，高压下吸纯氧时间应少于 1h。面罩吸氧浓度在 40% 以下可长时间吸氧。

5. 保持血流动力学稳定　围术期和术后保持血流动力学的稳定，避免出现血压波动，如高血压、低血压，尤其是休克和心力衰竭。

（五）处理

（1）安慰患者，通知医生。

（2）患者取端坐位或半坐卧位，两下肢下垂，必要时用止血带轮扎四肢。

（3）充分供氧和呼吸支持

1）充分供氧：面罩吸氧，氧流量为 8～10L/min，20%～30% 乙醇湿化且标识清楚，每次 <20min。

2）必要时行气管插管机械通气：间歇性正压通气（IPPV），一般采用 IPPV 的潮气量为 12～15mL/kg，每分钟通气次数 12～14 次，吸气峰压 <30mmHg。

3）及时吸痰，保持呼吸道通畅。

（4）控制输液量，出入量平衡。

（5）严密监护：连续监测生命体征、血氧饱和度、心电图。

（6）定期血气分析。

（7）遵医嘱用药

1）镇静药：咪达唑仑、地西泮、丙泊酚等有较强的镇静作用和减少患者紧张情绪，减少呼吸急促所引起的肺泡内负压，使呼吸平稳，减少呼吸做功，更有利于患者配合呼吸治疗。

2）强心药：包括强心苷、拟肾上腺素药、洋地黄制剂和能量合剂等。

3）利尿药：减轻心脏负荷首选药物是呋塞米，剂量可选 0.25～0.5mg/kg 静脉注射，按需要重复。

4）扩张血管药：降低外周血管阻力和主动脉阻抗，提高左心室排血的效应，减低左心室充盈压。应用血管扩张药如酚妥拉明、硝普钠和硝酸甘油。

吗啡是治疗急性左侧心力衰竭肺水肿的常用药物，其作用机制尚未完全阐明，但已知主要与吗啡的以下作用有关：①周围血管扩张；②轻微正性肌力作用；③中枢镇静、镇痛作用。

5）激素类药：地塞米松 10～20mg；泼尼松 30mg/kg。

（严　斌）

第五节　麻醉恢复期循环系统并发症

麻醉恢复期循环系统并发症的发生率较高，占各种并发症总发生率的 13%～50%，尤其是年龄大于60岁或术前存在心血管疾病的患者，其发生率是小于60岁或术前不存在心血管疾病患者的3~4倍，甚至更高。麻醉苏醒期循环系统并发症是导致患者术后死亡，增加各种并发症和延长康复时间的重要原因之一，这些并发症包括低血压、高血压、心律失常、不同部位的血管栓塞，甚至发生心力衰竭和心搏骤停。

一、低血压

（一）概述

低血压一般指收缩压下降至10.7kPa（80mmHg），或是较麻醉前下降大于25%。术后低血压的清醒患者常主诉胸闷、恶心、呕吐，伴躁动不安。低血容量所致的低血压多伴有脉率增快、中心静脉压下降，持续性低血压的最大危害就是组织、器官灌注不足，引起组织、器官缺血、缺氧，严重时则出现脉压缩小，毛细血管充盈时间延长，皮肤湿冷，少尿等休克的表现。

（二）原因

1. 麻醉因素

（1）几乎所有的全身麻醉药物都有不同程度的心血管抑制作用，由于心肌受抑制和（或周围血管扩张），造成每搏量降低、心排血量降低、血压下降，血压下降幅度与麻醉深度直接相关。

（2）神经阻滞作用未消退或平面过广：椎管内麻醉作用未消退或阻滞平面过宽，均使交感神经阻滞，导致周围血管扩张，静脉回心血量减少，其结果是血压下降。

（3）过度通气所致的低CO_2，以及麻醉手术中利尿、使用脱水药物所致的低血容量与低血钾，缺氧所致的酸中毒，以及低体温等影响，均可导致术后不同程度低血压。

2. 手术因素

（1）术中失血过多，补充不足。

（2）对术中过多的第三间隙液体的流失，估计不足，未及时补充液体。

（3）手术操作压迫心脏或大血管，以及直视心脏手术，均可造成不同程度低血压。

（4）术后活动性出血。

3. 患者因素　术前有明显低血容量而未予以纠正，肾上腺皮质功能衰竭、严重低血糖、嗜铬细胞瘤切除后、心律失常等都可伴有不同程度低血压。

（三）预防

（1）为防止术后患者血压严重降低，对体液不足患者，应根据体液不足情况充分补充，及时纠正酸中毒，并使电解质及酸碱状态恢复正常。

（2）对严重贫血患者，应将血红蛋白升至接近正常。

（3）对有心功能不全、心律失常等心脏病患者慎用对心血管有明显抑制作用的麻醉药和辅助麻醉药。

（4）对长期接受皮质激素治疗患者，术前及术中应加大皮质激素用量，以免血压降低后难以回升。

（5）密切观察术后各引流管的通畅程度和引流量，如果引流量超出允许范围，及时报告医生。

（四）处理

一旦发生低血压，要及时、准确分析和找出低血压原因。处理过程中要把维持重要器官的血流灌注作为首要措施来考虑。

（1）如果发生在搬动患者时出现的低血压，一般与血容量不足有关，可用扩容来处理，加快输液速度，输入代血浆制剂更有利于血压回升。

（2）如果经扩容处理血压回升效果不佳，而且血压难以维持，应考虑可能存在活动性出血。如果排除活动性出血，使用血管活性药物效果不佳时应考虑酸中毒。

（3）如果患者血压降低，还伴有心率增快、呼吸困难、颈动脉怒张等现象，应考虑心功能不全，及时使用强心药物。

（4）如果患者是突然出现的低血压，还要考虑一些特殊情况，如急性心肌缺血、气胸等，应进一步明确诊断。对手术前1年内曾长期应用皮质类固醇的患者，手术前和手术中补充适量皮质激素。

（5）对于椎管内阻滞所致的低血压，可加快输液速度，患者采用平卧位，抬高双下肢10°~20°，一般经快速输液300~500mL后即可好转，必要时静脉注射麻黄碱15~20mg。

（6）对肾上腺皮质功能不全性低血压，应及时给予大剂量地塞米松等药物升高血压。

（7）一旦测不到血压，无论什么原因，均应立即行胸外心脏按压，实施心脏复苏。

（8）其他：在处理低血压的同时要加强呼吸管理，充分供氧。同时观察尿量，及早预防急性肾衰竭。

二、高血压

（一）概述

高血压是指血压升高超过麻醉前的20%或血压升高达160/95mmHg以上，血压过高是指血压升高超过麻醉前30mmHg。麻醉苏醒期发生高血压的情况为循环系统并发症之最，尤以术前存在高血压的患者更明显，其发生率可高达50%，甚至更高。

高血压的主要危险有：①增加心脏做功，导致心肌缺血、心律失常甚至心肌梗死；②血压升高可致手术部位出血，血管吻合口裂开形成血肿；③严重高血压常可引起脑卒中（即脑出血、脑梗死、高血压脑病），高血压发生脑卒中者为心肌梗死的5倍。

（二）原因

1. 应激反应

（1）术后疼痛刺激。

（2）气管插管的刺激、吸痰或气管拔管反应。

（3）膀胱过度充盈或导尿管刺激，可使血压升高。

（4）精神高度紧张患者。

2. 缺氧、二氧化碳蓄积　缺氧、二氧化碳蓄积可引起心率增快、血压升高。

3. 寒战　低温、寒战引起外周血管收缩，血压升高。

4. 容量超载　心功能正常者因输血、输液过多，血管内容量增加可引起血压升高。

5. 术前原有高血压病　略。

（三）预防与处理

消除术后各种应激反应是避免血压升高的主要措施，可减少并发症，减轻脏器的损害。

（1）完善术后患者自控镇痛（PCA）及术后患者硬膜外自控镇痛（PCEA）可降低术后疼痛刺激。

（2）寒战的患者术后注意保暖，静脉注射曲马朵可减轻寒战反应。

（3）避免术后缺氧和CO_2蓄积。缺氧及CO_2蓄积性高血压，应于加大通气量同时提高吸入气体氧浓度。

（4）全身麻醉患者采用非清醒拔管。

（5）尿潴留使膀胱过度膨胀引起的血压升高，及时导尿。

（6）控制输血、输液量。

（7）按医嘱使用降压药，如为明显应激反应，可根据情况给予α、β受体阻滞药或血管平滑肌松弛药（如硝酸甘油）降低血压。

（8）精神高度紧张的患者，做好心理安抚工作，必要时适当使用镇静药，消除患者紧张情绪。

三、心律失常

（一）概述

麻醉苏醒期心律失常表现形式多样，最常见的心律失常是窦性心动过速、窦性心动过缓、室性期前收缩、室上性心律失常，严重时出现致命的室性心动过速或心室颤动，甚至心搏骤停。麻醉苏醒期心律失常的发生率高达1.7%～7.9%。

（二）原因

1. 缺氧和二氧化碳蓄积　缺氧和二氧化碳蓄积为术后发生心律失常的主要原因之一。

2. 血压波动　术后血压过低或过高均可影响心肌供血、供氧导致心律失常。

3. 外科手术创伤　心肺手术过程中，心脏因受压力、张力、牵引等，导致心律失常。

4. 低体温　低体温下心脏应激性恢复不一，以及传导速度受抑制，可导致心律失常。

5. 电解质、酸碱度的改变　术后出现的低血钾、低血镁、酸中毒、呼吸性碱中毒等易诱发心律失常。

6. 药物　术前长期应用普萘洛尔的患者，术中和术后易出现心率缓慢和心力衰竭；洋地黄过量，也可引起各种心律失常。

7. 精神因素　患者精神紧张、恐惧和疼痛，引起体内儿茶酚胺释放增多，使心脏后负荷加大、心率增速。

8. 另外　术前原有心律失常很容易在术后诱发。

（三）预防

纠正病因，及时去除诱发心律失常的因素。预防措施如下：

（1）保持呼吸道通畅，排除缺氧和 CO_2 蓄积。

（2）纠正低血压、高血压，维持稳定的循环功能。

（3）纠正水电解质紊乱、酸碱度平衡失调。

（4）注意药物的配伍。

（5）术后完善的镇痛。

（6）注意保暖，防止低体温。

（四）处理

在可能的诱发因素纠正后，心律失常虽仍未消失，如对血流动力学影响不大，可继续观察，必要时给予相应的药物或其他治疗，同时准备好除颤仪。

1. 窦性心动过速　可由情绪紧张、疼痛、低血容量、体温升高或低氧血症等引起。最好的治疗是去除病因；也可试用兴奋迷走神经的方法，如按摩颈动脉窦，每次按摩一侧，时间不超过30s；对无禁忌的患者，必要时可采用甲氧乙心胺或爱洛稀释后在心电图监测下缓慢静脉注射；因心力衰竭引起的心动过速，可用洋地黄。

2. 室上性心动过速　心功能良好者，常为一过性的，不一定需要药物治疗；发作时间较长，而无心力衰竭者，可试按摩颈动脉窦或压迫眼球法，通过反射性刺激迷走神经来终止发作；对无禁忌的患者，必要时可采用甲氧乙心胺或爱洛稀释后在心电图监测下缓慢静脉注射。

3. 心房颤动　常见于老年冠心病、风湿性心脏病二尖瓣狭窄手术后，一般患者术后较少见。如无心力衰竭现象、心室率不快，均可严密观察。

4. 期前收缩　临床意义视其性质和次数多少而定。少量的房性期前收缩一般不作特殊处理；室性期前收缩若起源于单个异位节律点，每分钟少于5次，亦可暂不处理；如存在低钾血症应给予补充钾盐，使血钾浓度上升至接近正常；如非低血钾引起，可按医嘱使用利多卡因或可达龙静脉注射。

5. 窦性心动过缓　一般不需特殊处理，但心率小于50/min，对心排血量有所影响时，可静脉注射阿托品、麻黄碱。

6. 房室传导阻滞　Ⅰ度房室传导阻滞对血流动力学无明显影响，可不予以处理。Ⅱ度Ⅰ型房室传导阻滞，可应用阿托品加快心室率，提高心排血量。

7. 出现下列严重心律失常需紧急处理

（1）室性期前收缩大于5/min，或多源性或其R波落在前一个心动的T波上的室性期前收缩。

（2）心室率快的房颤或心房扑动、房室连接区性心动过速。

（3）室上性心动过速伴低血压。

（4）室性心动过速。

（5）窦性心动过缓伴低血压。

（6）Ⅲ度房室传导阻滞。

（严　斌）

第六节　麻醉恢复期中枢神经系统并发症

麻醉药物在产生麻醉作用的同时，脑血流和脑代谢也随之发生剧烈改变。术前用药、麻醉诱导用药以及维持用药均可对中枢神经系统产生影响。尽管绝大部分麻醉药物本身可产生脑保护作用，但麻醉药物与麻醉相关技术也可能引起中枢神经系统的兴奋或抑制以及损伤，从而产生一系列可逆或不可逆的中枢神经系统并发症。

一、苏醒延迟

（一）概述

麻醉苏醒期是指始于停止给麻醉药物，止于患者能对外界言语刺激作出正确反应。麻醉终止后，大部分患者术毕即可清醒，但时间不一。全身麻醉后超过预期苏醒的时间仍未苏醒者，称为苏醒延迟。如全身麻醉结束后超过2h呼唤患者仍不能睁眼和握手，对痛觉刺激亦无明显反应，即可认为麻醉苏醒延迟。应立即查明原因，及时处理，以防意外。

（二）原因

1. 麻醉药物过量

（1）术前用药：如地西泮，其半衰期约12h，镇静作用常延长至手术后。

（2）吸入全身麻醉药：极度肥胖患者吸入全身麻醉药超过3h，使大量麻醉药蓄积于脂肪内，停药后药物排出时间也相应延长。

（3）麻醉性镇痛药的残余作用：表现为嗜睡，呼吸频率减慢，甚至出现遗忘呼吸，以老年和体质差患者多见。

（4）肌松药的残留作用：肌松药的代谢并不完全、彻底，表现呼吸浅而慢。

2. 呼吸抑制　除上述镇痛药和肌松药的影响外，多见于以下情况：

（1）低CO_2血症：术中长时间过度通气，可使体内CO_2排出过多，大脑皮质的兴奋性下降，致使术后呼吸中枢长时间抑制，脑组织缺氧，致苏醒延迟。

（2）高CO_2血症：如术中采用自主呼吸，而忽视适当辅助呼吸，都将发生不同程度的高CO_2血症。钠石灰失效、CO_2吸收系统的活瓣功能失灵、呼吸回路机械无效腔加大，当$PaCO_2$升至90～120mmHg时，可造成CO_2麻醉（肺性脑病）。严重CO_2蓄积，术后延迟苏醒达8h之久，脑水肿抽搐（$PaCO_2$ > 65mmHg，脑血流增加60%以上），术后昏迷可长达数日。

（3）低钾血症：麻醉手术期间，当血钾低于3mmol/L时，肌无力症状便十分明显，如并发酸中毒，很易使呼吸肌麻痹。

（4）输液过量：导致肺间质水肿，影响吸入麻醉药排出，影响患者苏醒。

（5）手术并发症：气胸、肺萎陷使肺通气功能受损，致发生缺氧及CO_2蓄积，使患者苏醒延迟。

（6）严重代谢性酸中毒：麻醉手术期间，常因缺氧及大量输血、输液造成严重代谢性酸中毒，使呼吸中枢明显抑制，而使苏醒延迟。

3. 术中发生严重并发症　大量出血、严重心律失常、急性心肌梗死、颅内动脉瘤破裂、脑出血、脑栓塞，致颅内压升高，都可使苏醒延迟。

4. 术前有脑血管疾病患者　如脑栓塞、脑出血，术后苏醒常明显延迟。

5. 术中长时间低血压　略。

6. 低体温患者　患者在麻醉状态下体温降低可达6℃或更低，尤其是小儿患者。各种麻醉药的抑制作用是呈相加效应。

7. 其他　一些患者术前心理压力大，睡眠质量较差，身体疲劳，可能也会造成术后苏醒延迟。

（三）预防

（1）做好术前准备，积极治疗并发症，提高患者对手术的耐受性。

（2）选择合适的麻醉药物，根据药物相互作用的特点合理搭配用药。

（3）注意促进药物的排泄，如：维持良好的通气、补充足够的液体量、保证正常尿量。

（4）术中常规监测体温，尤其老年、小儿患者，做好保温措施。

（5）维持术中生命体征稳定，防止低氧血症和脑梗死的发生。

（6）术中定期检测动脉血气分析、血清电解质和血糖。

（四）处理

1. 监测

（1）监测ECG、NBP（或IBP）、SpO_2、$P_{ET}CO_2$、体温及肌松情况，定期行动脉血气分析、血清电解质和血糖检查。

（2）观察神志、瞳孔、皮肤温度。

2. 根据病因处理

（1）若为吸入麻醉药残留，通过加大通气使残留药物经机体自然代谢排出。

（2）及时纠正水电解质酸碱失衡和糖代谢的紊乱。

（3）清除呼吸道分泌物，纠正低氧血症、CO_2蓄积，避免过度通气。

（4）低体温患者，注意保温，适当提高体温。

（5）原来并存脑疾病患者，做好脑保护措施。

3. 拮抗药的应用　一般不要轻易应用拮抗药，一定要有针对性，以小剂量开始，对高血压和严重心脏病患者要慎用拮抗药。因麻醉性镇静药引起的苏醒延迟常用氟马西尼逆转；对肌松药引起的苏醒延迟可使用新斯的明拮抗；对非特异性呼吸兴奋药引起的苏醒延迟可使用多沙普仑拮抗，多沙普仑也能拮抗麻醉药、麻醉性镇痛药与镇静药所引起的呼吸抑制与苏醒延迟，其优点为作用缓和，不影响药物的镇痛作用，效果确切；对阿片类药物（如吗啡、芬太尼等）引起的苏醒延迟可使用纳洛酮拮抗。

4. 防止坠床及注意皮肤护理　略。

二、术后躁动

（一）概述

全身麻醉苏醒期躁动（Emergence agitation；emergence delirium，EA）为麻醉苏醒期的一种不恰当行为，表现为兴奋、躁动和定向障碍并存，出现不适当行为，如肢体的无意识动作、语无伦次、无理性言语、哭喊或呻吟、妄想思维等，导致患者出现许多并发症。有数据表明，EA大多在麻醉苏醒期急性出现，多发生于拔管后15min左右，流行病学的研究表明成人发生率约5.3%，儿童12%～13%，老年人的发生率亦较高。

（二）原因

1. 术前用药　麻醉前用药，如东莨菪碱、吩噻嗪或巴比妥类药，可致术后定向障碍及躁动不安。

2. 麻醉用药

（1）静脉麻醉药：麻醉诱导药物与术后躁动的发生存在一定的关系，有研究表明用氯胺酮、咪唑安定、依托咪酯、硫喷妥钠作麻醉诱导可导致术后躁动。

（2）吸入麻醉药：吸入麻醉药具有容易控制、诱导和苏醒快的特点，目前在临床上应用比较广泛。地氟烷、七氟烷、异氟烷、安氟烷和氟烷是临床上常用的吸入麻醉药，但是吸入麻醉药容易导致患者在苏醒期出现躁动，尤其儿童。

（3）肌松药残留可导致严重的焦虑和躁动。

3. 术后不良刺激　术后各种不良刺激是患者全身麻醉苏醒期躁动的最常见的原因，有文献报道：术后疼痛占99.44%，气管导管的刺激占65.77%，尿管刺激占11.11%，心理应激占15.55%，制动不当占4.44%。

4. 术后并发症　术后神经系统并发症如脑水肿、颅内压增高。循环系统并发症如低血压、心律失常。胃胀气，尿潴留等并发症均可以引起患者全身麻醉苏醒期出现躁动。

5. 术后催醒用药　术后应用催醒药多沙普仑、纳洛酮常会增加全身麻醉苏醒期躁动的发生率。多沙普仑有兴奋交感神经的作用，纳洛酮拮抗阿片类药的镇痛作用，从而诱发术后疼痛，引起患者在苏醒期出现躁动。

6. 呼吸循环系统的不稳定　气道梗阻、低氧血症、高二氧化碳血症、低血容量、高血压等。

7. 水电解质酸碱失衡　酸中毒、高碳酸血症、低钠血症、低血糖等，这些均可引起躁动。

8. 与麻醉相关的其他原因　吸入性麻醉药物短期内浓度急剧下降，拔管的时机掌握不合适，患者术中知晓、低温等。

9. 手术原因

（1）可能与手术部位有关，在耳鼻喉科手术、呼吸道、乳腺以及生殖系统等与情感关系较密切的部位进行手术操作，在儿童既往有耳、扁桃体、鼻、颈、喉等部位手术病史时，苏醒期躁动发生较高。

（2）体外循环等手术操作所致的微量空气造成脑血管的栓塞，可以引起术后精神运动以及神经功能障碍。

10. 患者因素

（1）年龄：EA 发生率以学龄前儿童和老年人发生为多见。

（2）术前的焦虑状态：术前过度紧张，对手术及麻醉风险过度担忧，均可增加 EA 的发生。

（3）遗传因素：与生俱来的对麻醉药物的兴奋，包括吸入麻醉药物，术中一些催眠镇静药物以及阿片类药物的使用。

（4）既往有酒精成瘾、阿片类药物成瘾、有长期服用抗抑郁药物的患者，麻醉苏醒期会出现类似戒断综合征的表现。EA 发生率较一般患者高。

（三）镇静躁动分级

镇静躁动分级，见表1-1。

表1-1　镇静躁动分级

评级	患者表现
1. 危险躁动	患者试图拔出气管导管或导尿管，翻过床栏，击打工作人员，在床上翻来翻去
2. 非常躁动	虽然经常提醒限制的条件，但是不能平静，需要身体制动，经常咬气管导管
3. 躁动	适度的躁动，尝试着坐起来，听从口头指令
4. 平静并且合作	平静，很容易醒，可以服从指令
5. 安静	难于唤醒，呼唤或摇动可以叫醒，但停止后又入睡，可以服从简单的指令
6. 非常安静	可以本能的移动，身体刺激可唤醒，但不能交流和服从指令
7. 不能唤醒	对刺激没有或稍微有点反应，不能交流或服从指令

（四）躁动程度

轻度：吸痰等刺激时稍躁动。

中度：无吸痰刺激时也有挣扎，但程度不剧烈，不需要医护人员制动。

重度：剧烈挣扎，需多人按住。

（五）躁动的危害

（1）一些患者躁动非常严重时会有暴力倾向，例如拔除气管导管、引流管、尿管、胃管，肢体的不自主运动以及抬高身体有可能会造成窒息、手术切口裂开、手术部位出血、切口缝线断裂、尿潴留等。

（2）在患者躁动时，交感神经兴奋，患者的循环系统负荷增加，循环系统不稳定，血压升高，心率增快，心律失常等各种心血管系统并发症。

（3）在一些术后要求患者安静的手术，例如脊柱外科的手术、脑外科的手术、耳鼻喉科的一些手术，一旦患者躁动而未得到及时处理或处理不得当，将对手术效果造成极大的影响。

（4）坠床：有可能引起骨折，扭伤等。

（5）对医护人员的人力配置产生了极大的干扰。

（六）预防与处理

1. 术前心理干预　术前应该和患者进行良好沟通，尽量消除其对麻醉和手术的不解及恐惧。对于小儿患者，则应该和其家长进行沟通，嘱其对患儿进行耐心的解释。

2. 术中预防

（1）药物预防：手术结束前5min，给予右美托咪啶0.15μg/kg能有效地抑制术后躁动；在拔除气管导管前静脉给予曲马朵1～2mg/kg可以预防手术拔管期躁动；在手术结束前30min静脉注射氯诺昔康8mg，可降低全身麻醉患者术后躁动的发生率。

（2）全身麻醉药物的配伍应用：异丙酚和芬太尼静脉全身麻醉应用可能会减少小儿苏醒期躁动发生率；七氟醚吸入诱导和地氟烷维持患者躁动发生率降低；全凭吸入麻醉容易引起小儿术后躁动；硬膜外麻醉复合全身麻醉可预防全身麻醉术后躁动的发生。

3. 术后处理

（1）在没有发现躁动原因的时候首先注意的是加强护理，适当固定约束患者，防止坠床及意外事件的发生。

（2）及时处理气管导管的刺激、尿潴留以及留置导尿管的不良刺激，患者术后符合拔管的标准及时拔出气管导管；留置导尿管的不良刺激应耐心解释，并在尿道口涂抹局部麻醉药乳膏等，减少导尿管对患者的刺激。

（3）良好的术后镇痛：根据患者的情况采用静脉镇痛、硬膜外镇痛或者其他的给药方式，观察患者对药物的反应。在良好镇痛的同时防止苏醒延迟以及镇痛药物的不良作用发生。

（4）保证供氧以及呼吸道的通畅，维持循环、呼吸、水电解质及各个系统的稳定和平衡，注意监测呼吸循环系统、血气、水电解质，防止因为低氧血症，高碳酸血症以及其他的水电解质紊乱所致躁动。尤其在一些手术时间较长，患者情况较差，或者手术所致创伤较大的情况下。

（5）在消除病因，躁动仍持续，对于无呼吸循环紊乱和低氧血症的患者，可适当应用镇静催眠药。临床工作中较常用的镇静药物有丙泊酚、阿片类药物（包括吗啡、芬太尼等），这类药物使用时要根据患者情况谨慎用药，采用滴定用药，以防发生中枢性呼吸抑制；其他药物如可塞风，曲马朵等，亦可减少EA。

三、术后谵妄

（一）概述

术后谵妄（Postoperative delirium，POD）是一个已经正式确认的精神病学诊断，是由意识状态不稳定所造成的紊乱，注意力不集中是其表现之一，认知和感知功能发生改变但与痴呆无关，可定义为精神运动和自主神经功能的过度活跃。全身麻醉后意识恢复不久即发生的谵妄称为急症谵妄。是老年患者手术后最常见的术后并发症，近年来，POD越来越受到人们的重视。

（二）临床表现

基本特征：知觉紊乱，可出现幻觉、妄想、失眠以及过度警觉等。最突出的特征是定向力障碍、注意力分散，不能记住当前所发生的事，且以后回忆起来又不能保持一致的思维，有时也表现为兴奋骚动，最后可发展成昏迷或昏睡。

谵妄可分为三个临床亚型：

1. 焦虑型　警觉和活动增强，为过度兴奋，无目的的重复的精神运动性过度兴奋，如游走、言语或身体攻击。

2. 安静型　警觉和活动减弱，表现对刺激的反应性减退的孤僻行为。

3. 混合型　以上两种类型的症状在同一患者身上分阶段出现或交替出现。

（三）病因

POD 的病因尚不明确，似乎是由于年龄相关的中枢神经系统改变和疾病导致患者认知功能下降，再受到急性外科手术创伤所产生的结果。

危险因素包括：

1. 术前因素　高龄、明显的功能损害和认知障碍、失眠、制动、视觉和听觉损害、脱水、酗酒、电解质紊乱、抗胆碱能药物、复合用药、苯二氮䓬类药物及手术种类。

2. 术中因素　失血、输血、严重的电解质及葡萄糖异常、低氧和低血压，麻醉方式对 POD 的影响还未定论，尚无研究证实局部麻醉可以降低 POD 的发生率。

3. 术后因素　术后疼痛及应用苯二氮䓬类药物。

（四）预防和处理

（1）术前确认患者的风险，尽可能调整患者全身状况，补充多种维生素。

（2）麻醉期间预防和处理低氧血症、低血压及电解质紊乱，慎用抗胆碱能药物有益于减少术后谵妄的发生率。

（3）术后维持足够的氧供、液体和电解质平衡。

（4）减少环境刺激。

（5）积极处理术后疼痛。

（6）采取措施恢复患者神志：若患者处于焦虑的威胁中，可应用氟哌啶醇。

（严　斌）

第七节　麻醉苏醒期胃肠系统并发症

一、恶心、呕吐

（一）概述

术后恶心呕吐（postoperative nausea and vomiting，简称 PONV）是常见的麻醉并发症之一。常在术后 24h 内发生，总发生率在 14% ~82%，其发生与患者情况、麻醉、手术及术后诸多因素有关。

（二）原因

1. 患者因素

（1）小儿术后恶心呕吐的发生率是成人的 2 倍，老年人随年龄增长术后恶心呕吐的发生率显著低于年轻人，这与老年人的各种反射逐渐减退有关。成年女性患者术后恶心呕吐的发生率比男性患者高两倍，可能与成年女性月经周期的激素浓度有关。肥胖患者较消瘦患者术后恶心呕吐发生率高。

（2）术前焦虑、术前胃排空延迟（包括术前饱胃、胃肠道梗阻、幽门狭窄）、有术后恶心呕吐病史或患晕动症的患者 PONV 发生率高出 2 ~3 倍。

2. 麻醉因素

（1）应用麻醉性镇痛药、氯胺酮、依托咪酯、曲马朵等均可诱发 PONV；吸入性麻醉药可直接作用于呕吐中枢诱发 PONV。

(2) 手术时间越长，麻醉药总量越多，PONV 发生率越高。

3. 手术因素 前庭、头颈、上腹部手术、腹腔镜手术容易发生呕吐；宫颈扩张术亦多见呕吐；腹腔镜手术 PONV 的发生率高达 70%。

4. 术后因素 术后疼痛、低血压、低氧、胃肠减压的刺激、术后 PCA 镇痛等也是 PONV 常见原因。

(三) 不良影响

(1) PONV 可造成患者的不安和痛苦，患者易感疲劳使术后活动延迟。

(2) PONV 加剧伤口疼痛及使缝合切口裂开的可能。

(3) PONV 误吸严重时可致窒息。

(4) PONV 可增加出血、水电解质酸碱平衡紊乱发生。

(四) 预防及处理

(1) 术前严格禁食 8h，禁饮 6h。

(2) 术前过度焦虑可使胃排空延迟，所以术前消除患者焦虑，改善睡眠有利于胃排空。

(3) 胃肠减压：术前置入胃管行胃肠减压可明显缓解胃肠道手术术后胃肠膨胀。

(4) 麻醉诱导充分供氧时注意减少胃胀气。

(5) 避免使用有严重胃肠刺激的药物，对容易引起恶心呕吐的药物应慎用。

(6) 颅内压增高的患者应适当脱水，降低颅内压。

(7) 减少咽喉部刺激：手术麻醉结束，尽早拔除气管导管及胃管，避免咽喉部过度刺激。拔除气管导管时给予适当的镇静，能有效减少咽喉部刺激。

(8) 避免缺氧、二氧化碳蓄积：患者手术麻醉后应充分给氧，以避免缺氧对呕吐中枢的刺激。

(9) 维持水电解质酸碱平衡。

(10) 维持循环稳定：低血压可引起呕吐，术后如出现低血压应及时纠正。

(11) 术后镇痛可避免患者因术后疼痛呻吟而造成的胃胀气，从而减少术后呕吐的发生。术后应用麻醉性镇痛药时加用镇吐药，应用麻醉性镇痛药如曲马朵时应稀释后缓慢注射，可减少 PONV 的发生率。

(12) 对 PONV 的患者应尽量减少移动。

(13) 针刺疗法和针压法：既简单又有效，针压法的位置在“内关”穴（掌侧远端掌横纹以上二寸、两筋之间）。

(14) 按医嘱应用药物处理

1) 镇吐药：①丁酰苯类：如氟哌利多；②5 - HT_3 受体拮抗药：如舒欧亭、欧贝、吉欧亭等。

2) 联合用药：镇吐药联合糖皮质激素也可应用于 PONV。常用的糖皮质激素如地塞米松、氢化可的松等。但糖皮质激素用量要小、用时要短（ <24h），否则出现皮质类固醇并发症。

二、反流

(一) 概述

呕吐是积极的保护性反射动作，反流则是被动的反射动作，只有在生理功能失调时发生。麻醉过程中及麻醉恢复期反流的严重后果在于胃内容物的误吸，以致造成急性上呼吸道梗阻和急性呼吸窘迫（Mendelson）综合征。反流可以发生在麻醉诱导期、维持期、麻醉恢复期，其中有 62% ~72% 出现误吸。

(二) 原因

1. 麻醉药物的作用 术中应用抗胆碱类、阿片类、静脉麻醉药、吸入麻醉药和阿曲库铵等肌松药使食管括约肌压（LESP）降低。

2. 饱食或胃肠胀气 急重症患者胃内容量大，胃内压高。

3. 面罩加压供氧或喉罩正压通气 面罩加压供氧或喉罩正压通气时，高压气流致环咽括约肌开放，氧气压入胃内，使胃压升高。

4. 胃排空延迟　各种原因引起的胃排空时间延长，使胃内存积大量胃液，容易引起反流。

5. 未清醒拔管　全身麻醉后患者未完全清醒，吞咽呛咳反射未恢复时拔管，容易发生胃内容物反流。

6. 留置胃管　插入的胃管破坏了胃食管下段与胃内压力差。

7. 其他　老年人、后脑脑神经功能受损的患者，咽部保护性反射较弱，膈疝患者因其解剖缺陷而影响正常生理功能均易发生反流。

（三）不良影响

1. 急性呼吸道梗阻　无论误吸物为固体食物或胃液，都可引起急性呼吸道梗阻。完全性呼吸道梗阻，可立即导致窒息、缺氧、血压骤增，脉速，如不能及时解除梗阻，缺氧可进一步导致心动减弱，心室扩张，终致室颤。

2. Mendelson 综合征　指在误吸发生后不久或 2～4h 出现“哮喘样综合征”，患者呈进行性缺氧、发绀、心动过速、广泛支气管痉挛和呼吸困难。受累的肺野可听到哮鸣音或啰音。肺组织损害的程度与胃内容物的 pH 直接相关。

3. 吸入性肺不张　吸入物对支气管堵塞，以及支气管黏膜分泌物的增多，可使不完全性梗阻成为完全性梗阻，远端肺泡气被吸收后就出现肺不张。

4. 吸入性肺炎　有的气管内异物是可以排出的，但由于全身麻醉导致咳嗽反射的抑制和纤毛运动的障碍，使气管梗阻不能尽快地解除，随之致病菌的感染引起肺炎，甚至发生肺脓肿。

（四）预防

1. 胃肠减压　术前严格禁食 6～8h，减少胃内容物，提高胃液 pH。

2. 对于饱胃而必须手术者　尽量首选局部麻醉或椎管内麻醉。若必须全身麻醉且又不允许推迟手术时间，则采用如下措施。

（1）置入硬质粗胃管以吸引排空胃内容物。

（2）采用带套囊的气管导管以堵塞呕吐通道或选用双管喉罩插管麻醉。

（3）用药物提高胃液 pH 和减少胃液的分泌，如 H_2 受体拮抗药奥美拉唑。

3. 麻醉中过度通气时　注意压力不要过大，加压给氧时间不宜过长。

4. 保护气道　尤其当气道保护性反射消失或减弱时保护气道更显重要。采取快速麻醉诱导、压迫环状软骨、采用低压、高容量套囊的气管导管等都对气道有保护作用。

（五）处理

当患者出现反流时，应考虑已有误吸。

1. 气管插管　气管插管前吸尽口咽部、胃内容物。

2. 右侧卧位、气管内吸引　插管时行气管内吸引，一旦证实有误吸，即将患者向右侧卧位。由于误吸发生受累的多为右肺，采用右侧卧位可保持左肺有效的通气和引流。

3. 气管内清洗　用含有抗生素的生理盐水注入气管内，反复冲洗以恢复气道通畅，早期防治感染。

4. 大剂量皮质激素使用　早期应用激素，可减轻炎症，改善毛细血管通透性和缓解支气管痉挛。如选用氢化可的松、地塞米松等。

5. 呼吸机治疗　一般的吸氧方式不足以纠正低氧血症，需用呼气末正压通气（PEEP）0.49～0.98kPa（5～10cmH_2O）或 CPAP 模式。

6. 其他支持疗法　如保持水和电解质的平衡，纠正酸中毒等。

7. 抗生素的应用　早期足量使用抗生素，防治继发性感染。

（严　斌）

第八节　麻醉恢复期的体温管理

正常的体温是机体进行新陈代谢和正常生命活动的必要条件，人体通过自主性和行为性体温调节功能维持体温的恒定。麻醉期间行为性体温调节能力丧失，单纯依赖体温调节中枢调控机体的产热和散热不足以维持体温的恒定，所以麻醉恢复期普遍存在体温失衡的现象。无论体温升高还是体温降低都会对人体的内环境、正常的生理功能和药物的代谢速率造成影响，从而影响机体正常的生理活动。因此，麻醉期间加强体温管理、维持体温恒定具有十分重要的意义。

一、低体温

（一）概述

低体温是指体温低于36℃称为体温过低。术后低体温不仅使患者面色苍白，四肢湿冷，竖毛肌收缩，部分患者还出现寒战、躁动、自觉有不同程度的寒冷。低温对机体的生理影响较大，超越合理的程度或低温持续时间过长，就会增加患者生理的紊乱和内环境稳态的失衡。

（二）原因

1. 麻醉对体温的影响　全身麻醉可明显抑制正常的体温自身调节功能，使下丘脑调节机制、血管舒缩反应、寒战及其他反射均受到抑制，代谢率下降40%～45%。

2. 室温对体温的影响　由于医生和患者对室温要求的差异，当室温小于21℃时，患者散热增多，室温调节不当或不及时会使手术室内温度相对较低，从而影响患者体温。

3. 手术对体温的影响　麻醉下的患者，手术视野长时间显露，通过传导、辐射、对流蒸发形式使身体热量散发，体温下降，据统计可下降0.6～1.7℃。

外科手术区域皮肤用冷消毒液擦洗，手术过程中用冷液体冲洗胸、腹腔或膀胱，手术术野面积大且较长时间显露，均使热量大量丧失，导致体温降低；手术中大量输血、输液未经加温处理导致体温下降。通常输入1L室温晶体液体或一个单位4℃库存血可使体温下降0.25℃；当大量快速输血，以每分钟100mL的4℃库存血连续输注20min，体温可降至32～34℃。

4. 年龄对体温的影响　小儿体温调节中枢发育不健全，体温易随室温下降而下降，如1岁婴儿常温下手术1h体温可下降0.5℃；手术2h体温可下降3～4℃，老年人基础代谢率低，体温调节功能差，体温下降的发生率也较高。

5. 手术时间长短对体温的影响　当室温≤24℃，手术时间超过4h，体温下降幅度增大，手术时间越长，机体在低室温下累积散热增多，全身代谢随体温下降呈线形减低，每下降1℃，代谢率降低6%～9%，体温下降与手术时间延长呈负相关。

6. 产热不足　患者术前常规禁食，体内释放的化学能减少，危重患者的热量消耗与温度调控能力削弱，温度偏低；严重创伤的患者也会发生低温；吸入冷而干燥的气体，也可引起体温下降。

（三）不良后果

（1）低体温造成术后寒战，使组织耗氧增加。

（2）低体温可诱发室性心律失常，如室性期前收缩、室性心动过速，甚至心室颤动。另外，体温每下降1℃，可使血液黏稠度升高2.5%～5%，由于外周阻力增加，增加心肌做功和心肌组织耗氧，可能发生心肌缺血和心律失常。

（3）低体温使外周血管收缩，掩盖了血容量不足，复温时由于血管扩张可出现低血压，甚至复温性休克。

（4）低体温使血小板功能减弱，降低凝血物质的活性，增加手术出血量和对输血的需求。

（5）低体温使免疫功能降低，增加术后伤口感染发生率。

（6）低体温影响药物代谢：低体温使受体生化代谢酶的活性抑制，肝功能降低，所有的药物排泄时间延长，麻醉药物的抑制作用增强，术后麻醉苏醒延迟。

（四）预防及处理

1. 术前评估　术前根据患者的病情、年龄、手术种类、胸腹腔内脏显露的面积、手术时间，以及皮肤的完整性等来评估手术期间是否有体温下降的可能及其下降的程度，并制定保温措施，记录基础体温。

2. 加强术中体温监测　对手术患者常规监测体表温度，做到早发生、早处理、防止低体温发生，对小儿、老年人术中体温监测尤为重要。

3. 减少麻醉药物用量，缩短麻醉时间　麻醉过量可使体温明显下降，掌握合适的剂量与用药时间，降低低体温的发生。

4. 调节室温　手术室应具备良好的温度调节设备，室内温度维持在20～25℃，相对湿度50%～60%。特别是在冬季，应预先调节室内温度在适宜范围，给患者适当遮盖保暖后再降室温，手术麻醉结束前及时将室温调高。

5. 输血、输液加温　可显著降低术中和术后低体温和寒战的发生率。可使用加温设备将液体和库存血加温至32～36℃，此方法既防止体温下降又可使红细胞不被过多破坏。

6. 保暖　由于90%的代谢热量是通过皮肤表面散失的，故皮肤表面覆盖盖被等保暖物品能有效减少热量丢失，还可以使用安全的电子加温设备。温控仪是安全有效的保温设备，其温度可调至40℃左右。低体温患者升温过程应缓慢，避免肢体末梢因快速升温，引起血管扩张，使含有乳酸的血液回流入心脏，引起心律失常。

7. 体腔冲洗液的加温　体腔冲洗液可带走大量热量，冲洗体腔的液体应加热，可将冲洗液置于变温箱内加温至40℃左右使用。

8. 温盐水纱布覆盖　器械护士应积极配合手术医师，在不影响手术的情况下，用温盐水纱布覆盖显露的内脏、擦拭器械。

9. 呼吸器加温　人工鼻具有适度湿化、有效加温和滤过功能，在全身麻醉患者中应用人工鼻，能有效保持呼吸道内恒定温度和湿度。

10. 药物处理　寒战进可静脉注射曲马朵，减轻寒战反应，减少热量丢失。

二、体温升高

（一）概述

当中心温度高于37.5℃即为体温升高。将探测电极置于食管中部心脏水平，或将探测电极置于胸骨中部的皮肤表面，即可测中心温度。体温升高也称发热，临床按发热程度分为：低热（口腔温度为37.5～38℃）；高热（口腔温度为38～41℃）；超高热（口腔温度为>41℃）。

（二）原因

1. 患者因素　患者自身的某些疾病或病理状态可引起手术期间的体温升高。如严重感染、败血症、甲状腺功能亢进、脱水等通常引起体温升高。

2. 环境因素　手术室室温过高妨碍辐射、对流和传导散热，湿度高影响蒸发散热而导致患者体温升高。手术无菌单覆盖过多，特别是在炎热的季节覆盖过多过厚的无菌单影响皮肤散热。长时间的手术灯光的照射也可使患者的体温升高。

3. 麻醉因素　全身麻醉状态下体温调节中枢功能减弱，体温调节中枢对高温反应的阈值上升约1℃，体温容易受到外界环境温度的影响，当室温大于32℃时，手术时间超过3h的成年患者有75%～85%的体温可升至38℃以上。

全身麻醉诱导不平稳或麻醉患者过浅以及应用某些兴奋交感神经或大脑皮质的药物时，骨骼肌张力增加，肌肉活动增强，产热增加，体温升高。

某些抗胆碱类药物阻滞节后胆碱能神经，抑制皮肤黏膜腺体分泌，减少散热。

麻醉机呼吸活瓣失灵或钠石灰失效使二氧化碳在体内蓄积，可导致体温升高。

4. 手术因素 手术中骨水泥置入骨髓腔的过程中可引发化学反应致体温升高。脑外科手术在下丘脑附近的操作或室网膜脉络丛的烧灼可引起术中高热。

5. 其他因素 手术中的输血、输液可引起发热反应，手术中保温措施不当可使患者体温升高、恶性高热。

（三）对机体的影响

（1）体温每升高1℃，基础代谢率增加10%，耗氧量也随之增加。

（2）高热时常伴有代谢性酸中毒、高血钾及高血糖。

（3）体温升高至40℃以上时，可导致惊厥。

（四）预防及处理

（1）连续监测体温：围术期监测体温不仅能及时了解病情变化，而且有助于及时采取措施防患于未然。尤其对于小儿、老年人、休克、危重患者等体温调节功能低下者能及早发现体温变化，及早处理。

（2）严格控制手术室的温度和湿度：室温在20～25℃，相对湿度在50%～60%。

（3）避免缺氧和二氧化碳蓄积。

（4）术中冲洗胸腹腔的各种冲洗液、输血输液、吸入的气体应加温适度，避免医源性体温升高。

（5）一旦发生高热可用冰袋置于患者身体大血管处，头部用冰帽/袋降温，使用75%乙醇擦浴，体表周围进行空气对流降温等措施，有效地控制体温的升高。

（6）若物理降温效果不理想时，可适当加快输液，增加尿量排泄散热。

（7）若上述降温措施效果仍不理想时，可用地塞米松或其他降温的药物。

（严 斌）

第九节 神经系统并发症的康复护理

一、脑卒中常见并发症的康复护理

1. 肩关节半脱位 治疗上应注意矫正肩胛骨的姿势，早期良好的体位摆放，同时鼓励患者经常用健手帮助患臂做充分的上举活动。在活动中禁忌牵拉患肩，肩关节及周围结构不应有任何疼痛，如有疼痛表明某些结构受到累及，必须立即改变治疗方法或手法强度。

（1）预防：坐位时，患侧上肢可放在轮椅的扶手或支撑台上，或采取其他良好的肢位；站立时可用肩托（Bobath肩托），防止重力作用对肩部的不利影响。

（2）手法纠正肩胛骨位置：护理人员站在患者前方，向前抬起患侧上肢，然后用手掌沿患肢到手掌方向快速反复地加压，并要求患者保持掌心向前，不使肩关节后缩。

（3）物理因子治疗：用冰快速按摩有关肌肉，可刺激肌肉的活动，对三角肌及冈上肌进行功能性电刺激或肌电生物反馈疗。

（4）针灸、电针：可能对肌张力提高有一定作用。

（5）被动活动：在不损伤肩关节及周围组织的情况下，维持全关节无痛性被动活动，应避免牵拉患肢，而引起肩痛和半脱位。

2. 肩－手综合征 多见于脑卒中发病后1～2个月内，偏瘫性肩痛是成年脑卒中患者最常见的并发症之一。表现为突然发生的手部肿痛，下垂时更明显，皮温增高，掌指关节、腕关节活动受限等症状。肩手综合征分期标准见表1－2。

表1－2 肩手综合征分期标准

Ⅰ期	肩痛，活动受限，同侧手腕、手指肿胀，出现发红、皮温上升等血管运动性反应。X线下可见手与肩部骨骼有脱钙表现。手指多呈伸直位，屈曲受限，被动屈曲可引起剧痛。此期可持续3～6个月，以后或治愈或进入第Ⅱ期

续表

Ⅱ期	肩、手肿胀和自发痛消失，皮肤和手的小肌肉有日益显著的萎缩。有时可引起 Dupuytren 挛缩样掌腱膜肥厚，手指关节活动度日益受限。此期可持续3～6个月，如治疗不当将进入第Ⅲ期
Ⅲ期	手部皮肤肌肉萎缩显著，手指完全挛缩，X线上有广泛的骨腐蚀，已无恢复希望

肩－手综合征应以预防为主，早发现，早治疗，特别是发病的前3个月内是治疗的最佳时期。

（1）预防措施：避免上肢手外伤（即使是小损伤）、疼痛、过度牵张、长时间垂悬，已有水肿者应尽量避免患手静脉输液。对严重的肩痛，应停止肩部和患侧上肢的运动治疗，适当选用一些理疗，如高频电疗、光疗等。

（2）正确的肢体摆放：早期应保持正确的坐卧姿势，避免长时间手下垂。卧位时患肢抬高，坐位时把患侧上肢放在前面的小桌上或扶手椅的扶手上。在没有上述支撑物时，则应在患者双腿上放一枕头，将患侧上肢置于枕头上。

（3）患侧手水肿：护理人员可采用手指或末梢向心加压缠绕：用1～2mm的长线，从远端到近端，先拇指，后其他四指，最后手掌手背，直至腕关节上。此方法简单，安全，有效。

（4）冷疗：用湿润的毛巾包绕整个肩、肩胛、和手指的掌面，每次10～15分钟，每天2次；也可以用9.4～11.1℃的冷水浸泡患手30分钟，每天1次，有解痉、消肿的效果。

（5）主被动运动：加强患臂被动和主动运动，以免发生手的挛缩和功能丧失。早期在上肢上举的情况下进行适度的关节活动；在软瘫期，护理人员可对患者做无痛范围内的肩关节被动运动。

（6）药物治疗：星状神经节阻滞对早期肩手综合征有效，但对后期患者效果欠佳。可口服或肩关节腔及手部腱鞘注射类固醇制剂，对肩痛、手痛有较好的效果。对水肿明显者可短时间口服利尿剂。消炎镇痛药物多无效。

（7）手术：对其他治疗无效的剧烈手痛患者可行掌指关节掌侧的腱鞘切开或切除术，有利于缓解手指痛和肩关节痛。

3. 压疮的预防及康复护理　防止压疮或减少其加重，对压疮易发生部位积极采取以下措施：

（1）让患者躺在气垫床上，同时保持床单干燥、无皱褶，避免擦伤皮肤。

（2）保护骨头凸起部、脚跟、臀部等易发生压疮的部位，避免受压。

（3）麻痹的一侧不要压在下面，经常更换体位。

（4）对身体不能活动的老人，每2小时要变换体位，搬动时要把其身体完全抬起来。

（5）早期进行下肢、足踝部被动运动，预防下肢深静脉血栓形成。过去对长期卧床的脑卒中患者，凡受压部位变红，都采用按摩方法来防止压疮的发生。近年来认为此法不可取，因软组织受压变化是正常的保护反应称反应性充血，由于氧供应不足引起。解除压力后即可在30～40分钟内褪色，不会使软组织损伤形成压疮，所以不需按摩。如果持续发红，则提示组织损失，此时按摩将更致严重的创伤。

4. 失用综合征和误用综合征

（1）“失用综合征”：在急性期时担心早期活动有危险而长期卧床，限制主动性活动的结果。限制活动使肌肉萎缩、骨质疏松、神经肌肉的反应性降低、心肺功能减退等，加之各种并发症的存在和反复，时间一久，形成严重的“失用状态”。正确的康复护理和训练，尽早应用各种方法促进患侧肢体功能的恢复，利用健侧肢体带动患侧肢体进行自我康复训练，可防止或减缓健侧失用性肌萎缩的发生，还能促进患侧肢体康复。随着病情的改善，逐渐增大活动量，同时加强营养，可使肌萎缩逐渐减轻。

（2）“误用综合征”：相当多的患者虽然认识到应该较早的进行主动性训练，但由于缺乏正确的康复知识，一味地进行上肢的拉力、握力和下肢的直腿抬高训练，早早地架着患者下地“行走”，或进行踏车训练下肢肌力，结果是加重了抗重力肌的痉挛，严重地影响了主动性运动向随意运动的发展，而使联合反应、共同运动、痉挛的运动模式强化和固定下来，于是形成了“误用状态”，它是一种不正确的训练和护理所造成的医源性综合征。从脑卒中运动功能的恢复来看，康复训练应该循序渐进，以纠正错误的预防模式为主导。早期应以抗痉挛体位及抗痉挛模式进行康复护理和训练，促进分离运动（即支配能力）的恢复，而不是盲目的进行肌力增强训练，才能早期预防误用综合征。

二、帕金森病并发症的预防

帕金森病是一种慢性进展性变性疾病，疾病晚期由于严重肌强直、全身僵硬终致卧床不起。本病本身并不危及生命，肺炎、骨折等各种并发症是常见死因。因此，做好基础护理工作，积极预防并发症不容忽视。①本病老年患者居多，免疫功能低下，对环境适应能力差。护理工作者应注意保持病室的整洁、通风，注意病室空调温度调节适度。天气变化时，嘱患者增减衣服，以免受凉、感冒，加重病情。②对于晚期的卧床患者，要按时翻身，做好皮肤护理，防止尿便浸渍和压疮的发生。③被动活动肢体，加强肌肉、关节按摩，对防止和延缓骨关节的并发症有意义。④皮肤护理，翻身时，应注意有无皮肤压伤，并防止皮肤擦伤。⑤坠积性肺炎、泌尿系感染是最常见的并发症，因此要给患者定时翻身、叩背，鼓励咳痰，预防肺部感染；鼓励患者多饮水，以稀释尿液，预防尿路感染。

三、脊髓损伤并发症的预防及康复护理

因脊髓损伤而致瘫时，有几种常见而特殊的病理状态，称其为脊髓损伤并发症。对脊髓损伤并发症的早期预防及康复护理，在其日后的社会生活中具有重要意义。脊髓损伤患者可出现多种并发症，其并发症具有易发性、难治性，并易严重化，甚至变为致命性。

脊髓损伤的并发症很多，主要包括运动系统、呼吸系统、心血管系统、压疮和泌尿系统五个方面的问题。

（一）运动系统并发症的预防及康复护理

运动系统并发症最常见的是关节挛缩。关节挛缩是关节周围的皮肤、肌肉、肌腱、神经、血管等病变所致的运动障碍，表现为关节活动范围受限。脊髓损伤病例的挛缩，不仅出现于麻痹区域，也可出现于正常部位的关节。挛缩好发关节有肩、肘、足趾各关节。挛缩影响康复计划、进度及最终目的的日常生活自立度。由于脊髓损伤后要卧床相当长的时间，如果不注意关节活动的训练，则可能出现严重关节挛缩，影响之后的自理能力。

1. 早期预防

（1）时机：伤后当日即开始四肢关节的全部活动范围的慎重的被动活动的训练。

（2）正确肢体位置摆放：保持好与卧床姿势相应的安静时抗痉挛体位。关节活动度的被动运动，受伤当日开始，慎重地每日数次，第2周开始每日二次以上。急性期关节活动度被动运动时，要注意保持损伤脊柱的稳定。髋关节在仰卧位时要保持伸展位，侧卧位时髋关节要保持20°的屈曲位，上肢、肘关节保持伸展位，肩关节仰卧时保持外展、外旋位，侧卧位时保持屈曲90°位，安静肢体位应为内收、外展均在0°位。

（3）床上变换体位：上肢可利用身体本身重量完成肩关节内收、内旋、肘关节屈曲、前臂旋前等，当变换体位之后，又可获得相反的位置。诸如：仰卧位时的肩关节外展，肘关节屈曲，双手置于头下，或者让肩关节外展、肘关节伸直、前臂旋后而上肢与躯干相垂直等姿势。为防止髋、膝关节伸展挛缩，侧卧位时将上面的下肢置于屈曲位。

（4）早期关节被动活动：对所有的关节都要进行关节活动度范围内的活动，每天全部关节活动一遍，每一关节活动5次。运动时尽量不要过快，避免诱发伸张反射，耐心而轻柔地进行。对于残存肌力的部位要让患者自己运动，按功能运动训练的方法进行锻炼。要循序渐进地增大关节的活动度。保存重要关节的活动范围：肩关节屈、伸、外旋与水平外展；肘关节屈、伸，腕关节掌屈、背伸；手指的屈曲及拇指的外展；髋关节的屈、伸，膝关节的屈、伸及踝与足趾关节的屈伸等。

2. 夹板的使用和肢体功能的保持　脊髓损伤后，早期就应注意将关节置于功能位。当关节处于活动范围的中间位置，可以使肌肉萎缩和关节囊的挛缩粘连克服到最低限度。康复常用的夹板是以保持肢体功能位为目标，采用聚乙烯树脂泡沫制品或足板，以防止足下垂。

3. 康复护理注意事项

（1）脊髓损伤患者定时变换体位，使四肢保持良好的肢体体位，避免训练动作粗暴。

（2）关节挛缩时肢体体位不当可发生压疮，要仔细观察。每日检查身体皮肤情况，做好早期预防压疮。

（3）在病房内的日常生活活动中，瘫痪的肢体因骨萎缩（骨质疏松脱钙）而易出现骨折，康复护理人员在进行辅助动作时要特别小心。

（4）不能过分牵拉受伤肢体，患肢不输液。

（二）呼吸系统并发症的预防及康复护理

1. 脊髓损伤水平对呼吸功能的影响　根据脊髓解剖，颈段脊髓损伤，肋间肌、腹肌完全瘫痪，颈4以上水平脊髓损伤者所有呼吸肌功能均丧失，需人工通气。由于交感神经对呼吸系统支配的被破坏使迷走神经的功能占据优势，气道明显收缩变窄，大量分泌物潴留，造成阻塞性通气障碍。在此基础上常可发生肺不张和（或）上呼吸道感染。

临床表现：主要有呼吸急促、脉率增快、明显焦虑、体温升高、呼吸频率改变、分泌物的量和黏稠度增加、肺活量下降等。

2. 预防及康复护理

（1）定期翻身、拍背、辅助排痰：肺部并发症预防重于治疗。在患者卧床期间，鼓励患者进行主动呼吸功能训练；定期翻身、拍背、辅助排痰，方法为双手置于肋弓下缘，在咳嗽时向后向上推举胸廓（并发肋骨骨折应注意），当并发呼吸道梗阻时可联合应用体位引流。肺不张的早期采用辅助排痰的方法，定期翻身拍背。

（2）按医嘱早期合理应用抗生素，控制肺部感染。

（3）对颈段脊髓损伤、痰液黏稠、并发严重肺部并发症气管切开的患者，做好气管切开护理。

（三）心血管系统并发症的预防及康复护理

脊髓损伤有关的心血管系统并发症主要包括：心动过缓、直立性低血压、自主神经的过反射。其发生与脊髓损伤后交感神经和副交感神经功能失调有关。

1. 心动过缓的产生机制、预防及康复护理

（1）心动过缓的产生机制：支配心脏的交感神经起自 $T_1 \sim T_4$ 脊髓节段。T_6 以上脊髓损伤影响支配心脏的交感神经，但迷走神经功能正常，因此在脊髓损伤后易出现心动过缓。心率低于50次/分可应用阿托品；若仍低于40次/分，考虑临时起搏器。任何对迷走神经的刺激都会引起心血管系统的变化，严重的可出现心搏骤停。一般来说，这种情况会在脊髓损伤后2～3周自行缓解。

（2）预防及康复护理

1）密切观察心率、脉搏变化，护理操作时尽量减少刺激患者。

2）气管内刺激（吸痰）有可能引起心搏骤停，必要时按医嘱预防性应用阿托品。吸痰操作动作轻柔，预防刺激迷走神经引起心血管系统的变化。

2. 直立性低血压的产生机制、预防及康复护理

（1）直立性低血压的产生机制：脊髓损伤后交感神经功能失衡，外周及静脉血管扩张，回心血量减少引起。平卧位变直立位后收缩压下降大于20mmHg和（或）舒张压下降大于10mmHg，即可判断直立性低血压。患者可出现头晕、恶心、出汗等症状。一般来说，伤后2～6周可自行缓解。

（2）预防及康复护理

1）预防直立性低血压，卧位－坐位变换体位时要逐步过渡，先抬高床头30°适应半小时，没有不适再逐步抬高床头过渡到50°、70°、90°进行体位锻炼。

2）训练直立性低血压患者的坐和站：直立训练，尽早利用斜床进行渐进性站立练习，不但可以提高躯体的整体功能，更对呼吸及心理状态有益，还有助于维持骨密度。T_6 以上损伤的患者在坐或站斜床前需应用腹带，可以维持胸腔内的压力，通过减少腹部活动以减轻血液聚集。

3）应用弹力绷带、围腰增加回心血量。

4）必要时按医嘱应用升压药物。

（四）自主神经反射紊乱的预防及康复护理

1. 自主神经过反射的产生机制　损伤平面下内脏充盈刺激交感神经引起神经递质释放导致血压增高；副交感神经（迷走神经）反射性兴奋，但其引起的冲动难以通过损伤的脊髓传导到损伤平面以下，无法对抗血压升高，反而引起心动过缓、损伤平面以上血管扩张（头痛、皮肤发红）和大量出汗。

2. 自主神经过反射常见引起的原因　有膀胱扩张、泌尿系感染、膀胱镜检和尿动力学检查、逼尿肌括约肌协同失调、附睾炎或阴囊受压、直肠扩张、结石、外科急腹症、痔疮、DVT 和肺栓塞（PE）、压疮、皮肤破损或骨折、昆虫叮咬、衣物卡压、异位骨化、疼痛等。

3. 自主神经过反射常见表现　突然出现的血压升高、面部潮红、头痛、心动过缓和过度出汗，有膀胱或直肠胀满、膀胱感染和大便填塞，同时常伴有焦虑。

4. 预防及康复护理

（1）对第 6 胸椎以上的高位脊髓损伤者，不要长期留置尿管形成挛缩膀胱。从急性期开始就要充分管理排尿、排便。在导尿等短时间操作或掏大便时，使用利多卡因胶冻。

（2）嘱患者迅速坐起，取直坐位，使静脉血集中于下肢，降低心排血量。松解一切可能引起卡压的衣物或仪器设备，检查矫形器有无压迫或不适，并立即予以解决。每 2～3 分钟监测血压、脉搏一次。

（3）尽快找出和消除诱因，首先检查膀胱是否充盈，导尿管是否通畅，直肠内有无过量粪便充填，有无嵌甲、压疮、痉挛，局部有无感染并及时消除诱因。

（4）遵医嘱快速降血压，静脉注射或肌内注射等。

（五）深静脉血栓形成的预防及康复护理

由于自主神经功能紊乱，加之长期卧床，易发生下肢深静脉血栓形成（DVT）。DVT 的发病率在脊髓损伤的患者中很高。若不采取预防措施，40% 脊髓损伤患者会出现 DVT；即使采取措施，临床上仍有 15% 的急性脊髓损伤患者出现 DVT，5% 的急性脊髓损伤患者出现肺栓塞。DVT 高峰期为脊髓损伤后 7～10 天。

1. DVT 的临床表现及诊断　出现 DVT 的患者表现为单侧下肢肿胀、红斑，下肢疼痛、压痛、沉重感，突发呼吸困难、胸痛、低氧血症、心动过速，不明原因发热。

DVT 的诊断最主要的方法为彩超和（或）肺灌注扫描检查。对临床症状明显但上述检查结果阴性者行静脉造影、肺螺旋 CT 和（或）肺血管造影检查。其中，静脉造影被称为诊断 DVT 的金标准。

2. DVT 的处理强调预防重于治疗

（1）机械预防：伤后尽早开始；常用方法为弹力袜和体外气压装置；受伤 72 小时内发生 DVT 可能性小，可选择单独应用机械方法，受伤 72 小时后建议联合应用机械和药物方法抗凝。

（2）药物方法：使用前应排除活动性出血；伤后 72 小时开始；常用低分子量肝素皮下注射；持续 8～12 周；对于需手术治疗者手术当日停用低分子量肝素即可，而机械抗凝法可持续应用。

3. DVT 和 PE 的治疗　诊断明确即联合应用肝素类药物和维生素 K 拮抗剂（华法林）抗凝治疗；根据 INR 调整华法林的用量，待 INR >2.0 且持续 24 小时后停用肝素类药物；维生素 K 拮抗剂服用时间至少 3 个月，服药期间维持 INR 在 2～3；对于抗凝有禁忌者可考虑行下腔静脉滤网置入。

4. 康复护理措施

（1）讲解发生下肢深静脉血栓形成的病因、危险因素、后果及常见的症状，告知患者如有不适，及时报告医生、护士。

（2）劝其戒烟，避免高胆固醇饮食，给予富含纤维素饮食，多饮水，保持大便畅通，避免因排便困难造成腹内压增加，影响下肢静脉血液回流。

（3）注意观察双下肢皮肤颜色、温度、触觉，肢端动脉搏动情况，双下肢的腿围有无增大，尽早进行下肢被动运动并按摩，促进肢体静脉血液回流和血管、神经功能恢复。

（4）加强静脉通路的管理，尽量避免不必要的穿刺，同时保证患者的液体入量是防止血液浓缩的关键。

（5）遵医嘱准确执行溶栓、抗凝、祛聚治疗方案。

（6）指导患者每天进行下肢被动运动，如以踝关节为中心，做足的上下运动，上下不能超过30°，从而发挥腓肠肌泵的作用；开始起床活动时需用弹力绷带或穿弹力袜，适度压迫浅静脉，增加静脉回流，减轻水肿；患肢避免静脉输液；密切观察病情并详细记录。

（六）压疮的预防及康复护理

压疮是指局部皮肤因血运障碍而发生或正在发生坏死。护理不当时，80%脊髓损伤患者出现不同程度的压疮；30%脊髓损伤患者出现一个部位以上的压疮（图1－4）。

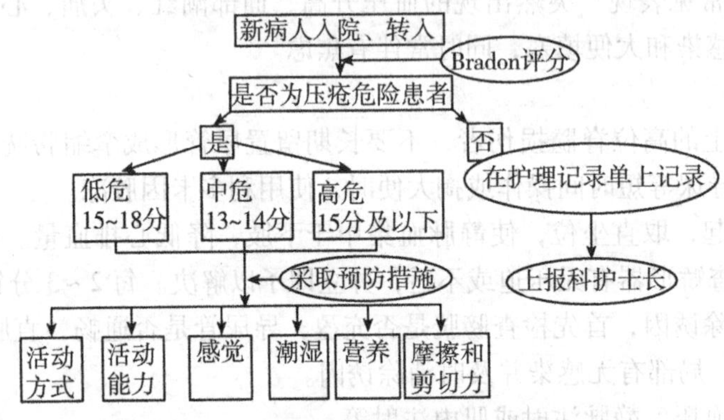

图1－4　压疮高度危险患者报告流程

（七）泌尿系统并发症的预防及康复护理

尿路感染（UTI）是脊髓损伤（SCI）患者最常见的并发症。脊髓损伤患者不同程度地均有排尿障碍，其中尤以泌尿系感染并发症最为严重，处理不当，可直接威胁患者生命。与普通人群相比脊髓损伤患者死于泌尿系统疾病的概率要高10.9倍。脊髓损伤后肾脏、输尿管功能保持正常；逼尿肌和括约肌因失去神经支配而出现功能失调；脊髓损伤患者无法感觉到尿意，无法自主排尿。脊髓损伤后的泌尿系统改变表现为：逼尿肌反射亢进（发生于骶髓以上损伤，表现为不自主排尿、残余尿量多、逼尿肌外括约肌协同失调），逼尿肌无反射（发生于脊髓圆锥或骶神经根损伤，表现为膀胱无收缩能力、充盈性尿失禁）。

1. 脊髓损伤后膀胱功能康复护理　脊髓损伤后膀胱功能处理方法有四：留置尿管、间歇导尿、外用集尿器、耻骨上膀胱造瘘。目的是为了低压储尿、低压排尿、避免泌尿系感染、保护上尿路功能。

（1）留置尿管应用指征：急性期患者输液量多；意识障碍；逼尿肌压力过高；输尿管反流的临时处理；患者双手功能障碍，无法进行间歇导尿；其他不具备间歇导尿条件的情况。

（2）耻骨上造瘘应用指征：尿道结构异常；尿管反复梗阻；尿管插入困难；会阴部皮肤破损；男性患者前列腺炎、尿道炎、睾丸/附睾炎；其他心理问题。

（3）间歇导尿指征：只要患者手功能正常或护理人员具备导尿条件者均应尽早行间歇导尿。

下列情况应避免间歇导尿：尿道结构异常，膀胱颈梗阻，膀胱容量＜200mL，意识不清，或因心理因素无法遵守导尿时间，液体输入量较多，膀胱充盈后可引起较严重的自主神经过反射。

2. 泌尿系统感染的康复护理　脊髓损伤后处理不当也会引起泌尿系统的感染，早期症状包括：尿中出现较多沉渣且尿色变混，尿液出现明显异味，血尿。

（1）多喝水，增加导尿次数，禁止喝咖啡等刺激性强的饮料。

（2）出现发热、寒战、恶心、头痛、痉挛加重、不正常的疼痛或烧灼感、自主神经过反射等症状，尿常规白细胞增高，泌尿系统感染，应使用抗生素治疗。应根据药敏实验结果选用敏感抗生素并调整用量。

(3) 保持排尿通畅，必要时留置尿管，在排尿通畅的基础上嘱患者尽量多饮水。

(八) 排便功能障碍的预防及康复护理

肠道功能障碍是常见并发症，主要表现为顽固性便秘、大便失禁、腹胀，给患者生活带来很大影响。正常排便是一种舒适的生理活动，脊髓损伤后，其重要性如同与朋友约会，没有时间性和事前的约定会令人毫无准备，而在等待的时间未出现会令人焦急，来后接待不当令人感到丧失尊严，因此排便训练就成了一项重要的课程。

1. 引起肠道功能碍的原因

(1) 脊髓损伤后，由于交感神经系统的下行抑制性功能丧失，使结肠失去动力，表现为结肠传输时间延长，顺应性下降，可出现不同程度的便秘、腹胀和不适。

(2) 高位的脊髓损伤，由于结肠平滑肌和骨盆横纹肌的正常功能丧失，而使排便困难，若直肠容积较小，肛门括约肌松弛，可导致大便失禁。

(3) 长期卧床，缺少活动，全身代谢降低，肠蠕动减慢。不习惯床上大小便。要利用排便反射而排便。对无便意者，要在急性期养成时间上的习惯间隔，在床上左侧卧位或坐在便座上排便。无肛门反射及球海绵体反射的，或防止尿失禁而服用抗胆碱药时则不产生排便反射，此时双臂抱紧腹部并勒紧施加腹压，如无效则可使用橡胶手套或指套涂橄榄油，轻轻地在不损伤直肠黏膜的情况下掏便。

2. 排便功能障碍的预防及康复护理

(1) 保证充足的水分摄入：每日晨起、饭前先喝一杯淡盐水，每日饮水量不少于1 000mL，水可作为润滑剂使食物纤维在肠道内充分吸收水分而膨胀，软化粪便，增加粪便体积和重量，刺激肠蠕动，从而达到顺利排便的目的。

(2) 饮食护理：饮食宜定时、定量，予以高热量、高蛋白质、高纤维素、易消化的食物。

3. 药物治疗　常用缓泻剂、粪便软化剂，如番泻叶、麻仁丸等。

(严　斌)

第十节　术后镇痛监测与评估

疼痛是种主观的感受，伴有实际的或潜在的组织损伤，疼痛评估是术后疼痛有效管理的重要环节，它依据患者的主观感觉和对疼痛的耐受程度，并应注意患者的情绪和其他生命体征的变化。

一、术后疼痛强度常用评估评分法

1. 视觉模拟评分法 (Visual Analogue Scale，VAS)　采用一条10cm长的直标尺，两端分别表示"0"和"10"，"0"代表无痛、"10"代表最剧烈的疼痛，让患者根据自己疼痛程度，在直线上相应部位做记号，从"0"端至记号之间的距离表示评分值，评分值越高，表示疼痛程度越重。

2. 数字等级评定量表 (Numerical Rating Scale，NRS)　用0~10数字的刻度标示出不同程度的疼痛强度等级，"0"为无痛，"10"为最剧烈疼痛，4以下为轻度痛，4~7为中度痛，7以上为重度痛。

3. 语言等级评定量表 (Verbal Rating Scale，VRS)　特描绘疼痛强度的词汇通过口述表达无痛、轻度痛、中度痛、重度痛、剧痛。

4. 面部表情量表评分法 (Wong – Baker)　自6种面部表情构成，由患者选择图像来反映最接近其疼痛的程度。适用于交流困难，如小儿、老年人、意识不清或不能用言语表达的患者。

5. Prince – Henry评分法　该方法主要用于胸腹部手术后疼痛的测量。从0分到4分共分为5级，评分如下：

对于术后因气管切开或保留气管导管不能说话的患者，可在术前训练患者用5个手指来表达自己从0~4的选择。

疼痛评估可以采用上述多种方法来进行，但最可靠的方法是患者的主诉。VAS或NRS评分依赖于患者和医护人员之间的交流能力。当患者在较深镇静、麻醉或接受肌松药情况下，通常不能主观表达疼痛的强度。在此情况下，患者的疼痛相关行为（运动、面部表情和姿势）与生理指标（心率、血压和呼吸频率）的变化也可反映疼痛的程度，需定时仔细观察来判断疼痛的程度及变化。但是，这些非特异性的指标容易被曲解或受观察者的主观影响。

二、术后镇痛监测内容

手术后实施镇痛治疗的患者，常规监测患者生命体征、呼吸方式和幅度、血氧饱和度，通过观察患者局部肌肉及肢体的紧张度、出汗情况、瞳孔大小、肠鸣音等，可间接评估疼痛的程度。同时及时了解镇痛效果偏差的原因，鼓励患者主动参与镇痛治疗。

三、术后疼痛治疗效果的评估

对于术后实施疼痛治疗的患者，应定期评价药物或治疗方法的效果和不良反应，并据此做相应调整。在疼痛治疗结束后直由患者评估满意度。

对疼痛治疗效果的评估原则包括：

评估静息和运动时的疼痛强度，只有运动时疼痛减轻才能保证患者术后躯体功能的最大恢复。

在疼痛未稳定控制时，应反复评估每次药物治疗/方法干预后的效果。原则上静脉给药后5～15min、口服用药1h后，药物达最大作用，此时应评估治疗效果；对于患者自控镇痛（Patient Controlled Analgesia，PCA）应该了解无效按压次数、是否寻求其他镇痛药物。

疼痛和对治疗的反应包括不良反应均应清楚地记录在表上。

对突如其来的剧烈疼痛，尤其是生命体征改变（如低血压、心动过速或发热）应立即评估，同时对可能的切口裂开、感染、深静脉血栓等情况做出新的诊断和治疗。

疼痛治疗结束时应由患者对医护人员处理疼痛的满意度及对整体疼痛处理的满意度分别做出评估。可采用VAS评分，“0”为十分满意。“10”为不满意。定时评估术后镇痛效果并绘制出疼痛缓解曲线图，能更好地反映患者的疼痛和镇痛过程。

（迟向荣）

第十一节　术后镇痛常用药物

术后镇痛常用的药物种类包括对乙酰氨基酚和非甾体类抗炎药阿片类药物、局部麻醉药及其他药物。

一、对乙酰氨基酚和非甾体类抗炎药

对乙酰氧基酚（Paracetamol）和非甾体类抗炎药（Non－Steroidal Anti－inflammatory Drugs，NSAIDs）是一类具有解热、镇痛、抗炎、抗风湿作用的药物。主要作用机制是抑制环氧化酶（COX）和前列腺素类（PGs）的合成，目前发现COX－有COX－1、COX－2、COX－3三种亚型。COX－1和COX－2作用的选择性是其发挥不同药理作用和引起不良反应的主要原因之一。

1. 对乙酰氨基酚　是常用的解热镇痛药，单独应用对轻至中度疼痛有效，与阿片类或曲马朵或NSAIDs药物联合应用可发挥镇痛相加或协同效应。常用剂量为每4～6h口服10～15mg/kg，最大剂量不超过100mg/（kg·d），口服剂量超过4 000mg/d可引起严重肝损伤和急性肾小管坏死，联合给药或复方制剂剂量不超过2 000mg/d。

2. 非选择NSAIDs和选择性COX抑制药　原则上所有NSAID，药物均可用于可口服患者的术后轻到中度疼痛的镇痛，或在术前、手术结束后即刻服用作为多模式镇痛的组成部分。但临床上用于术后镇痛的口服药物主要是布洛芬（Ibuprofen）、双氯芬酸（Diclofenac）、美洛昔康（Meloxicam）、氯诺昔康（Lornoxicam）和塞来昔布（Celecoxid）；注射药物有氯诺昔康、酮洛酸（Ketoprofen）、氟比诺芬酯（Flurbiprofen Axetil）和帕瑞昔布（Parecoxib）等。

环氧化酶抑制药用于术后镇痛的主要指征是：中小手术后镇痛，大手术与阿片药物或曲马朵联合或多模式镇痛，有显著的阿片节俭作用，大手术后 PCA 停用后，残留痛的镇痛，术前给药，发挥术前抗感染和抑制超敏作用，

环氧化酶抑制药不良反应：过敏反应及肝脏损害；血小板功能不可逆性改变，造成术中出血增加，肾功能影响，在脱水、血容量减低等肾前性或肾实质性损害患者可能导致肾衰竭；缺血性心脏病或脑血管病史（冠状动脉旁路移植围术期禁用，脑卒中或脑缺血发作史）慎用。

二、曲马朵

曲马朵（Tramadol）为中枢镇痛药，有两种异构体（+）-曲马朵和（-）-曲马朵分。前者及其代谢产物（+）-0-去甲基曲马朵（M_1）是 μ 阿片受体的激动药，两者又分别抑制中枢 5-羟色胺和去甲肾上腺素的再摄取，提高了对脊髓疼痛传导的抑制作用。两种异构体的协同作用增强了镇痛作用并提高了耐受性。曲马朵有片剂、胶囊和缓释剂等口服剂型和供肌内、静脉或皮下注射剂型。用于术后镇痛等剂量曲马朵和哌替嚏作用几乎相当，与对己酰氨基酚、环氧化酶抑制药合用效应相加或协同。

术后镇痛，曲马朵的推荐剂量是手术结束前 30min 静脉注射 2~3mg/kg，术后患者自控镇痛每 24 小时剂量 300~400mg，冲击剂量不低于 20~30mg，锁定时间 5~6min。术中给予负荷量的目的是使血药浓度在手术结束时已下降，从而减轻术后恶心、呕吐等并发症发生。曲马朵主要不良反应为恶心、呕吐、眩晕、嗜睡、出汗和口干，其处理参见阿片类镇痛药便秘和躯体依赖的发生率远低于阿片类药物。

三、阿片类镇痛药

阿片类镇痛药又称麻醉性镇痛药+是治疗中重度急、慢性疼痛的最常用药物。通过结合于外周及中枢神经系统（脊髓及脑）的阿片受体而发挥镇痛作用。目前已发现的阿片类受体包括 μ、κ、δ、σ 和 ε 五型，其中 μ、κ 和 δ 受体都与镇痛相关。

阿片药物种类多样，根据镇痛强度的不同可分为强阿片药和弱阿片药。弱阿片药有可待因（Codeine）、双氢可待因（Dihydrocodeine），主要用于轻、中度急性疼痛口服镇痛。强阿片药包括吗啡（Morphine）、芬太尼（Fentanyl）、哌替啶（Meperidine）、舒芬太尼（Sulfentanyl）和瑞芬太尼（Remifentanil），主要用于术后重度疼痛治疗。羟考酮（Oxycodone）和氢吗啡酮（Hydromorphone）以及激动-拮抗药布托啡诺（Butorphanol），部分激动药丁丙诺啡（Buprenorphine）则用于术后中至重度痛的治疗。

1. 阿片类药物的应用　阿片类药物镇痛作用强，无器官毒性，几乎无封顶效应，但也应遵循能达到最大镇痛和不产生严重不良反应的原则。阿片类药物术后镇痛主要采用静脉给药的方法，剂量易于滴定、可单独或与其他非阿片类镇痛药联告应用。其他给药途径但作为补亢，经虚电离型芬太尼速释装置仍在临床验证中。

2. 阿片类药物常见不良反应及处理　阿片类药的大多数不良反应为剂量依赖型，虽短期（1~2 周内）可耐受，但就术后短期痛而言，必须防治不良反应。

（1）恶心呕吐：可静脉使用地塞米松 2.5~5mg/12h（或甲泼尼松 20mg/12h）或氟哌利多（1.0~1.25）mg/12h 或 5-HT_3 受体拮抗药恩丹西酮（Ondansetron）或格拉司琼（Granisetron）或阿扎司琼（Azasetron）或托烷司琼（Tropisetron）等抗呕吐药物。小剂量氯丙嗪也有强烈的抗呕吐作用。其他抗呕吐药物包括安定类药物、抗晕动药和抗胆碱药等。上述药物均有口服剂型。静脉注射小剂量（<0.05mg）纳洛酮或口服纳曲酮（Naltrexone）也有一定减低恶心呕吐作用。抗呕吐的原则是对中高危患者联合使用不同类型的抗呕吐药，而不主张盲目加大单一药物的剂量，可采用静脉小剂量氟哌利多、地塞米松或 5-HT_3 受体拮抗药中的一种或两种药物预防。

（2）呼吸抑制：阿片类药物导致呼吸变浅变慢，呼吸频率≤每分钟 8 次或 SpO_2 <90% 应视为呼吸抑制，立即给予治疗。治疗方法包括立即停止给予阿片类药物，强疼痛刺激，吸氧，必要时建立人工气

道或机械通气，根据呼吸抑制的程度，每次静脉注射纳洛酮 0.1 ~ 0.2mg，直至呼吸频率大于每分钟 8 次或 SpO_2 >90%，维持用量 5 ~ 10μg/（kg·h）。

（3）耐受和身体依赖：耐受是指在恒量给药时药物效能减低，常以镇痛药作用时间缩短为首先表现。除便秘几乎为终身不耐受不良反应和瞳孔缩小为中度（6 个月以上）长时间不耐受不良反应外，阿片类药物的其他不良反应如恶心、呕吐、瘙痒等都为短时间（3 ~ 14d）可产生耐受作用的不良反应。身体依赖是指为规律性给药的患者，停药或骤然减量导致停药反应，表现为焦虑、易激惹、震颤、皮肤潮红、全身关节痛出汗、卡他症状、发热、恶心呕吐、腹痛腹泻等。逐步减量可避免身体依赖的发生。

（4）瘙痒：首选抗组胺药赛庚啶（Cyproheptadine）和羟嗪（Hydroxyzine）治疗。丙泊酚、恩丹西酮和小剂量纳洛酮也常用于治疗瘙痒，有报道使用布托啡诺（Burophanol）或氢吗啡酮（Hydromorphone）可减轻抗组胺药物无效的瘙痒。

（5）肌僵直、肌阵挛和惊厥：肌僵直主要是胸壁和腹壁肌肉僵直，见于迅速静脉给予阿片类药物以及长期治疗，尤其是大剂量长期治疗时。使用肌松药，阿片受体拮抗药（如纳洛酮）可使之消除。肌阵挛通常是轻度和自限性的，在困倦和轻度睡眠状态下更容易发作，偶有持续全身发作呈惊厥状态。阿片曼体拮抗药对阿片类药物引起的惊厥有拮抗作用，但对哌替啶所引起的惊厥作用较弱。治疗方法包括使用苯二氮䓬类药物、巴氯芬（Baclofen）或丹曲洛林（Dantrium）等中枢性肌松药。

（6）镇静和认知功能障碍：轻度镇静常可发生。如出现不能唤醒或昏迷应视为过度镇静并警惕呼吸抑制的发生，需停药或减低药物剂量 20% ~ 50% 或更换不同的阿片药物，也可使用中枢兴奋药物咖啡因 100 ~ 200μg/6h 或哌醋甲酯（Methylphenidate）5 ~ 10μg/6h。长时间大剂量使用阿片类药物有可能导致认知功能减退，偶可出现谵妄，可给予氟哌啶 1 ~ 1.25mg 治疗。

（7）缩瞳：μ 受体和 κ 受体激动药兴奋动眼神经副交感神经导致瞳孔缩小，长期使用阿片类药物的患者可能发生耐受，但若增加剂量仍可表现为瞳孔缩小。应注意鉴别高碳酸血症和低氧血症引起的瞳孔大小改变。

（8）体温下降：阿片类药物可诱致血管舒张，改变下丘脑体温调节机制而引起降温作用。哌替啶、曲马朵或布托啡诺可抑制或减低全身麻醉后寒战。

（9）免疫功能抑制：阿片类药物可造成免疫功能抑制，严重疼痛也导致免疫抑制，疼痛患者使用阿片类药物后的免疫功能变化仍未确定。

（10）便秘、耐受和精神依赖：是长期使用阿片类药物最突出的不良反应，但在手术镇痛患者难于出现。

四、局部麻醉药

局部麻醉药用于术后镇痛治疗主要通过椎管内用药、区域神经丛或外周神经干阻滞以及局部浸润等方法。局麻药与阿片类药物联合应用，可增效镇痛作用并延长镇痛时间。临床上椎管内术后镇痛常合并使用局麻药和阿片类药物，即发挥镇痛协同作用又可降低每种药物的毒性，而在区域神经丛、外周神经干及局部麻醉浸润时只使用局部麻醉药。

常用于术后镇痛的局部麻醉药物有：布比卡因（Bupivacaine）、左旋布比卡（Levobupivacaine）、罗哌卡因（Ropivacaine）和氯普鲁卡因（Chloroprocaine）。布比卡因作用时间长、价格低，广泛用于术后镇痛，但药物过量易导致中枢神经系统和心脏毒性。左旋布比卡因的药理性与布比卡因类似，但其心脏毒性低于布比卡因。罗哌卡因的显著特点是产生有效镇痛的药物浓度（0.062 5% ~ 0.15%）对运动神经阻滞作用较弱，“动感分离”现象较布比卡因更明显且毒性低于布比卡因和左旋布比卡因，是用于术后镇痛较理想的局部麻醉药。氯普鲁卡因起效迅速，低浓度时有一定的“动感分离”现象是其特点。

（迟向荣）

第十二节 术后镇痛方法及不良反应

一、术后镇痛给药方法

（一）全身给药

1. 口服给药 适用于神志清醒的非盲肠手术和术后盲肠功能良好患者的术后轻中度疼痛的控制；也可在术后疼痛减轻后，以口服镇痛作为延续，用作其他给药途径的补充（如预先镇痛）或多模式镇痛的组分。

口服给药具有无创、使用方便、安全性高的优点，但因肝-肠“首过效应”以及有些药物可与胃肠道受体结合，生物利用度不一。药物起效较慢，调整剂量时既要考虑药物的血液达峰时间，又要参照血浆蛋白结合率和组织分布容积。禁用于吞咽功能障碍（如颈部手术后）和肠梗阻患者。术后重度恶心、呕吐和便秘患者慎用。

常用口服药物包括对乙酰氨基酚、非选择性非甾体抗炎药。选择性COX-2抑制药，可待因、曲马朵、羟考酮、氢吗啡酮、T丙诺啡，以及对乙酰氨基酚与曲马朵或羟考酮的口服复合制剂或上述药物的控缓释制剂。

2. 肌内注射给药 适用于门诊手术和短小手术术后单次给药，连续使用不超过3～5d。

常用药物有NSAIDs（酮洛酸、氯诺昔康、美洛昔康、帕瑞昔布）、曲马朵、哌替啶和吗啡的注射剂，肌内注射给药起效快于口服给药。但注射痛、单次注射用药量大、不良反应明显，重复用药易出现镇痛盲区。

3. 静脉注射给药

（1）单次或间断静脉注射给药：适用于门诊手术和短小手术，但药物血浆浓度峰谷比大，易出现镇痛盲区，对术后持续痛者，需按时给药。静脉炎、皮下外渗为常见并发症。常用药物有NSAIDs（氟比洛芬酯、酮洛酸、氯诺昔康、帕瑞昔布）、曲马朵、阿片类（哌替啶、吗啡芬太尼、舒芬太尼）的注射剂。

（2）持续静脉注射给药：一般先给负荷量，迅速达到镇痛效应后，以维持量维持镇痛作用。但由于术后不同状态疼痛阀值变化，药物恒量输注的半衰期不等，更主张使用患者自控方法，达到持续镇痛和迅速制止爆发痛。

（二）局部给药

1. 局部浸润 简单易行，适用于浅表或小切口手术如阑尾切除、疝修补术、膝关节镜检查术等，也可于切口行长效局部麻醉药浸润，减少全身镇痛药的用量。局部麻醉药中加入阿片类药物，可增效镇痛作用并延长镇痛时间。

2. 外周神经阻滞 适用于相应神经丛、神经干支配区域的术后镇痛。例如肋间神经阻滞、上肢神经阻滞（臂丛）、椎旁神经阻滞、下肢神经阻滞（腰丛、股神经、坐骨神经和腘窝）等，由于患者可保持清醒，对呼吸、循环功能影响小，特别适于老年、正在接受抗凝治疗患者和心血管功能代偿不良者。使用导管留置持续给药，可以获得长时间的镇痛效果。神经电刺激器和超声引导下的神经阻滞术可提高导管留置的精确性。

3. 硬脊膜外腔给药 适用于胸、腹部及下肢手术后疼痛的控制。其优点是：不影响神志和病情观察，镇痛完善，也可做到不影响运动和其他感觉功能。手术后T_3～T_5硬膜外腔镇痛，不仅镇痛效果确实，还可改善冠状动脉血流量，减慢心率，有利于纠正心肌缺血。腹部手术后硬膜外腔镇痛虽然可能导致胸部和下肢血管代偿性收缩，但可改善肠道血流，利于肠蠕动恢复、有利于肠功能恢复。术后下肢硬膜外腔镇痛，深静脉血栓的发生率较低。在下腹部和下肢手术，几乎可以完全阻断手术创伤引起过高的应激反应。

硬脊膜外腔给药可能的并发症及预防：术后硬膜外镇痛过量，多采用单一局部麻醉药，如0.2%罗哌卡因和0.15%布比卡因，但所需药物浓度较高，导致运动麻痹为其缺陷。而单纯使用1~4mg吗啡硬膜外镇痛起效慢，可能带来延迟性呼吸抑制，加之作用时间长（12h以上），调整剂量不易，已较少使用。局部麻醉药中加入阿片类药物不仅可达到镇痛的协同作用，还可减低这两类药物的不良反应，是目前最常用的配伍，多以患者自控方式给药。

二、患者自控镇痛

患者自控镇痛（Patient Conrolled Analgesia，PCA），PCA具有起效较快、无镇痛盲区、血药浓度相对稳定、可及时控制爆发痛心及用药个体化、患者满意度高、疗效与不良反应比值大等优点，是目前术后镇痛最常用和最理想的方法，适用于手术后中至重度疼痛。

（一）术后常用镇痛泵类型

1. 电子镇痛泵　不同品牌电子镇痛泵的结构与参数均各不相同，但均包括以下几部分：储药袋、输注设备、自控按钮、PCA程序、管道连接系统。电子镇痛泵的优点是可以预先编程，具有多种给药模式，其参数的调整范围较广，因此适用范围也较广。

常见电子泵有：Abbott（美国）雅培、Smiths（英国）施曼信、Microject（美国）光达、Rythmic（希腊）力美等。

2. 机械镇痛泵

（1）机械镇痛泵的基本结构包括储液囊、流量限速器、患者自控表。其作用原理是利用硅胶储液囊的弹性回缩力提供动力，驱使镇痛药液通过导管进入人体，流量限速器控制输注速度，提供稳定精确的流速。

（2）机械镇痛泵类型：①无持续输注的单纯自控型，不设背景输注，其输入药量完全由患者自主控制；②不带自控装置的持续输注型，给药速度固定，均匀连续输入，镇痛药液不受患者调控；③带自控装置的持续输注型，设背景输注剂量，由患者自主决定是否增加药量，其总药量是背景输注量加上患者自主控制量。常见的机械泵有：Baxter（美国）百特泵、福尼亚泵、辰和泵等。

（3）机械镇痛泵的技术参数：包括容量、持续流速及自控量（停注时间）3个方面。目前常见机械镇痛泵容量为50~275mL，持续流速为0.5~8mL/h，自控量为每次0.5~4mL停注时间为15min。根据容量及持续流速可计算出机械镇痛泵的使用时间。停注时间是指患者使用自控加药后，一定时间内停止自控药量输入，是机械镇痛泵的重要安全设备。

（4）机械镇痛泵的使用：一般而言，机械镇痛泵的选用直根据疼痛程度及镇痛方法、镇痛药液性质确定。早期多用单纯自控型，由于它需要患者完全理解及配合才能达到满意效果，而手术后早期患者通常神志未完全清醒，故其临床效果不佳，现已少用。目前，临床上大多数手术选用带自控装置的机械镇痛泵，以适应个体化的需要。少部分手术如剖宫产手术后因其疼痛程度大体相似，可选用不带自控装置的持续输注型机械镇痛泵。临床上一般选择1~2mL/h流速的机械镇痛泵，轻至中度的术后疼痛，镇痛时间为2d者，容量选择100mL，中至重度术后疼痛，镇痛时间为3d者，容量选择150mL。若选用单纯的局部麻醉药镇痛，应选择4mL/h流速，容量为275mL以上的机械镇痛泵。

由于机械泵的管道有一定的空腔量，将镇痛药液充入储液囊，开放输注后，需要一段时间才能完全充盈管道，其所需时间与输入速度相关，一般需要数十秒至数分钟不等，所以必须待管道完全充盈药液后才可接入硬膜外管或静脉通路，避免镇痛泵管道内的气体进入硬膜外管或静脉通路。此外，部分品牌的机械镇痛泵配有停止误输装置，使用前必须打开防误输开关才能使用。

（二）PCA技术参数设置

1. PCA负荷剂量设置（Loading Dose）　于术后立刻给予，药物需要起效快，剂量能够制止术后疼痛，既要避免术后出现镇痛空白期，又不影响术后清醒和拔除气管导管。也可术前使用作用时间长的镇痛药物，起超前镇痛和覆盖手术后即刻镇痛的作用。

2. 持续剂量（Continous Dose）或背景剂量（Background Dose） 保证术后达到稳定的、持续的镇痛效果。静脉 PCA 时，对芬太尼等脂溶性高、蓄积作用强的药不用恒定的背景剂量或仅用低剂量。

3. 冲击剂量（Bolus Dose） 使用速效药物，迅速制止爆发痛。一般冲击剂量相当于日剂量的 1/10～1/12。

4. 锁定时间（Lockout Time） 保证在给予第一次冲击剂量达到最大作用后，才能给予第二次剂量，避免药物中毒。有的镇痛泵还具备设定 1h 限量（如吗啡 10～12mg）、4h 限量等功能。

（三）PCA 的镇痛效果评价

PCA 的镇痛效果是否良好，以是否达到最大镇痛作用、最小不良反应来评定。VAS 评分 0～1，镇静评分 0～1，分无明显运动阻滞，不良反应轻微或缺如，PCA 泵有效按压数/总按压数比值接近 1，没有采用其他镇痛药物，患者评价满意即为镇痛效果好。

（四）PCA 的镇痛方法

根据不同给药途径分为：静脉 PCA（PCIA）、硬膜外 PCA（PCEA）、皮下 PCA（PCSA）和外周神经阻滞 PCA（PCNA）。

1. PCIA 采用的主要镇痛药有阿片类药（布托啡诺、吗啡、芬太尼、舒芬太尼、阿芬太尼）和曲马朵。强阿片类药物之间有相对效价比哌替啶 100mg≈曲马朵 100mg≈吗啡 10mg≈阿芬太尼 1mg≈芬太尼 0.1mg≈舒芬太尼 0.01mg≈布托啡诺 2mg。

PCIA 负荷剂量一般在术毕前 30min 给予。此外，为防止阿片类药物的恶心、呕吐等不良反应，常可在静脉镇痛合剂中加入抗呕吐药物。

2. PCSA 适用于静脉穿刺困难的患者。药物在皮下可能有存留，生物利用度约为静脉给药的 80%。起效慢于静脉给药，镇痛效果与 PCIA 相似，如采用留置管应注意可能发生导管堵塞或感染。常用药物为吗啡、氯胺酮和 T 丙诺啡。哌替啶具有组织刺激性不宜用于 PCSA。

3. PCEA 适用于术后中重度疼痛。常采用低浓度罗哌卡因或布比卡因等局部麻醉药复合芬太尼、舒芬太尼、吗啡、布托啡诺等药物。

舒芬太尼 0.3～0.6μg/mL；0.062 5%～0.125% 罗哌卡因或 0.05%～0.1% 布比卡因合剂能达到良好的镇痛而不影响运动功能最适合于分娩镇痛和需要功能锻炼的下肢手术。

4. PCNA 神经丛或神经干留置导管采用 PCA 持续给药，例如肋间神经阻滞、上肢神经阻滞（臂丛）、椎旁神经阻滞、下肢神经阻滞（腰丛、股神经、坐骨神经和腘窝）等。

三、多模式镇痛

多模式镇痛（Multimodal analgesia）是指联合使用作用机制不同的镇痛药物或镇痛方法，由于作用机制不同而互补，镇痛作用相加或协同，同时每种药物的剂量减少，不良反应相应降低，从而达到最大的效应与不良反应之比。

1. 镇痛药物的联合应用

（1）阿片类（包括激动药或激动－拮抗药，下同）或曲马朵与对乙酰氨基酚联合。对乙酰氨基酚的每日量 1.5～2.0g，可节俭阿片类药物 20%～40%。

（2）对乙酰氨基酚和 NSAIDs 联合，两者各使用常规剂量的 1/2，可发挥镇痛协同作用。

（3）阿片类或曲马朵与 NSAIDs 联合，使用常规剂量的 NSAIDs 可节俭阿片类药物 20%～50%，尤其是可能达到患者清醒状态下的良好镇痛。在脑脊液中浓度较高的 COX－2 抑制药（如帕瑞昔布）术前开始使用具有抗感染、抑制中枢和外周敏化作用，并可能降低术后疼痛转化成慢性疼痛的发生率。

（4）阿片类与局部麻醉药联合用于 PCEA。

（5）氯胺酮、可乐定等与阿片类药物联合应用，偶尔可使用三种作用机制不同的药物实施多靶点镇痛。

2. 镇痛方法的联合应用 主要指用局部麻醉药物切口浸润（区域阻滞或神经干阻滞）与全身性镇

痛药物（NSAIDs或曲马朵或阿片类）的联合应用。患者全身性镇痛药物的需要量明显减少，疼痛评分减低，药物的不良反应发生率降低。

3. 多模式镇痛的实施　推荐根据不同类型手术术后预期的疼痛强度实施多模式镇痛方案。

（迟向荣）

第十三节　术后镇痛管理规范

一、术后镇痛申请的签署及实施

由麻醉医师术前访视患者、介绍术后镇痛服务的必要性及可能存在的风险和并发症，由患者或家属签署术后镇痛服务申请单。麻醉医生根据患者病情、年龄、麻醉、手术方式、手术创伤大小等，确定镇痛方案，手术开始后由麻醉医生或麻醉护士按无菌操作要求配置镇痛泵。实施术后镇痛患者，必须建立镇痛评估记录单，详细记录整个过程，包括记录患者生命体征变化、评估镇痛、处理镇痛并发症等。

二、术后镇痛实施注意事项

（1）静脉镇痛首量一般在手术结束前30min前给予，硬膜外镇痛首量须提前至少60min给予，并推荐在置管后尽早给予。

（2）一般在手术结束前病情稳定时连接镇痛泵，静脉镇痛泵通常连接于患者静脉通道的第一个三通开关上。若有中心静脉通路的可单独直接连接于副管通路上，妥善固定并保持通畅位置。

（3）镇痛首量和镇痛泵开始使用时间应记录在麻醉记录单上，同时详细观察和记录患者生命体征。患者转送恢复室（病房）时做好床边交接班。

（4）镇痛泵配置必须严格执行无菌操作及二人核对制度。

（5）老年或体弱患者静脉镇痛推荐使用PCA镇痛泵。

（6）硬膜外镇痛要做好硬膜外导管的保护，采用透明薄膜贴及防水胶布双重固定，有效防止导管扭曲、受压、脱落，避免影响术后镇痛效果。硬膜外导管与镇痛泵之间的连接必须紧密，并设置缓冲环，以降低硬膜外导管脱落的发生率。

（7）硬膜外镇痛需严格排除包括凝血功能下降等禁忌证的患者。硬膜外操作过程中出现神经根刺激征和穿破硬脊膜的患者严禁采用硬膜外镇痛。连续硬膜外镇痛的患者推荐使用钢丝硬膜外导管置管。

三、术后镇痛工作管理模式

（一）术后镇痛管理目标

术后镇痛管理是完善术后镇痛至关重要的环节，重在巡视和评估。术后急性疼痛管理的目标如下。

1. 完善术后镇痛，达到最大程度的镇痛　包括术后即刻镇痛，无镇痛空白期；持续镇痛；避免或迅速制止突发性疼痛；防止转为慢性痛。

2. 最小的不良反应　即无难以耐受的不良反应。

3. 最佳的躯体和心理功能　不但安静时无痛，还应达到活动时无痛。

4. 其他　最好的生活质量和患者满意度。

（二）术后镇痛管理流程

术后镇痛管理模式，推荐由麻醉医生、麻醉护士、病区护士共同组成疼痛管理小组，三者分别负责不同的工作。

1. 麻醉医生工作职责　评估患者病情、制订镇痛方案、选择合适的镇痛设备、根据病情及镇痛效果及时调整镇痛方案、处理并发症。

2. 麻醉护士工作职责　落实麻醉医生医嘱、巡查及评估镇痛效果、完善各项记录、指导病区护士实施对镇痛患者的观察与监测、完成镇痛结束后处置工作。

3. 病区护士工作职责　按医嘱对患者的观察与监测，及时发现并发症，反馈及汇报病情变化。

麻醉医生对患者的巡查诊治每天至少1次，麻醉护士跟随麻醉医生巡查，记录医嘱，落实治疗与评估记录。麻醉护士在巡查与落实治疗过程中，应与病区护士密切沟通，及时掌握患者镇痛情况。

术后镇痛管理流程：麻醉医生评估患者→确定镇痛方案→开具镇痛治疗医嘱→选择镇痛泵型号→麻醉护士/麻醉医生配置镇痛泵→双人核对→麻醉医生完成给药→麻醉医生与护士共同巡查诊治→麻醉护士执行医嘱与治疗，完成记录→麻醉护士指导病区护士观察与监测→反馈镇痛效果。

（三）术后镇痛管理内容

术后镇痛管理内容是：患者生命体征、镇痛效果、不良反应及处理方法和结果。包括VAS评分、镇静评分、脉搏氧饱和度、脉率、不良反应情况及评分、镇痛泵内剩余药量、镇痛装置连接情况、硬膜外穿刺口情况等。术后镇痛管理中常用设备有便携式血氧饱和度仪、血压监测仪以及各种无菌敷料、药物。出现不良反应和镇痛不全应按相关指引及时处理，严重不良反应在处理同时应向上级麻醉医生汇报；撤除镇痛泵时机需依据患者的具体情况决定。麻醉医生或护士每日2～3次或按需巡视、评估和记录。

（四）术后镇痛不全的处理

静息位VAS＞3分或活动时VAS＞5分为镇痛不全，需要给予处理。若原镇痛方案中没有合用非甾体抗炎药者，成人可选用凯纷50mg或特耐40mg单次静脉注射。如出现内脏疼痛或已正在使用非甾体抗炎药者，可选用曲马朵1mg/kg静脉注射。硬膜外镇痛者可单次追加长效非运动阻滞浓度的局部麻醉药3～6mL。单次追加硬膜外用药后需加强血压监测30min以上，追加阿片类镇痛药物需在药物达峰时间后（一般20～30min）再次床边观察评估镇痛效果和不良反应。以上处理后镇痛效果仍不满意，应请示主麻医生或上级麻醉医生后进行处理。

静息位VAS＜3分的患者，可采用解释、安慰剂等方式处理。对年龄＞60岁或体弱的患者VAS＜2分时，每日至少2次监测血氧饱和度和呼吸频率，以预防呼吸抑制的发生。对镇静评分＞1分者，需减少每日镇痛药物总量的1/3剂量。

（五）术后镇痛不良反应和处理

1. 呼吸抑制　成人呼吸频率大于等于每分钟8次或SpO_2＜90%为呼吸抑制，立即给予治疗。治疗方法包括：①立即停止给予阿片类药物，强疼痛刺激，呼唤他人协助并通知上级医生；②吸氧，必要时建立人工气道或机械通气；③静脉注射纳洛酮，根据呼吸抑制的程度，每次纳洛酮0.1～0.2mg（或2～6μg/kg，首选小剂量）生理盐水稀释后缓慢推注，直至呼吸频率大于每分钟8次或SpO_2＞90%，维持用量5～10μg/（kg·h）（依据使用阿片类药物种类和总量维持至少一个药物半衰期，如吗啡2h，芬太尼4h），维持剂量停用后1h内需持续监测呼吸情况，无再次呼吸抑制发生方可停用。所有使用了阿片类药物镇痛的患者都必须注意呼吸抑制的发生。

2. 过度镇静　如出现不能唤醒或昏迷应视为过度镇静并警惕呼吸抑制的发生，需停药或减低药物剂量20%～50%。也可使用中枢兴奋药物如咖啡因100～200μg/6h或哌甲酯（利他林）5～10μg/6h。

3. 低血压　收缩压低于90mmHg或收缩压/平均动脉压的下降幅度超过基础值的30%为低血压。处理：①减少镇痛药物1/3量；②无禁忌证可适当加快输液速度或加用血浆代用品，纠正低血容量；③单次使用麻黄碱5～10mg静脉注射。对于胸段硬膜外镇痛患者尤其需要加强血压监测，建议每6小时测量1次血压至少24h。

4. 硬膜外腔血肿　所有硬膜外镇痛患者均需要警惕硬膜外血肿的发生。硬膜外血肿贵在早期发现。对硬膜外镇痛患者，需要每日询问是否有原因不明的新发生或持续进展的腰背痛、感觉或运动缺失、大小便失禁。有任何疑似病例需立即汇报并尽快地进行影像学检查，最好为核磁共振成像（MRI），同时尽快地请神经外科医师会诊，以决定是否需要行急诊椎板切除减压术。对于关节外科等可能使用抗凝治疗的患者需核实抗凝药物的种类及给药时间后，在窗口期撤除，避免增加硬膜外腔血肿发生率。静脉注射普通肝素至少停药4h、凝血指标恢复正常之后，方可行椎管内穿刺、置管或拔管；椎管内穿刺、置管或拔管1h后方可静脉应用肝素；皮下应用肝素5d以上者，应于椎管内阻滞和导管拔除之前进行血小板测定，保证血小板计数正常；术前应用血栓预防剂量低分子量肝素给药后12h或治疗剂量低分子量肝素给药后24h，方可施行椎管内阻滞穿刺、置管或拔管；术后需用低分子量肝素预防血栓形成的患者，应于椎管内穿刺24h以后，且导管拔除2h以上，方可开始应用低分子量肝素；口服抗凝药患者，拔除椎管内留置导管前，应确认凝血酶原时间（PT）和国际标准化比值（INR）恢复正常。

5. 恶心呕吐　术后镇痛药物引起的恶心呕吐贵在预防。对恶心呕吐的高危患者可采取二联或三联药物预防，如地塞米松5mg或氟哌利多1mg或5 - HT_3受体阻断药（如恩丹西酮4mg）静脉注射。静脉注射小剂量（<0. 05mg）纳洛酮或口服纳曲酮也有一定减少恶心呕吐作用。顽固性恶心呕吐患者可暂停或减少阿片类药物的使用。

6. 瘙痒　轻度瘙痒一般1 ~2d自动消失，无须处理；严重者可选用抗组胺药苯海拉明20mg或非那根25mg肌内注射。顽固性瘙痒患者可试用小剂量纳洛酮（<0. 05mg）或布托菲诺0. 5mg治疗。

7. 尿潴留　轻症患者先用膀胱区按摩热敷及变换体位等方法处理，若无效则采用停留尿管导尿处理。

8. 硬膜外导管脱落或脱出　一旦发现硬膜外导管脱落或脱出，应停止硬膜外镇痛治疗，改用其他镇痛方法。局部穿刺口消毒后覆盖无菌纱布。

9. 单一下肢麻木或乏力　调整硬膜外导管置管深度，将硬膜外导管往外拔出1 ~2cm，1h后随访，观察镇痛效果。

10. 硬膜外导管折断、穿刺口感染　临床上硬膜外置管严格执行无菌操作，留置导管持续镇痛期间保持穿刺口干燥无菌，一旦疑有感染立即终止硬膜外镇痛。拔除硬膜外管需紧贴患者皮肤拔管，避免粗暴用力，拔管后检查硬膜外导管的完整性，并对穿刺口进行消毒和覆盖无菌敷料。拔管后2d方可去除穿刺口敷料。若发现硬膜外管折断于组织内，应立即报告麻醉医生，必要时切开取出。

（六）术后镇痛记录单

术后镇痛记录单见表1 -3。

表1 -3　术后镇痛记录单

<table>
<tr><td>姓名：</td><td>性别：</td><td>年龄：</td><td>住院号：</td><td>床号：</td></tr>
<tr><td colspan="2">临床诊断：</td><td>麻醉方式：</td><td colspan="2">术后诊断：</td></tr>
<tr><td colspan="2">镇痛方法：静脉/硬膜外</td><td colspan="3">镇痛方案：</td></tr>
<tr><td colspan="2">开始时间：</td><td>结束时间：</td><td colspan="2">镇痛泵参数：</td></tr>
<tr><td>时间点</td><td>术后当天</td><td>术后第一天</td><td>术后第二天</td><td>镇痛结束</td></tr>
<tr><td colspan="5">一、生命体征</td></tr>
<tr><td>血压</td><td></td><td></td><td></td><td></td></tr>
<tr><td>呼吸</td><td></td><td></td><td></td><td></td></tr>
<tr><td>脉搏</td><td></td><td></td><td></td><td></td></tr>
<tr><td>SpO_2</td><td></td><td></td><td></td><td></td></tr>
<tr><td colspan="5">二、VAS评分
(0 ~10)</td></tr>
<tr><td>静息</td><td></td><td></td><td></td><td></td></tr>
<tr><td>运动</td><td></td><td></td><td></td><td></td></tr>
<tr><td>三、镇静评分
(0 ~3)</td><td></td><td></td><td></td><td></td></tr>
</table>

续 表

时间点	术后当天	术后第一天	术后第二天	镇痛结束
四、不良反应				
恶心				
呕吐				
瘙痒				
尿潴留				
运动障碍				
感觉障碍				
其他				
镇静评分：0 分 = 清醒　1 分 = 呼之睁眼　2 分 = 摇能睁眼　3 分 = 不能唤醒				
VAS 评分：1 ~3 分为轻度　4 ~6 分为中度　7 ~10 分为重度 运动障碍评分：0 = 无，可抬腿　1 = 可屈膝、轻度抬腿　2 = 可弯脚趾 感觉障碍评分：0 = 感觉消失　1 = 感觉减退　2 = 痛觉高敏　3 = 痛觉异常				
VAS 评分 无痛　剧痛 0 1 2 3 4 5 6 7 8 9 10 面部表情量表评分 0 2 4 6 8 10 无痛　有点痛　轻微疼痛　疼痛明显　疼痛严重　剧烈疼痛				

（迟向荣）

第十四节　术后镇痛患者的护理

一、做好患者疼痛的评估和记录

在与患者交流中，通过语言沟通或观察患者的面部表情、体位以及生命体征等客观表现，判断疼痛是否存在以及疼痛的部位、性质、程度，有无不良反应，根据实际情况做好记录并及时报告医生。

二、协助术后镇痛治疗方案的落实

护士除了遵医嘱给予镇痛药外，应在职权范围内运用非药物镇痛方法为患者减轻疼痛。常用的方法有：冷敷、热敷、简单按摩、改变体位、活动体位、呼吸调整、分散注意力等。

三、配合处理术后镇痛不良反应和并发症

在操作过程中和给镇痛药之后需定时观察病情，及时发现不良反应和并发症并妥善处理。

四、做好术后镇痛患者心理护理及健康教育

运用各种沟通的技巧，做好患者的心理护理，让不愿意主动报告疼痛、害怕药物成瘾、担心出现难以治疗的不良反应的患者了解疼痛知识，配合治疗。及时解答患者的各种疑问，解除其忧虑，帮助患者树立康复的信心。同时指导患者进行疼痛自我管理，如对自控镇痛患者及家属讲授有关疼痛评估、给药时机、仪器的操作方法、药物镇痛作用的特点、不良反应评价等方面的知识。

（迟向荣）

第十五节　患者安全与风险管理

一、护理安全管理规定

（1）护理管理者应有计划地组织护理人员业务学习，强化专业技术训练，定期进行护理理论知识和技术操作考核，提高护理人员业务水平；定期组织法律法规及规章制度学习，提高护士的安全意识和防范风险的能力；严格护理质量控制，不断提高护理质量。

（2）护士长做好病区管理，保证病区环境安全，使各项护理物品、药品处于良好备用状态；急救仪器设备状态良好；合理安排各班人次，适应临床护理需求。

（3）护理人员严格遵守各项规章制度，认真执行护理技术操作常规，保证用药与护理操作安全，严密观察患者病情，做好护理记录。对高危患者及时采取安全防范措施。以防坠床、意外拔管、皮肤损伤等情况发生。

二、应急预案及处置流程

（一）突发火灾应急预案

火情处置原则：判断火情、启动预案；疏散病员、同时报告；视情灭火、保护病历；救命第一、降低损失。

（1）判断火情、启动预案：迅速报告麻醉手术中心领导、护士长；报告院总值班室或应急指挥中心电话。

（2）疏散病员，同时报告：不要乘坐电梯，可走安全通道。

疏散患者：由在场的医生或高年资人员指挥、就地取材，可用手术床、平车、轮椅等工具将患者疏散到安全区域。

同时报告：一般火情（灭火器），重大火情（调配人力、组织撤离）。

（3）视情灭火、保护病历：尽量抢救贵重仪器设备及重要科技资料。

（4）救命第一、降低损失：使用呼吸机者需用简易呼吸器维持呼吸。

严禁医务人员丢弃患者先行撤离。

（二）突然断电的应急预案

（1）如果突然遇到意外停电、跳闸等紧急情况，恢复室护士应立即打开应急照明灯或采用手电照明。

（2）迅速报告麻醉手术中心领导、护士长，报告院总值班室或应急指挥中心电话。

（3）启动备用电路，暂停操作。

（4）立即与有关部门联系，迅速采取各种措施，尽快恢复通电。

（5）对正在使用呼吸机、监护仪等的患者，应及时启动应急程序，使用带蓄电池的仪器。使用呼吸机的患者，护士应携带简易呼吸器到患者床前，为患者进行人工通气，同时观察输液泵、注射泵等工作情况，积极采取补救措施，保护患者的安全。

（6）当呼吸机不能正常工作时，应立即停止应用呼吸机，迅速将简易呼吸器与患者呼吸管道相连，用人工呼吸的方法调整患者呼吸；如果患者自主呼吸良好，应给予鼻导管吸氧；严密观察患者的呼吸、心率、面色、意识等情况。

（7）需紧急吸痰时，采用吸痰管连接注射器吸痰。

（8）需紧急药物治疗时，严格做好二人查对，遵医嘱用药。

（9）确保静脉通路的安全、通畅，控制输注速度。

（10）护理人员应遵医嘱给予患者药物治疗，严格落实查对制度。

（11）恢复供电后详细记录停电经过及患者生命体征。

（三）停水应急预案

（1）接到停水通知后，恢复室护士提前做好各项准备工作：准备充足的饮用水和日常用水。

（2）突然停水时，当班人员应及时关闭相关设备仪器，立即报告护士长，联系相关部门，询问停水原因及恢复供水时间，并采取相应的措施。

（3）重点用水部门日常应配备相应的储水设备，以备紧急情况下使用。

（4）停水期间加强患者的监护及巡视，以及时发现问题并进行处理。

（四）突发地震应急预案

（1）当地震突然发生时，恢复室值班人员应当冷静面对，密切配合。

（2）尽快获取医院或上级的通知，确认信息是否准确。

（3）确认地震消息后，及时报告病区护士长、科主任及临床部领导，按上级要求实施调配方案。

（4）关闭电源、水源、气源，尽力保障人员生命及国家财产安全。

（5）恢复室护理人员坚守岗位，按急救原则保护患者，安抚患者情绪，避免紧张混乱。

（6）组织在岗医务人员通过安全通道有序疏散患者，至少1名医护人员看护1名患者。避免拥挤，或将患者转移至安全地区，对于使用呼吸机患者应使用便携式呼吸机或简易呼吸器，保证患者呼吸通畅、静脉输液通畅。地震停止后，继续监护患者。

（7）紧急情况不能撤离时，叮嘱在场人员及患者寻找有支撑的地方坐下，保护好头颈。

（8）备好急救器材和药品，组织转运危重患者。

（9）药品管理护士保护毒麻药品，保护好病历资料。

（10）仪器管理护士保护仪器，防止混乱发生。

（五）呼吸机使用过程中发生故障的应急预案

（1）在患者使用呼吸机过程中，如遇呼吸机不能正常工作，护士应立即分离呼吸机与气管导管连接口，同时严密观察患者的呼吸、心率、面色、意识和血氧饱和度。

（2）立即通知相关责任医生，并根据患者情况给予气管插管内吸氧，或用简易呼吸器辅助呼吸。

简易呼吸器的使用方法：一只手规律性地挤压球体，将气体送入肺中，提供足够的吸气/呼气时间（成人：12～15次/分，小儿：14～20次/分）。有氧源时，将氧流量调至8～10L/min，挤压球囊1/2，潮气量为6～8mL/kg（400～600mL）；无氧源时，应去除氧气储气袋，挤压球囊2/3，潮气量为10mL/kg（700～1 000mL）。

（3）将故障呼吸机与模肺相连接，重新检查氧源、气源和电源，检测呼吸机参数设置。如为呼吸机故障，应立即予以更换。

（4）更换呼吸机后应遵医嘱重新设定呼吸机参数，检测正常后，再重新将更换后的呼吸机与患者气管导管相连接。

（5）记录故障呼吸机的编号和故障项目，并与医学工程中心联系维修。

（6）在更换呼吸机正常送气30分钟后，复查动脉血气，记录患者生命体征。

（六）麻醉机使用过程中发生故障的应急预案

（1）在患者手术过程中，如遇麻醉机不能正常工作，护士应立即分离麻醉机与气管导管连接口，同时严密观察患者生命体征。

（2）通知仪器设备管理医生，并根据患者情况使用简易呼吸器辅助呼吸。

（3）将故障麻醉机与模肺相连接，重新检查氧源、气源和电源，检测麻醉机参数设置。

（4）检查钠石灰装置及吸入性麻醉药品装置安装是否正确。如为麻醉机故障，应立即予以更换。

（5）更换麻醉机后应遵医嘱重新设定呼吸参数，检测正常后，再重新将更换后的麻醉机与患者气管导管相连接。

（6）记录故障麻醉机的编号和故障项目，并与医学工程中心联系维修。

（7）在更换麻醉机正常送气30分钟后，复查动脉血气，记录患者生命体征。

（七）拔管后发生呕吐误吸的应急预案

（1）当护士拔除患者气管导管后发生呕吐误吸时，护士应立即呼叫其责任麻醉医生及分区主任，同时报告护士长，根据患者具体情况进行紧急处理。

（2）当患者神志清楚时，将患者侧卧，护士一手按住患者上腹部，另一手叩拍背部；当患者处于昏迷状态时，可使患者处于仰卧位，头偏向一侧，医护人员按压腹部，同时用负压吸引器进行吸引，注意观察患者面色、呼吸、神志等情况。

（3）立即进行负压吸引，快速吸出口鼻及呼吸道内异物。

（4）观察患者生命体征和血氧饱和度变化，如患者出现严重发绀、意识障碍及血氧饱和度、呼吸频率、呼吸深度异常，立即采用面罩加压给氧维持呼吸，同时进行气管插管吸引或纤支镜下吸引。

（5）遵医嘱开放静脉通路，备好抢救仪器和物品。

（6）严密观察患者生命体征、神志、瞳孔及血氧饱和度、呼吸频率、节律变化，及时采取措施并做好监护记录。

（7）患者病情好转、神志清楚、生命体征逐渐平稳后，做好患者心理护理。

（8）分析引起患者呕吐误吸的原因，制定有效的预防措施，尽可能地防止再发生类似的情况。

（八）恢复期患者发生躁动的应急预案、

（1）当麻醉恢复期患者出现躁动时，护士应立即保护患者气管插管及各种引流管路。

（2）迅速寻找躁动原因，及时通知医生，遵医嘱给予相应处理。

（3）密切观察患者病情，保持呼吸道通畅，详细记录用药情况。

（4）专人看护，必要时使用保护性约束，防止患者误伤及自伤；妥善固定各种管路，防止管路脱落。

（5）实施保护性约束时，要注意动作轻柔、松紧适度，同时要经常观察被约束肢体的颜色和温度，以免对患者造成损伤。

（6）对意识恢复的患者，与其进行沟通，以减轻他们的紧张心理，取得合作。

（7）保持环境安静，增进患者舒适感，减少不良因素对患者的刺激。

（九）护患纠纷的应急预案

（1）恢复室护士在医疗活动中与患者或家属发生纠纷时，应立即向相关麻醉医生、护士长及科室主任报告。

（2）立即与麻醉医生、病房护士、病房值班医生采取相应的积极补救措施，防止纠纷扩大。

（3）维护病区的良好工作秩序，保障医疗护理正常进行。

（4）如有需要依照紧急病历、实物封存的程序，封存一切相关物品，必要时保存现场。

（5）对有可能导致护患矛盾激化、危及护患安全、扰乱正常医疗秩序者，及时通知医院总值班和军务处，以保护护患安全和正常的医疗秩序。

(6) 相关人员应在24小时内将护患争议通过书面的形式上报护理部。

(十) 发生护理不良事件报告流程

(1) 发生各类护理问题时，当班护士应在第一时间向护士长进行报告。

(2) 护士长对发生的护理问题进行分析，如属于患者对护理人员服务态度、操作技术不满意的问题，应积极与患者或家属进行沟通解释，取得患者或家属谅解，并及时教育当事人向患者赔礼道歉，消除患者不满情绪，避免发生纠纷。

(3) 如发生的问题为护理缺陷、护理差错或事故，护士长再积极采取补救措施，避免问题对患者产生不良后果，同时立即向所在部的总护士长汇报，总护士长要及时到现场了解问题发生的经过，指导对问题的妥善处理，并向护理部领导进行汇报。

(4) 护理部对发生的问题及时组织调查了解，并依据问题的严重程度决定是否向分管院领导汇报。

(5) 护士长在履行口头报告程序后，填写护理不良事件报告表，说明问题发生的经过和缘由，以及整改措施，交总护士长审签后报护理部，或通过不良事件报告系统进行上报。

(6) 护理部要及时组织对发生问题进行讨论和定性，并对病区制定的整改措施提出具体意见。

(迟向荣)

第十六节 麻醉恢复室优质护理服务

一、优质护理计划及目标

自2011年开始，麻醉恢复室每年组织全体护士学习《优质护理服务示范工程》相关文件，提高护理人员对优质护理服务的认识，讨论制定有麻醉恢复室特色的年度优质护理计划及目标，以2013年为例。

(一) 目标

(1) 以患者满意为目标，推广“身心并护”，提高整体护理水平。

(2) 为外科临床科室提供安全、优质、高效的麻醉恢复护理平台。

(3) 患者恢复期间无中度、重度疼痛。

(4) 患者出恢复室疼痛评分小于2分。

(二) 原则

以患者为中心，全面提升麻醉恢复护理标准化服务质量及水平。在2013年加强患者疼痛护理，减轻患者术后疼痛，提高患者满意度，加快患者恢复过程。

(三) 措施

(1) 落实护理部的优质护理实施细则，结合麻醉恢复室专科特点，对麻醉恢复室护理工作实施全面标准化管理，建立麻醉恢复优质护理服务标准。

(2) 根据可视疼痛评分法 (visual analog scale，VAS) 评分细则，确定患者疼痛分级，并提出护理目标及相应护理措施。

(3) 根据疼痛不同程度采取不同护理措施减轻患者疼痛。对于轻中度疼痛的患者，可采取交流沟通、分散注意力的方法缓解其疼痛；对于中到重度疼痛，应及时连接镇痛泵，请示医生追加镇痛药物或其他镇痛方法。

(4) 对于切口张力引起的疼痛，患者通常不敢咳嗽或不活动，此时应协助并教会患者适度变换体位的方法，以及活动时对伤口的保护，鼓励患者咳嗽、咳痰。全身麻醉清醒后的患者可将床头抬高15°~45°，以缓解腹部切口张力，减轻疼痛。

(5) 针对强迫体位导致患者不适的原因，术后应根据麻醉方式和病情，协助患者采取舒适卧位缓解疼痛。

(6) 对于留置各种管道所致的疼痛，应向患者讲解各类管道的用途及重要性，妥善固定各管道，指导患者在翻身或活动时避免管道牵拉管路，减少患者因引流管刺激引起的疼痛，进行管道护理时动作应轻柔，避免过度牵拉，减少不适感。

(7) 对于心理因素造成的焦虑，护士应动态评估患者的疼痛程度，重视患者的疼痛诉求，积极与患者沟通交流，缓解患者心理压力，使患者情绪稳定、精神放松，从而增强对疼痛的耐受性。

(8) 医护人员应根据患者术后疼痛的规律及原因采取预防性用药，预防术后长期疼痛。

二、优质护理措施

1. 制定麻醉恢复室文明用语和行为规范　以总医院护理规范用语手册为参考，制定了麻醉恢复室文明用语和行为规范，包括与手术室护士交接班用语、与麻醉医生交接班汇报病情用语、恢复期护患沟通用语、与病房护士交接班用语等，要求护士全面掌握；另外，请轮转过护理礼仪基地的护士为教员，指导和培训恢复室护士文明礼仪规范。通过培训，护士的精神面貌有了改观，主动为患者服务的意识也得到了增强。

2. 制定优质护理排班模式　按照优质护理工作模式要求，笔者所在医院恢复室设主要班次 7 ~ 13 班、12 ~ 20 班。每班次设立一名责任组长，带领 1 ~ 3 名责任护士，分管 4 ~ 11 张床位，在患者入恢复室高峰期设 1 个 10 ~ 18 的辅班。明确责任组长和责任护士岗位职责和工作程序，有条不紊地进行工作。责任护士负责对所分管的患者实施恢复期全程优质护理，责任组长负责对分管的所有护士和患者进行护理质量把关。护士长每日跟班检查。通过合理分配人力资源，加强薄弱时间段的人力，减少患者安全隐患，体现对患者的全程管理、全程服务、全程把关，实现无间隙护理服务。

3. 落实麻醉恢复期全程无缝隙护理　以优质护理排班为基础，实行责任到人、全程负责的护理服务。患者从入恢复室到安返病房，期间的查对、护理、治疗等均由责任护士负责到底。保证患者的每一项治疗护理措施都有护士负责、立即落实；患者的每一个需要都有护士及时解决、主动服务；患者的每一个询问都有护士主动应答、耐心解释。使患者感到恢复室护士护理服务的贴心、周到和满意。

4. 建立麻醉恢复室专科护理质量检查表，持续质量改进　在护理部指导下，以落实对患者的优质护理为依据，建立了麻醉恢复室专科护理质量检查表，共计 50 项检查指标，涵盖了患者从入恢复室到安返病房的主要护理措施。护士长带领质控团队每月进行专科护理质量检查并打分。保证护理措施落到实处，持续改进护理质量。

5. 加强麻醉恢复室“身心温暖服务”　低体温是麻醉恢复期常见并发症，对手术患者危害较大，并且导致患者不适和恐惧。恢复室的温度始终控制在 22 ~ 26℃，患者入恢复室后如发生低体温，应立即盖上暖被、肩垫，使用温毯机，操作时尽量避免患者肢体暴露，为患者做好保温；麻醉恢复室收治的主要是全身麻醉手术后患者，手术作为一种应激源，可导致患者产生比较强烈的生理和心理反应，使其易产生恐惧、焦虑和抑郁心理，护士应使用和蔼的态度、亲切的语言给予鼓励的话语，给患者做好暖心的心理护理。告知患者手术顺利，回病房后好好休养、放松心情，有利于术后康复。恢复室护士真诚的“身心温暖服务”让患者始终感受到“优质护理服务”就在身边。

6. 制作带管患者沟通卡片　麻醉恢复期患者在气管导管未拔除前，无法用语言告诉护士种种不适，因护士不能及时领会其意图而加重其恐惧急躁心理，更易产生躁动，不利于患者顺利恢复。我们总结了患者常见的不适和疑问，制作了 10 余张醒目的沟通卡片。如“您觉得憋气吗”“您有痰要咳吗”“您要小便吗”“您觉得伤口疼吗”“嘴里的管子难受吗”等。当患者意识恢复后，护士主动出示沟通卡片，结合语言询问，确定患者的护理需要，采取针对性的护理服务。

7. 简化护理文书书写　修订麻醉恢复室表格，保留必需的填写项目，简化了护理文书书写，与手术室协商制定了麻醉手术中心统一的《手术患者交接记录单》，麻醉恢复室不再另外填写交班记录单。从而节省了护士的时间，使护士有更多时间和精力为患者提供服务。

8. 麻醉恢复室开展优质护理服务注意事项

(1) 要做好人性化护理服务：人性化护理是以尊重患者的生命价值、人格、尊严和个人隐私为核心，为患者营造一个舒适的就医环境，患者在就医全过程中感到方便、舒适和满意的一种护理方法。由于麻醉恢复期时间较短，患者周转快速，故以往的麻醉护理偏重于完成治疗任务，忽视了患者的基础护理。优质护理要求护士提供全面优质的人性化护理服务，对麻醉恢复室护士也提出了更高的要求，护士在做精专科护理的基础上，还要根据患者的需求做细做实各项基础护理，保证基础护理的及时性、有效性和规范化，回归护理本位。抓好基础护理，不仅保障了患者的舒适和卫生，而且对病情的观察、并发症的预防有着重要意义。恢复室护士要高度重视基础护理工作，如患者拔管后的面部清洁、操作时避免暴露患者身体、出恢复室前为患者穿好衣物等，注意抓好护理细节，为患者提供人性化服务。

（2）要结合专科护理特点：麻醉恢复室是一个特殊科室，护理工作有其独有的专科特点。笔者所在医院麻醉恢复室在22年发展中，护理业务由过去单一的监护术后患者，发展为包括麻醉手术后患者恢复、危重症抢救、麻醉药品和物品管理、科室仪器设备管理、科室成本核算与收费、GCP实验药物基地管理等重要而繁杂的工作内容。因此，麻醉恢复室开展“优质护理服务示范工程”不能完全照搬病房的形式，应在充分把握优质护理服务内涵基础上，结合恢复室自身专业的特殊性开展。如应加强患者身份查对、围手术期皮肤护理、恢复期保温护理、疼痛护理、用药输血查对、安全转运护理等特殊护理内容。总之要切实围绕以患者为中心，增强主动服务意识，不断改进工作方法，创新服务理念与手段。最终实现让患者满意、社会满意、政府满意的目标。

三、体位护理

全身麻醉患者术后体位护理常规为6小时内取去枕平卧位，目的主要是为了防止患者未清醒时呕吐引起的吸入性肺炎。但术毕拔除气管导管后患者意识已清醒，去枕平卧位给大部分患者造成了不适，可致血压增高、头颈部疼痛、排尿困难等并发症。患者往往主诉不舒适。

适当的体位对治疗疾病、减轻症状、预防并发症、减轻疲劳、增加患者的舒适度等均有良好的作用。笔者所在医院麻醉恢复室通过循证研究，在无特殊体位需求下实施全身麻醉术后采取头部垫枕并床头抬高15°~30°改良卧位护理，能增加患者舒适度，且能减轻不良反应。

全身麻醉术后患者采用改良体位护理，具有以下优势：①不仅有利于呼吸，更有利于引流管的重力引流；②有利于膈肌的活动及双下肺扩张，有利于气管分泌物的排出和肺扩张。据文献报道，头颈部手术后采取半卧位，可使胸肺顺应性降低7%，肺活量增加10%~15%，膈肌下移后，肺扩张较好，从而气体交换面积增大，有利于通气。同时由于重力作用，还可防止胃内容物经胃、食管括约肌逆流进到咽喉部而引起反流误吸。③从力学角度分析，过长时间处于同一姿势，可产生累积性损伤。术后早期改变体位是阻断这种累积性损伤演变的有效措施。但同时也需注意，早期患者生命体征不稳定，一过性将床头摇得过高，可引起血流动力学变化而致生命体征的波动。

改良体位护理能够在不影响患者生命体征的情况下明显增加患者的舒适度，从而提高患者满意度，达到优质护理服务的目的。研究结果表明，腹部手术全身麻醉患者清醒后采取头部垫枕并抬高头部15°~30°的改良低半卧位不仅对生命体征无影响，而且还降低了术后发生头晕、呕吐、烦躁、肩颈痛等麻醉后不良反应的发生率，有利于增加患者的舒适度，减轻患者的痛苦，促进机体恢复。

四、口干护理

口腔干燥是绝大多数全身麻醉术后患者都会经历的不适感觉。因手术前要求患者12小时禁食、4~6小时禁饮水；而且术后根据不同的麻醉、不同部位的手术，禁食禁水的时间也不等（一般手术4~6小时，胸腹手术2~4天）；加上手术期长时间禁食禁水、手术中失血及手术中应用抑制腺体分泌的药物，患者在术后麻醉恢复期间，不得不忍受口干舌燥带来的不适。全身麻醉术后的患者所经历的口腔干燥、吞咽困难、咽部干燥及嘴唇干裂等是口腔干燥症这种慢性症状的一种类似表现，仅限于手术后这一段时间。对于全身麻醉术后麻醉恢复期的患者，影响术后口干程度的因素包括术前长时间禁食水、抗胆碱药物的应用、麻醉药物的应用、气管插管的机械刺激、术中出入量不平衡等。由于围手术期患者常规需禁食禁水，术前普遍应用抑制腺体分泌的抗胆碱药，并且在气管插管期间，口腔与外界相通，口腔黏膜长时间得不到湿化，使得全身麻醉术后口干症状普遍存在。目前国内也逐渐出现一些循证研究，旨在确定合适的术前禁食水时间，以期改善患者的口干症状，但总体上来看仍普遍缺乏对术后口干不适护理的重视。

有学者所在医院麻醉恢复室经过循证护理，实施了柠檬水喷雾用于缓解恢复期患者口干的护理措施，取得满意效果。柠檬水喷雾的优势如下：①柠檬水中大量食物成分，其各种化学物含量及味觉刺激均优于维生素 C 溶液或白开水；②柠檬水的味觉及嗅觉体验更好，患者用后均有主观愉悦的感觉表达；③用于配置柠檬水的柠檬，更接近于日常食物，从护理心理学角度考虑，让患者能早期接触正常的食物、饮品，可有效引发其主观的愉悦感和认同感，对术后恢复更有信心，从心理上提升其乐观情绪。此外，中医认为，柠檬性微温，味甘酸，具有生津止渴、祛暑的作用。另外，柠檬的主要成分是糖、有机酸（柠檬酸、苹果酸、奎宁酸）、维生素 B、维生素 C、烟酸、钙、磷、铁等。有机酸具有广谱抗菌作用，可以抑制口腔某些有害细菌的生长，起辅助作用；B 族维生素能维持口腔及消化道黏膜的健康，对抗自由基，有助增强机体的免疫力。

柠檬水喷雾剂喷洒于口腔黏膜能够有效缓解患者术后口干症状，且简便易行，提高了护理满意度，适宜在临床进一步推广应用。

五、术后早期疼痛健康教育

患者在麻醉恢复室清醒后，经医生评估意识完全恢复后，即可对患者开展术后急性疼痛健康教育，以缓解疼痛，减少恐惧心理，教会患者正确使用术后镇痛泵，使患者能够配合医疗护理，早日康复。麻醉恢复期健康教育内容如下。

1. 什么是手术后疼痛？　手术后疼痛（postoperative pain），简称术后痛，是手术后即刻发生的急性疼痛（通常持续不超过 7 天），其性质为伤害性疼痛，也是临床最常见和最需紧急处理的急性疼痛。疼痛评估是术后疼痛有效管理的重要环节。

2. 患者术后疼痛常用评估方法

（1）视觉模拟评分法（visual analogue scales，VAS）：一条长 100mm 的标尺，一端标示“无痛”，另一端标示“最剧烈的疼痛”，患者根据疼痛的强度标定相应的位置。

（2）数字等级评定量表（NRS）：用 0～10 数字的刻度标示出不同程度的疼痛强度等级，“0”为无痛，“10”为最剧烈疼痛，“4”以下为轻度痛（疼痛不影响睡眠），“4～7”为中度痛，“7”以上为重度痛（疼痛导致不能睡眠或从睡眠中痛醒）。

（3）Wong－Baker 面部表情量表（wong－baker facespain rating scale）：由 6 张从微笑或幸福至流泪的不同表情的面部象形图组成。这种方法适用于交流困难，如儿童（3～5 岁）、老年人、意识不清或不能用言语准确表达的患者。

3. 什么是患者自控镇痛，会出现哪些并发症？　患者自控镇痛（PCA）是一种新型止痛技术，即术后患者根据自身的疼痛程度自我控制给药时机和剂量。目前临床使用的镇痛泵有两种：一种是一次性镇痛泵，其动力来源为弹性硅胶储囊，无须任何电源及附加设备；一种是电子泵，储药袋是一次性的，由电池作动力。镇痛泵内的药物包括麻醉性止痛药、止吐药、镇静药等。

术后镇痛常见的并发症主要包括镇静过度、呼吸抑制、恶心、呕吐、皮肤瘙痒、腹胀、便秘、尿潴留等，主要由应用阿片类药物所致。

4. 患者自控镇痛自我护理方法

（1）静脉镇痛要保持输液三通接头通畅，保持镇痛泵开关处于开放状态。

（2）感觉疼痛难忍时可按压自控按键，但两次给药间隔时间为 8 分钟。

（3）注意固定好镇痛泵，用夹子夹在床单或枕头上，避免脱落摔地。

（4）如患者出现恶心、呕吐、皮肤瘙痒或排尿困难等并发症，可能是麻醉药物的作用，可请麻醉医生访视处理。

（迟向荣）

第二章

循环系统疾病护理

第一节　心力衰竭护理

在致病因素作用下，心功能必将受到不同程度的影响，即为心功能不全（heart insufficiency）。在疾病的早期，机体能够通过心脏本身的代偿机制以及心外的代偿措施，可使机体的生命活动处于相对恒定状态，患者无明显的临床症状和体征，此为心功能不全的代偿阶段。心力衰竭（heart failure），简称心衰，又称充血性心力衰竭，一般是指心功能不全的晚期，属于失代偿阶段，是指在多种致病因素作用下，心脏泵功能发生异常变化，导致心排血量绝对减少或相对不足，以致不能满足机体组织细胞代谢需要，患者有明显的临床症状和体征的病理过程。常见心力衰竭分类见图 2－1。

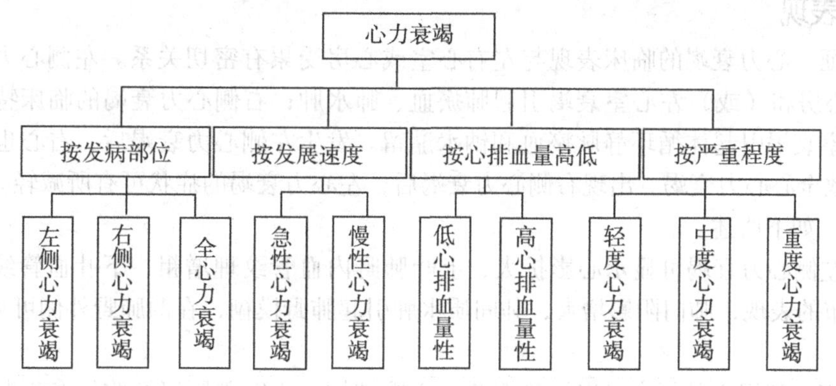

图 2－1　心力衰竭的分类

近年来，很多学者将心力衰竭按危险因素和终末等级进行了分类，并指出新的治疗方式可以改善患者的生活质量。

A 和 B 阶段指患者缺乏心力衰竭早期征象或症状，但存在有风险因素或心脏的异常，这些可能包括心脏形态和结构上的改变。

C 阶段指患者目前或既往有过心力衰竭的症状，如气短等。

D 阶段指患者目前有难治性心力衰竭，并适于进行特殊的进阶治疗，包括心脏移植。

一、病因与发病机制

（一）病因

1. 基本病因　心力衰竭的关键环节是心排血量的绝对减少或相对不足，而心排血量的多少与心肌收缩性的强弱、前负荷和后负荷的高低以及心率的快慢密切相关。因此，凡是能够减弱心肌收缩性、使心脏负荷过度和引起心率显著加快的因素均可导致心力衰竭的发生。

2. 诱因　如下所述。

（1）感染：呼吸道感染为最多，其次是风湿热。女性患者中泌尿道感染亦常见。亚急性感染性心内膜炎也常诱发心力衰竭。

（2）过重的体力劳动或情绪激动。

（3）钠盐摄入过多。

（4）心律失常：尤其是快速性心律失常，如阵发性心动过速、心房颤动等。

（5）妊娠分娩。

（6）输液（特别是含钠盐的液体）或输血过快或过量。

（7）洋地黄过量或不足。

（8）药物作用：如利舍平类、胍乙啶、维拉帕米、奎尼丁、肾上腺皮质激素等。

（9）其他：出血和贫血、肺栓塞、室壁膨胀瘤、心肌收缩不协调，乳头肌功能不全等。

（二）发病机制

心脏有规律的协调的收缩与舒张是保障心排血量的重要前提，其中收缩性是决定心排血量的最关键因素，也是血液循环动力的来源。因此，心力衰竭发病的中心环节，主要是收缩性减弱，但也可见于舒张功能障碍，或二者兼而有之。心肌收缩性减弱的基本机制包括：①心肌结构破坏，导致收缩蛋白和调节蛋白减少。②心肌能量代谢障碍。③心肌兴奋－收缩偶联障碍。④肥大心肌的不平衡生长。

二、临床表现与诊断

（一）临床表现

1. 症状和体征　心力衰竭的临床表现与左右心室或心房受累有密切关系。左侧心力衰竭的临床特点主要是由于左心房和（或）左心室衰竭引起肺瘀血、肺水肿；右侧心力衰竭的临床特点是由于右心房和（或）右心室衰竭引起体循环静脉瘀血和钠水潴留。发生左侧心力衰竭后，右心也常相继发生功能损害，最终导致全心心力衰竭。出现右侧心力衰竭后，左心力衰竭的症状可有所减轻。

2. 辅助检查　如下所述。

（1）X线：左侧心力衰竭可显示心影扩大，上叶肺野内血管纹理增粗，下叶血管纹理细，有肺静脉内血液重新分布的表现，肺门阴影增大，肺间质水肿引起肺野模糊，在两肺野外侧可见水平位的Kerley B线。

（2）心脏超声：利用心脏超声可以评价瓣膜、心腔结构、心室肥厚以及收缩和舒张功能等心脏完整功能参数。其对心室容积的测定、收缩功能和局部室壁运动异常的检出结果可靠。可检测射血分数，心脏舒张功能。

（3）血流动力学监测：除二尖瓣狭窄外，肺毛细血管楔嵌压的测定能间接反应左房压或左室充盈压，肺毛细血管楔嵌压的平均压，正常值为＜1.6kPa（12mmHg）。

（4）心脏核素检查：心血池核素扫描为评价左和右室整体收缩功能以及心肌灌注提供了简单方法。利用核素技术可以评价左室舒张充盈早期相。

（5）吸氧运动试验：运动耐量有助于评价其病情的严重性并监测其进展。运动时最大氧摄入量和无氧代谢阈（AT）。

（二）诊断

1. 急性心力衰竭（AHF）　AHF的诊断主要依靠症状和体征，辅以适当的检查，如心电图、胸部X线、生化标志物和超声心动图。

2. 慢性心力衰竭　如下所述。

（1）收缩性心力衰竭（SHF）：多指左侧心力衰竭，主要判定标准为心力衰竭的症状、左心腔增大、左心室收缩末容量增加和左室射血分数（LVEF）≤40%。近年研究发现BNP在心力衰竭诊断中具有较高的临床价值，其诊断心力衰竭的敏感性为94%，特异性为95%，为心力衰竭的现代诊断提供重要的方法。

（2）舒张性心力衰竭（DHF）：是指以心肌松弛性、顺应性下降为特征的慢性充血性心力衰竭，往往发生于收缩性心力衰竭前，约占心力衰竭总数的1/3，欧洲心脏病协会于1998年制定了原发性DHF的诊断标准，即必须具有以下3点：①有充血性心力衰竭的症状和体征。②LVEF≥45%。③有左心室松弛、充盈、舒张期扩张度降低或僵硬度异常的证据。这个诊断原则在临床上往往难以做到，因此Zile等经过研究认为只要患者满足以下2项就可以诊断为DHF：①有心力衰竭的症状和体征。②LVEF＞50%。

三、治疗原则

（一）急性心力衰竭

治疗即刻目标是改善症状和稳定血流动力学状态。

（二）慢性心力衰竭

慢性心力衰竭治疗原则：去除病因；减轻心脏负荷；增强心肌收缩力；改善心脏舒张功能；支持疗法与对症处理。治疗目的：纠正血流动力学异常，缓解症状；提高运动耐量，改善生活质量；防治心肌损害进一步加重；降低病死率。

1. 防治病因及诱因　如能应用药物和手术治疗基本病因，则心力衰竭可获改善。如高血压心脏病的降压治疗，心脏瓣膜病及先天性心脏病的外科手术矫治等。避免或控制心力衰竭的诱发因素，如感染，心律失常，操劳过度及甲状腺功能亢进纠正甲状腺功能。

2. 休息　限制其体力活动，以保证有充足的睡眠和休息。较严重的心力衰竭者应卧床休息。

3. 控制钠盐摄入　减少钠盐的摄入，可减少体内水潴留，减轻心脏的前负荷，是治疗心力衰竭的重要措施。在大量利尿的患者，可不必严格限制食盐。

4. 利尿药的应用　可作为基础用药。控制心力衰竭体液潴留的唯一可靠方法。应该用于所有伴有体液潴留的、有症状的心力衰竭患者。但对远期存活率、死亡率的影响尚无大宗试验验证；多与一种ACEI类或β受体阻滞药合用。旨在减轻症状和体液潴留的表现。

5. 血管扩张药的应用　是通过减轻前负荷和（或）后负荷来改善心脏功能。应用小动脉扩张药如肼屈嗪等，可以降低动脉压力，减少左心室射血阻力，增加心排血量。

6. 洋地黄类药物的应用　洋地黄可致心肌收缩力加强，可直接或间接通过兴奋迷走神经减慢房室传导。能改善血流动力学，提高左室射血分数，提高运动耐量，缓解症状；降低交感神经及肾素-血管紧张素-醛固酮（R-A-A）活性，增加压力感受器敏感性。地高辛为迄今唯一被证明既能改善症状又不增加死亡危险的强心药，地高辛对病死率呈中性作用。

7. 非洋地黄类正性肌力药物　虽有短期改善心力衰竭症状作用，但对远期病死率并无有益的作用。研究结果表明不但不能使长期病死率下降，其与安慰剂相比反而有较高的病死率。

8. 血管紧张素转换酶抑制药（ACEI类）　其作为神经内分泌拮抗药之一已广泛用于临床。可改善血流动力学，直接扩张血管；降低肾素、血管紧张素Ⅱ（AngⅡ）及醛固酮水平，间接抑制交感神经活性；纠正低血钾、低血镁，降低室性心律失常危险，减少心脏猝死（SCD）。

9. β受体阻滞药　其作为神经内分泌阻断药的治疗地位日显重要。21世纪慢性心力衰竭的主要药物是β受体阻滞药。可拮抗交感神经及R-A-A活性，阻断神经内分泌激活；减缓心肌增生、肥厚及过度氧化，延缓心肌坏死与凋亡；上调β_1受体密度，介导信号传递至心肌细胞；通过减缓心率而提高心肌收缩力；改善心肌松弛，增强心室充盈；提高心电稳定性，降低室性心律失常及猝死率。

四、常见护理问题

（一）有急性左侧心力衰竭发作的可能

1. 相关因素　左心房和（或）左心室衰竭引起肺瘀血、肺水肿。

2. 临床表现　突发呼吸困难，尤其是夜间阵发性呼吸困难明显，患者不能平卧，只能端坐呼吸。

呼吸急促、频繁，可达30～40/min，同时患者有窒息感，面色灰白、口唇发绀、烦躁不安、大汗淋漓、皮肤湿冷、咳嗽，咳出浆液性泡沫痰，严重时咳出大量红色泡沫痰，甚至出现呼吸抑制、窒息、神志障碍、休克、猝死等。

3. 护理措施　急性左侧心力衰竭发生后的急救口诀：坐位下垂降前荷，酒精高氧吗啡静，利尿扩管两并用，强心解痉激素添。

（二）心排血量下降

1. 相关因素　与心肌收缩力降低、心脏前后负荷的改变、缺氧有关。

2. 临床表现　左、右侧心力衰竭常见的症状和体征均可出现。

3. 护理措施　如下所述。

（1）遵医嘱给予强心、利尿、扩血管药物，注意药效和观察不良反应以及毒性反应。

（2）保持最佳体液平衡状态：遵医嘱补液，密切观察效果；限制液体和钠的摄入量；根据病情控制输液速度，一般每分钟20～30滴。

（3）根据病情选择适当的体位。

（4）根据患者缺氧程度予（适当）氧气吸入。

（5）保持患者身体和心理上得到良好的休息：限制活动减少氧耗量；为患者提供安静舒适的环境，限制探视。

（6）必要时每日测体重，记录24h尿量。

（三）气体交换受损

1. 相关因素　与肺循环瘀血，肺部感染，及不能有效排痰与咳嗽相关。

2. 临床表现　如下所述。

（1）劳力性呼吸困难、端坐呼吸、发绀（是指毛细血管血液内还原血红蛋白浓度超过50g/L，是指皮肤、黏膜出现青紫的颜色，以口唇、舌、口腔黏膜、鼻尖、颊部、耳垂和指、趾末端最为明显）。

（2）咳嗽、咳痰、咯血。

（3）呼吸频率、深度异常。

3. 护理措施　如下所述。

（1）休息：为患者提供安静、舒适的环境，保持病房空气新鲜，定时通风换气。

（2）体位：协助患者取有利于呼吸的卧位，如高枕卧位、半坐卧位、端坐卧位。

（3）根据患者缺氧程度给予（适当）氧气吸入。

（4）咳嗽与排痰方法：协助患者翻身、拍背，利于痰液排出，保持呼吸道通畅。

（5）教会患者正确咳嗽、深呼吸与排痰方法：屏气3～5s，用力地将痰咳出来，连续2次短而有力地咳嗽。

1）深呼吸：首先，患者应舒服地斜靠在躺椅或床上，两个膝盖微微弯曲，垫几个枕头在头和肩部后作为支撑，这样的深呼吸练习，也可以让患者坐在椅子上，以患者的手臂做支撑。其次，护理者将双手展开抵住患者最下面的肋骨，轻轻地挤压，挤压的同时，要求患者尽可能地用力呼吸，使肋骨突起，来对抗护理者手的挤压力。

2）年龄较大的心力衰竭患者排痰姿势。年龄较大、排痰困难的心力衰竭患者，俯卧向下的姿势可能不适合他们，因为这样可能会压迫横膈膜，使得呼吸发生困难。可采取把枕头垫得很高，患者身体侧过来倚靠在枕头上，呈半躺半卧的姿势，这样将有助于患者排痰。

（6）病情允许时，鼓励患者下床活动，以增加肺活量。

（7）呼吸状况监测：呼吸频率、深度改变，有无呼吸困难、发绀。血气分析、血氧饱和度改变。

（8）使用血管扩张药的护理。

（9）向患者或家属解释预防肺部感染方法：如避免受凉、避免潮湿、戒烟等。

（四）体液过多

1. 相关因素　与静脉系统瘀血致毛细血管压增高，R－A－A系统活性和血管加压素水平，升高使水、钠潴留，饮食不当相关。

2. 临床表现　如下所述。

（1）水肿：表现为下垂部位如双下肢水肿，为凹陷性，起床活动者以足、踝内侧和胫前部较明显。仰卧者则表现为骶部、腰背部、腿部水肿，严重者可发展为全身水肿，皮肤绷紧而光亮。

（2）胸腔积液：全心心力衰竭者多数存在，右侧多见，主要与体静脉压增高及胸膜毛细血管通透性增加有关。

（3）腹腔积液：多发生在心力衰竭晚期，常并发心源性肝硬化，由于腹腔内体静脉压及门静脉压增高引起。

（4）尿量减少，体重增加。

（5）精神差，乏力，焦虑不安。

（6）呼吸短促，端坐呼吸。

3. 护理措施　如下所述。

（1）水肿程度的评估：每日称体重，一般在清晨起床后排空大小便而未进食前穿同样的衣服、用同样的磅秤测量。如 1 ~ 2d 内体重快速增加，应考虑是否有水潴留，可增加利尿药的用量，应用利尿药后尿量明显增加，水肿消退。体重下降至正常时，体重又称干体重。同时为患者记出入水量。在急性期出量大于入量，出入量的基本平衡，有利于防止或控制心力衰竭。出量为每日全部尿量、大便量、引流量，同时加入呼吸及皮肤蒸发量 600 ~ 800mL。入量为饮食、饮水量、水果、输液等，每日总入量为 1 500 ~ 2 000mL。

（2）体位：尽量抬高水肿的双下肢，以利于下肢静脉回流，减轻水肿的程度。

（3）饮食护理：予低盐、高蛋白饮食，少食多餐。按病情限制钠盐及水分摄入，重度水肿盐摄入量为 1g/d、中度水肿 3g/d、轻度水肿 5g/d；还要控制含钠高的食物摄入，如腊制品、发酵的点心、味精、酱油、皮蛋、方便面、啤酒、汽水等。每日的饮水量通常一半量在用餐时摄取，另一半量在两餐之间摄入，必要时可给患者行口腔护理，以减轻口渴感。

（4）用药护理：应用强心苷和利尿药期间，监测水、电解质平衡情况，及时补钾。控制输液量和速度。

（5）保持皮肤清洁干燥，保持衣着宽松舒适，床单、衣服干净平整。观察患者皮肤水肿消退情况，定时更换体位，避免水肿部位长时间受压，避免在水肿明显的下肢行静脉输液，防止皮肤破损和压疮形成。

（五）活动无耐力

1. 相关因素　与心排血量减少，组织缺血、缺氧及胃肠道瘀血引起食欲缺乏、进食减少有关。

2. 临床表现　如下所述。

（1）生活不能自理。

（2）活动持续时间短。

（3）主诉疲乏、无力。

3. 护理措施　如下所述。

（1）评估心功能状态。

（2）设计活动目标与计划，以调节其心理状况，促进活动的动机和兴趣。让患者了解活动无耐力原因及限制活动的必要性，根据心功能决定活动量。

（3）循序渐进为原则，逐渐增加患者的活动量，避免使心脏负荷突然增加。①抬高床头 45° ~ 60°，使患者半卧位。②坐起 10 ~ 15min/rid。③病室内行走。④病区走廊内进行短距离的扶走，然后逐渐增加距离。

（4）注意监测活动时患者心率、呼吸、面色、发现异常立即停止活动。

（5）在患者活动量允许范围内，让患者尽可能自理，为患者自理活动提供方便条件。①将患者的常用物品放置在患者容易拿到的地方。②及时巡视病房，询问患者有无生活需要，及时满足其需求。③教会患者使用节力技巧。

（6）教会患者使用环境中的辅助设施，如床栏，病区走廊内、厕所内的扶手等，以增加患者的活动耐力。

（7）根据病情和活动耐力限制探视人次和时间。

（8）间断或持续鼻导管吸氧，氧流量 2 ~ 3L/min，严重缺氧时 4 ~ 6L/min 为宜。

（六）潜在并发症：电解质紊乱

1. 相关因素　如下所述。

（1）全身血流动力学、肾功能及体内内分泌的改变。

（2）交感神经张力增高与 R – A – A 系统活性增高的代偿机制对电解质的影响。

（3）心力衰竭使 $Na^+ - K^+$ – ATP 酶受抑制，使离子交换发生异常改变。

（4）药物治疗可影响电解质：①袢利尿药及噻嗪类利尿药可导致低钾血症、低钠血症和低镁血症。②保钾利尿药如螺内酯可导致高钾血症。③血管紧张素转换酶抑制药（ACEI）可引起高钾血症，尤其肾功能不全的患者。

2. 临床表现　如下所述。

（1）低钾血症：轻度乏力至严重的麻痹性肠梗阻、肌肉麻痹、心电图的改变（T 波低平、U 波）、心律失常，并增加地高辛的致心律失常作用。

（2）低钠血症：轻度缺钠的患者可有疲乏、无力、头晕等症状，严重者可出现休克、昏迷，甚至死亡。

（3）低镁血症：恶心，呕吐，乏力，头晕，震颤，痉挛，麻痹，严重低镁可导致房性或室性心律失常。

（4）高钾血症：乏力及心律失常。高钾血症会引起致死性心律失常，出现以下 ECG 改变：T 波高尖；P – R 间期延长；QRS 波增宽。

3. 护理措施　如下所述。

（1）密切监测患者的电解质，及时了解患者的电解质变化，尤其是血钾、血钠和血镁。

（2）在服用利尿药、ACEI 等药物期间，密切观察患者的尿量和生命体征变化，观察患者有无因电解质紊乱引起的胃肠道反应、神志变化、心电图改变。

（3）一旦出现电解质紊乱，应立即报告医生，给予相应的处理

1）低钾血症：停用排钾利尿药及洋地黄制剂；补充钾剂，通常应用 10% 枸橼酸钾口服与氯化钾静脉应用均可有效吸收。传统观念认为严重低钾者可静脉补钾，静脉滴注浓度不宜超过 40mmol/L，速度最大为 20mmol/h（1.5g/h），严禁用氯化钾溶液直接静脉推注。但新的观点认为在做好患者生命体征监护的情况下，高浓度补钾也是安全的。

高浓度静脉补钾有如下优点：能快速、有效地提高血钾的水平，防止低钾引起的心肌应激性及血管张力的影响；高浓度静脉补钾避免了传统的需输注大量液体，从而减轻了心脏负荷，尤其适合于心力衰竭等低钾血症患者。

高浓度补钾时的护理：①高浓度静脉补钾必须在严密的监测血清钾水平的情况下和心电监护下进行，需每 1 ~ 2h 监测 1 次血气分析，了解血清钾水平并根据血钾提高的程度来调整补钾速度，一般心力衰竭患者血钾要求控制在 4.0mmol/L 以上，>45mmol/L 需停止补钾。②严格控制补钾速度，最好用微泵调节，速度控制在 20mmol/h 以内，补钾的通道严禁推注其他药物，避免因瞬间通过心脏的血钾浓度过高而致心律失常。③高浓度静脉补钾应在中心静脉管道内输注，严禁在外周血管注射，因易刺激血管的血管壁引起剧痛或静脉炎。④补钾期间应监测尿量 >30mL/h，若尿量不足可结合中心静脉压（CVP）判断血容量，如为血容量不足应及时扩容使尿量恢复。⑤严密观察心电图改变，了解血钾情况，如 T 波低平，ST 段压低，出现 U 波，提示低钾可能，反之 T 波高耸则表示有高钾血症的可能。⑥补钾的同时也应补镁，因为细胞内缺钾的同时多数也缺镁，且缺镁也易诱发心律失常，甚至有人认为即使血镁正常也应适当补镁，建议监测血钾的同时也监测血镁的情况。

2）低钠血症：稀释性低钠血症患者对利尿药的反应很差，血浆渗透压低，因此选用渗透性利尿药

甘露醇利尿效果要优于其他利尿药，联合应用强心药和袢利尿药。甘露醇 100～250mL 需缓慢静脉滴注，一般控制在 2～3h 内静脉滴注，并在输注到一半时应用强心药（毛花苷 C），10～20min 后根据患者情况静脉注射呋塞米 100～200mg。

真性低钠血症利尿药的效果很差。应当采用联合应用大剂量袢利尿药和输注小剂量高渗盐水的治疗方法。补钠的量可以参照补钠公式计算。

补钠量（g）＝（142mmol/L－实测血清钠）×0.55×体重（kg）/17

根据临床情况，一般第 1d 输入补充钠盐量的 1/4～1/3，根据患者的耐受程度及血清钠的水平决定下次补盐量。具体方案 1.4%～3.0% 的高渗盐水 150mL，30min 内快速输入，如果尿量增多，应注意静脉给予 10% KCl 20～40mL/d，以预防低钾血症。入液量为 1 000mL，每天测定患者体重、24h 尿量、血电解质和尿的实验室指标。严密观察心肺功能等病情变化，以调节剂量和滴速，一般以分次补给为宜。

3）低镁血症：有症状的低镁血症：口服 2～4mmol/kg 体重，每 8～24h 服 1 次。补镁的过程中应注意不要太快，如过快会超过肾阈值，导致镁从尿液排出。无症状者亦应口服补充。不能口服时，也可用 50% 硫酸镁 20mL 溶于 50% 葡萄糖 1 000mL 静脉滴注，缓慢滴注。通常需连续应用 3～5d 才能纠正低镁血症。

4）高钾血症：出现高钾血症时，应立即停用保钾利尿药，纠正酸中毒；静注葡萄糖酸钙剂对抗高钾对心肌传导的作用，这种作用是快速而短暂的，一般数分钟起作用，但只维持不足 1h。如 ECG 改变持续存在，5min 后再次应用。为了增加钾向细胞内的转移，应用胰岛素 10U 加入 50% 葡萄糖 50mL 静脉滴注可在 10～20min 内降低血钾，此作用可持续 4～6h；应用袢利尿药以增加钾的肾排出；肾功能不全的严重高血钾（＞7mmol/L）患者应当立即给予透析治疗。

（七）潜在的并发症：洋地黄中毒

1. 相关因素　与洋地黄类药物使用过量、低血钾等因素有关。

2. 临床表现　如下所述。

（1）胃肠道反应：一般较轻，常见食欲缺乏、恶心、呕吐、腹泻、腹痛。

（2）心律失常：服用洋地黄过程中，心律突然转变，是诊断洋地黄中毒的重要依据。如心率突然显著减慢或加速，由不规则转为规则，或由规则转为有特殊规律的不规则。洋地黄中毒的特征性心律失常有：多源性室性期前收缩呈二联律，特别是发生在心房颤动基础上；心房颤动伴完全性房室传导阻滞与房室结性心律；心房颤动伴加速的交接性自主心律呈干扰性房室分离；心房颤动频发交界性逸搏或短阵交界性心律；室上性心动过速伴房室传导阻滞；双向性交界性或室性心动过速和双重性心动过速。洋地黄引起的不同程度的窦房和房室传导阻滞也颇常见。应用洋地黄过程中出现室上性心动过速伴房室传导阻滞是洋地黄中毒的特征性表现。

（3）神经系统表现：可有头痛、失眠、忧郁、眩晕，甚至神志错乱。

（4）视觉改变：可出现黄视或绿视以及复视。

（5）血清地高辛浓度＞2.0ng/mL。

3. 护理措施　如下所述。

（1）遵医嘱正确给予洋地黄类药物。

（2）熟悉洋地黄药物使用的适应证、禁忌证和中毒反应，若用药前心率＜60/min，禁止给药。

用药适应证：心功能Ⅱ级以上各种心力衰竭，除非有禁忌证，心功能Ⅲ、Ⅳ级收缩性心力衰竭，窦性心律的心力衰竭。

用药禁忌证：预激综合征并心房颤动，二度或三度房室传导阻滞，病态窦房结综合征无起搏器保护者，低血钾。

洋地黄中毒敏感人群：老年人；急性心肌梗死心肌炎、肺心病、重度心力衰竭；肝、肾功能不全；低钾血症、贫血、甲状腺功能减退症。

使地高辛浓度升高的药物：奎尼丁、胺碘酮、维拉帕米。

（3）了解静脉使用毛花苷 C 的注意事项：需稀释后才能使用，成人静脉注射毛花苷 C 洋地黄化负荷剂量为0.8mg，首次给药0.2mg或0.4mg稀释后静脉推注，每隔2~4h可追加0.2mg，24h内总剂量不宜超过0.8~1.2mg。对于易于发生洋地黄中毒者及24h内用过洋地黄类药物者应根据情况酌情减量或减半量给药。推注时间一般15~20min，推注过程中密切观察患者心律和心率的变化，一旦心律出现房室传导阻滞、长间歇，心率<60/min，均应立即停止给药，并通知医生。

（4）注意观察患者有无洋地黄中毒反应的发生。

（5）一旦发生洋地黄中毒，及时处理洋地黄制剂的毒性反应：①临床中毒患者立即停药，同时停用排钾性利尿药，重者内服不久时立即用温水、浓茶或1：2 000高锰酸钾溶液洗胃，用硫酸镁导泻。②内服通用解毒药或鞣酸蛋白3~5g。③发生少量期前收缩或短阵二联律时可口服10%氯化钾液10~20mL，每日3~4次，片剂有发生小肠炎、出血或肠梗阻的可能，故不宜用。如中毒较重，出现频发的异位搏动，伴心动过速、室性心律失常时，可静脉滴注氯化钾，注意用钾安全。④如有重度房室传导阻滞、窦性心动过缓、窦房阻滞、窦性停搏、心室率缓慢的心房颤动及交界性逸搏心律等，根据病情轻重酌情采用硫酸阿托品静脉滴注、静脉注射或皮下注射。⑤当出现洋地黄引起的各种快速心律失常时如伴有房室传导阻滞的房性心动过速和室性期前收缩等患者，苯妥英钠可称为安全有效的良好药物，可用250mg稀释于20mL的注射用水或生理盐水中（因为强碱性，不宜用葡萄糖液稀释），于5~15min内注射完，待转为窦性心律后，用口服法维持，每次0.1g，每日3~4次。⑥出现急性快速型室性心律失常，如频发室性期前收缩、室性心动过速、心室扑动及心室颤动等，可用利多卡因50~100mg溶于10%葡萄糖溶液20mL，在5min内缓慢静脉注入，若无效可取低限剂量重复数次，间隔20min，总量不超过300mg，心律失常控制后，继以1~3mg/min静脉滴注维持。

除上述方法外，电起搏对洋地黄中毒诱发的室上性心动过速和引起的完全性房室传导阻滞且伴有阿-斯综合征者是有效而适宜的方法。前者利用人工心脏起搏器发出的电脉冲频率，超过或接近心脏的异位频率，通过超速抑制而控制异位心律；后者是采用按需型人工心脏起搏器进行暂时性右室起搏。为避免起搏电极刺激诱发严重心律失常，应同时合用苯妥英钠或利多卡因。

（八）焦虑

1. 相关因素　与疾病的影响、对治疗及预后缺乏信心、对死亡的恐惧有关。

2. 临床表现　精神萎靡、消沉、失望；容易激动；夜间难以入睡；治疗、护理欠合作。

3. 护理措施　如下所述。

（1）患者出现呼吸困难、胸闷等不适时，守候患者身旁，给患者以安全感。

（2）耐心解答患者提出的问题，给予健康指导。

（3）与患者和家属建立融洽关系，避免精神应激，护理操作要细致、耐心。

（4）尽量减少外界压力刺激，创造轻松和谐的气氛。

（5）提供有关治疗信息，介绍治疗成功的病例，注意正面效果，使患者树立信心。

（6）必要时寻找合适的支持系统，如单位领导和家属对患者进行安慰和关心。

五、健康教育

（一）心理指导

急性心力衰竭发作时，患者因不适而烦躁。护士要以亲切语言安慰患者，告知患者尽量做缓慢深呼吸，采取放松疗法，稳定情绪，配合治疗及护理，才能很快缓解症状。长期反复发病患者，需保持情绪稳定，避免焦虑、抑郁、紧张及过度兴奋，以免诱发心力衰竭。

（二）饮食指导

（1）提供令人愉快、舒畅的进餐环境，避免进餐时间进行治疗。饮食宜少食多餐、不宜过饱，在食欲最佳的时间进食，宜进食易消化、营养丰富的食物。控制钠盐的摄入，每日摄入食盐5g以下。对使用利尿药患者，由于在使用利尿药的同时，常伴有体内电解质的排出，容易出现低血钾、低血钠等电解质紊乱，并容易诱发心律失常、洋地黄中毒等，可指导患者多食香蕉、菠菜、苹果、橙子等含钾高的食物。

（2）适当控制主食和含糖零食，多吃粗粮、杂粮，如玉米、小米、荞麦等；禽肉、鱼类，以及核桃仁、花生、葵花子等坚果类含不饱和脂肪酸较多，可多用；多食蔬菜和水果，不限量，尤其是超体重者，更应多选用带色蔬菜，如菠菜、油菜、番茄、茄子和带酸味的新鲜水果，如苹果、橘子、山楂，提倡吃新鲜蔬菜；多用豆油、花生油、菜油及香油等植物油；蛋白质按2g/kg供给，蛋白尽量多用黄豆及其制品，如豆腐、豆干、百叶等，其他如绿豆、赤豆。

（3）禁忌食物：限制精制糖，包括蔗糖、果糖、蜂蜜等单糖类；最好忌烟酒，忌刺激性食物及调味品，忌油煎、油炸等烹调方法；少用猪油、黄油等动物油烹调；禁用动物脂肪高的食物，如猪肉、牛肉、羊肉及含胆固醇高的动物内脏、动物脂肪、蛋黄等；食盐不宜多用，每天2~4g；含钠味精也应适量限用。

（三）作息指导

减少干扰，为患者提供休息的环境，保证睡眠时间。有呼吸困难者，协助患者采取适当的体位。教会患者放松疗法如局部按摩、缓慢有节奏的呼吸或深呼吸等。根据不同的心功能采取不同的活动量。在患者活动耐力许可范围内，鼓励患者尽可能生活自理。教会患者保存体力，减少氧耗的技巧，在较长时间活动中穿插休息，日常用品放在易取放位置。部分自理活动可坐着进行，如刷牙、洗脸等。心力衰竭症状改善后增加活动量时，首先是增加活动时间和频率，然后才考虑增加运动强度。运动方式可采取半坐卧、坐起、床边摆动肢体、床边站立、室内活动、短距离步行。

（四）出院指导

（1）避免诱发因素，气候转凉时及时添加衣服，预防感冒。

（2）合理休息，体力劳动不要过重，适当的体育锻炼以提高活动耐力。

（3）进食富含维生素、粗纤维食物，保持大便通畅。少量多餐，避免过饱。

（4）强调正确按医嘱服药，不随意减药或撤换药的重要性。

（5）定期门诊随访，防止病情发展。

（朱红玲）

第二节 高血压护理

高血压是一种以动脉压升高为主要特征，同时伴有心、脑、肾、血管等靶器官功能性或器质性损害以及代谢改变的全身性疾病。我国目前采用的高血压诊断标准是《2005年中国高血压诊治指南》，是在未用抗高血压药情况下，收缩压≥140mmHg和（或）舒张压≥90mmHg，按血压水平将高血压分为3级。收缩压≥140mmHg和舒张压＜90mmHg单列为单纯性收缩期高血压。患者既往有高血压史，目前正在用抗高血压药，血压虽然低于140/90mmHg，亦应该诊断为高血压见表2-1。

表2-1 高血压诊断标准

类别	收缩压（mmHg）	舒张压（mmHg）
正常血压	<120	<80
正常高值	120~139	80~89
高血压	≥140	≥90
1级高血压（轻度）	140~159	90~99
2级高血压（中度）	160~179	100~109
3级高血压（重度）	≥180	≥110
单纯收缩期高血压	≥140	<90

注：若患者的收缩压与舒张压分属不同的级别时，则以较高的分级为准。单纯收缩期高血压也可按照收缩压水平分为1、2、3级。

临床上高血压见于两类疾病，第一类为原发性高血压，又称高血压病，是一种以血压升高为主要临床表现而病因尚不明确的独立疾病（占所有高血压病患者的90%以上）。第二类为继发性高血压，又称症状性高血压，在这类疾病中病因明确，高血压是该种疾病的临床表现之一，血压可暂时性或持续性升高，如继发于急慢性肾小球肾炎、肾动脉狭窄等肾疾病之后的肾性高血压；继发于嗜络细胞瘤等内分泌疾病之后的内分泌性高血压；继发于脑瘤等疾病之后的神经源性高血压等。下面主要介绍原发性高血压。

一、病因和发病机制

（一）病因

高血压的病因尚未完全明了，可能与下列因素有关。

（1）遗传因素：调查表明，60%左右的高血压病患者均有家族史，但遗传的方式未明。某些学者认为属单基因常染色体显性遗传，但也有学者认为属多基因遗传。

（2）环境因素：包括饮食习惯（如饮食中热能过高以至肥胖或超重，高盐饮食等）、职业、噪声、吸烟、气候改变、微量元素摄入不足和水质硬度等。

（3）神经精神因素：缺少运动或体力活动，精神紧张或情绪创伤与本病的发生有一定的关系。

（二）发病机制

有关高血压的发病原理的学说较多，包括精神神经源学说、内分泌学说、肾源学说、遗传学说以及钠盐摄入过多学说等。各种学说各有其根据，综合起来认为高级神经中枢功能失调在发病中占主导地位，体液、内分泌因素、肾脏以及钠盐摄入过多也参与本病的发病过程。

外界环境的不良刺激以及某些不利的内在因素，引起剧烈、反复、长时间的精神紧张和情绪波动，导致大脑皮质功能障碍和下丘脑神经内分泌中枢功能失调。由此可通过下列几条途径促使周围小动脉痉挛，进而形成高血压：①皮质下血管舒缩中枢形成了以血管收缩神经冲动占优势的兴奋灶，引起细小动脉痉挛，外周血管阻力增加，血压增高。②大脑皮质功能失调可引起神经垂体释放更多的血管升压素，后者可直接引起小动脉痉挛，也可通过肾素－醛固酮系统，引起钠潴留，进一步促使小动脉痉挛。③大脑皮质功能失调也可引起垂体前叶促肾上腺皮质激素（ACTH）和肾上腺皮质激素分泌增加，促使钠潴留。④大脑皮质功能失调还可引起肾上腺髓质激素分泌增多，后者可直接引起小动脉痉挛，也可通过增加心排血量进一步加重高血压。

二、临床表现

（一）一般表现

大多数的高血压患者在血压升高早期仅有轻微的自觉症状，如头痛、头晕、失眠、耳鸣、烦躁、工作和学习精力不易集中，容易出现疲劳等。

（二）并发症

疼痛或出现颈背部肌肉酸痛紧张感。血压持久升高可导致心、脑、肾、血管等靶器官受损的表现。当出现心慌、气促、胸闷、心前区疼痛时表明心脏已受累；出现尿频、多尿、尿液清淡时表明肾脏受累；如果高血压患者突然出现神志不清、呼吸深沉不规则、大小便失禁等提示可能发生脑出血；如果是逐渐出现一侧肢体活动不利、麻木甚至麻痹应当怀疑是否有脑血栓的形成。

（三）高血压危险度分层

（1）低危组：男性年龄<55岁、女性年龄<65岁，高血压1级、无其他危险因素者，属低危组。典型情况下，10年随访中患者发生主要心血管事件的危险<15%。

（2）中危组：高血压2级或1～2级同时有1～2个危险因素，患者应否给予药物治疗，开始药物治疗前应经多长时间的观察，医生需予十分缜密的判断。典型情况下，该组患者随后10年内发生主要心血管事件的危险15%～20%，若患者属高血压1级，兼有一种危险因素，10年内发生心血管事件危险约15%。

（3）高危组：高血压水平属1级或2级，兼有3种或更多危险因素、兼患糖尿病或靶器官损害或高血压水平属3级但无其他危险因素患者属高危组。典型情况下，他们随后10年间发生主要心血管事件的危险20%～30%。

（4）很高危组：高血压3级同时有1种以上危险因素或兼患糖尿病或靶器官损害，或高血压1～3级并有临床相关疾病。典型情况下，随后10年间发生主要心血管事件的危险≥30%，应迅速开始最积极的治疗。

（四）几种特殊高血压类型

1. 高血压危象　在高血压疾病发展过程中，因为劳累、紧张、精神创伤、寒冷所诱发，出现烦躁不安、心慌、多汗、手足发抖、面色苍白、异常兴奋等临床表现，可伴有心绞痛、心力衰竭，也可伴有高血压脑病的临床表现。血压升高以收缩压升高为主，往往收缩压＞200mmHg。

2. 高血压脑病　在高血压疾病发展过程中，因为劳累、紧张、情绪激动等诱发，急性脑血液循环障碍，引起脑水肿和颅内压增高，出现头痛、呕吐、烦躁不安、心跳慢，视物模糊、意识障碍甚至昏迷等临床表现。血压升高以舒张压升高为主，往往舒张压＞120mmHg。

3. 恶性高血压　又称急进性高血压，是指舒张压和收缩压均显著增高，病情进展迅速，常伴有视网膜病变，多见于青年人，常常出现头晕、头痛、视物模糊、心慌、气短、体重减轻等临床表现，舒张压常＞130mmHg，易并发心、脑、肾等重要脏器的严重并发症，短时间内可因肾衰竭而死亡。

三、治疗

（一）药物治疗

临床上常用的降压药物主要有六大类：利尿药、α－受体阻断药、钙通道阻滞药（CCBs）、血管紧张素转换酶抑制药（ACEI）、β－受体阻断药以及血管紧张素Ⅱ受体拮抗药（ARBs）。临床试验结果证实几种降血压药物，均能减少高血压并发症。

1. 治疗目标　抗高血压治疗的最终目标是减少心血管和肾脏疾病的发病率和病死率。多数高血压患者，特别是50岁以上者SBP达标时，DBP也会达标，治疗重点应放在SBP达标上。普通高血压患者降至140/90mmHg以下，糖尿病、肾病等高危患者降压目标是＜130/80mmHg以下，老年高血压患者的收缩压降至150mmHg以下。

需要说明的是，降压目标是140/90mmHg以下，而不仅仅是达到140/90mmHg。如患者耐受，还可进一步降低，如对年轻高血压患者可降至130/80mmHg或120/80mmHg。

2. 治疗原则　高血压的治疗应全面考虑患者的血压升高水平、并存的危险因素、临床情况，以及靶器官损害，确定合理的治疗方案。对不同危险等级的高血压患者应采用不同的治疗原则。选择抗高血压药物时应考虑对其他伴随疾病存在有利和不利的影响。

（1）潜在的有利影响：噻嗪类利尿药有助于延缓骨质疏松患者的矿物质脱失。β受体阻断药可治疗心房快速房性心律失常或心房颤动，偏头痛，甲状腺功能亢进（短期应用），特发性震颤或手术期高血压。CCBs治疗雷诺综合征和某些心律失常。α受体阻断药可治疗前列腺疾病。

（2）潜在的不利影响：噻嗪类利尿药慎用于痛风或有明显低钠血症史的患者。β受体阻断药禁用于哮喘、反应性气道疾病、二度或三度心脏传导阻滞。ACEI和ARBs不适于准备怀孕的妇女，禁用于孕妇。ACEI不适于有血管性水肿病史的患者。醛固酮拮抗药和保钾利尿药会导致高钾血症，应避免用于服药前血清钾超过5.0mEq/L的患者。

3. 治疗的有效措施　如下所述。

（1）降低高血压患者的血压水平是预防脑卒中及冠心病的根本，只要降低高血压患者的血压水平，就对患者有益处。

（2）由于大多数高血压患者需要两种或以上药物联合应用才能达到目标血压，故提倡小剂量降压药的联合应用或固定剂量复方制剂的应用。

（3）利尿药、β受体阻断药、ACEI抑制药、钙通道阻滞药、血管紧张素受体拮抗药及小剂量复方制剂均可作为初始或维持治疗高血压的药物。

(4) 推荐应用每日口服1次，降压效果维持24h的降压药，强调长期有规律的抗高血压治疗，达到有效、平稳、长期控制的要求。

(二) 非药物治疗

非药物治疗是高血压的基础治疗，主要通过改善不合理的生活方式，减低危险因素水平，进而使血压水平下降。对1级高血压患者，仅通过非药物治疗就有可能使血压降至正常水平。对于必须接受药物治疗的2、3级高血压患者，非药物治疗可以提高药物疗效，减少药物用量，从而降低药物的不良反应，减少治疗费用（表2-2）。

表2-2 防治高血压的非药物措施

措施	目标	收缩压下降范围
减重	减少热量，膳食平衡，增加运动，BMI保持20~24kg/m³	5~20mmHg/减重10kg
膳食限盐	北方首先将每人每日平均食盐量降至8g，以后再降至6g，南方可控制在6g以下2~8mmHg	
减少膳食脂肪	总脂肪<总热量的30%，饱和脂肪<10%，增加新鲜蔬菜每日400~500g，水果100g，肉类50~100g，鱼虾类50g蛋类每周3~4枚，奶类每日250g，每日食油20~25g，少吃糖类和甜食	-
增加及保持适当体力活动	一般每周运动3~5次，每次持续20~60min。如运动后自我感觉良好，且保持理想体重，则表明运动量和运动方式会话	4~9mmHg
保持乐观心态，提高应激能力	通过宣教和咨询，提高人群自我防病能力。提倡选择适合个体的体育，绘画等文化活动，增加老年人社交机会，提高生活质量	-
戒烟、限酒	不吸烟；不提倡饮酒，如饮酒，男性每日饮酒精量不超过25g，即葡萄酒小于100~150mL（相当于2~3两），或啤酒小于250~500mL（相当于0.5~1斤），或白酒小于25~50mL（相当于0.5~1两）；女性则减半量，孕妇不饮酒。不提倡饮高度烈性酒。高血压及心脑血管病患者应尽量戒酒	2~4mmHg

注：BMI：体重指数=体重/身高^2（kg/m^2）。

(三) 特殊人群高血压治疗方案

1. 老年高血压　65岁以上的老年人中2/3以上有高血压，老年人降压治疗强调平缓降压，应给予长效制剂，对可耐受者应尽可能降至140/90mmHg以下，但舒张压不宜低于60mmHg，否则是预后不佳的危险因素。

2. 糖尿病　常并发血脂异常、直立性低血压、肾功能不全、冠心病，选择降压药应兼顾或至少不加重这些异常。

3. 冠心病　高血压并发冠心病的患者发生再次梗死或猝死的机会要高于不并发高血压的冠心病患者，它们均与高血压有直接关系，应积极治疗。研究显示，伴有冠心病的高血压患者，不论选用β-受体阻断药还是钙通道阻滞药，作为控制血压的一线药物，最后结果是一样的。

4. 脑血管病　对于病情稳定的非急性期脑血管病患者，血压水平应控制在140/90mmHg以下。急性期脑血管病患者另作别论。

5. 肾脏损害　血肌酐<221μmol/L，首选ACEI，因其对减少蛋白尿及延缓肾病变的进展有利；血肌酐>265μmol/L应停用ACEI，可选择钙通道阻滞药、α受体阻断药、β受体阻断药。伴有肾脏损害或有蛋白尿的患者（24h蛋白尿>1g），控制血压宜更严格。

6. 妊娠高血压　因妊娠早期的血管扩张作用，在妊娠20周前，轻度高血压的患者不需药物治疗，从16周至分娩通常使用的较为安全的药物包括：甲基多巴、β受体阻滞药、肼屈嗪（短期），降低所有的心血管危险因素，须停止吸烟。改变生活方式产生的效果与量和时间有关，某些人的效果更好。

四、高血压病常见护理问题

（一）疼痛：头痛

1. 相关因素　与血压升高有关。

2. 临床表现　头部疼痛。

3. 护理措施　如下所述。

（1）评估患者头痛的情况，如头痛程度（长海痛尺）、持续时间、是否伴有恶心、呕吐、视物模糊等伴随症状。

（2）尽量减少或避免引起或加重头痛的因素，保持病室环境安静，减少探视，护理人员做到操作轻、说话轻、走路轻、关门轻，保证患者有充足的睡眠。

（3）向患者讲解引起头痛的原因，嘱患者合理安排工作和休息，避免劳累、精神紧张、情绪激动等，戒烟、酒。

（4）指导患者放松的技巧，如听轻音乐、缓慢呼吸等。

（5）告知患者控制血压稳定和坚持长期、规律服药的重要性，加强患者的服药依从性。

（二）活动无耐力

1. 相关因素　与并发心力衰竭有关。

2. 临床表现　乏力，轻微活动后即感呼吸困难、无力等。

3. 护理措施　如下所述。

（1）告知患者引起乏力的原因，尽量减少增加心脏负担的因素，如剧烈活动等。

（2）评估患者心功能状态，评估患者活动情况，根据患者心功能情况制订合理的活动计划。督促患者坚持动静结合，循序渐进增加活动量。

（3）嘱患者一旦出现心慌、呼吸困难，胸闷等情况应立即停止活动，保证休息，并一次作为最大活动量的指征。

（三）有受伤的危险

1. 相关因素　与头晕、视物模糊有关。

2. 临床表现　头晕、眼花、视物模糊，严重时可出现晕厥。

3. 护理措施　如下所述。

（1）警惕急性低血压反应，避免剧烈运动、突然改变体位，改变体位时动作应缓慢，特别是夜间起床时；服药后不要站立太久，因为长时间的站立会使腿部血管扩张，血流增加，导致脑部供血不足；避免用过热的水洗澡，防止周围血管扩张导致晕厥。

（2）如出现晕厥、恶心、乏力时应立即平卧，头低足高位，促进静脉回流，增加脑部的血液供应。上厕所或外出应有人陪伴，若头晕严重应尽量卧床休息，床上大小便。

（3）避免受伤，活动场所应灯光明亮，地面防滑，厕所安装扶手，房间应减少障碍物。

（4）密切检测血压的变化，避免血压过高或过低。

（四）执行治疗方案无效

1. 相关因素　与缺乏相应治疗知识和治疗长期性、复杂性有关。

2. 临床表现　不能遵医嘱按时服药。

3. 护理措施　如下所述。

（1）告知患者按时服药的重要性，不能血压正常时就自行停药。

（2）嘱患者定期门诊随访，监测血压控制情况。

（3）坚持服药的同时还要注意观察药物的不良反应，如使用利尿药时应注意监测血钾水平，防止低血钾；用β－受体阻断药应注意其抑制心肌收缩力、心动过缓、支气管痉挛、低血糖等不良反应；使用血管紧张素转换酶（ACEI）抑制应注意其头晕、咳嗽、肾功能损害等不良反应。

（五）潜在并发症：高血压危重症

1. 相关因素　与血压短时间突然升高。

2. 临床表现　在高血压病病程中，患者血压显著升高，出现头痛、烦躁、心悸、气急、恶心、呕吐、视物模糊等。

3. 护理措施　如下所述。

（1）患者应进入加强监护室，绝对卧床休息，避免一切不良刺激，保证良好的休息环境。持续监测血压和尽快应用适合的降压药。

（2）安抚患者，做好心理护理，严密观察患者病情变化。

（3）迅速减压，静脉输注降压药，1h 使平均动脉血压迅速下降但不超过25%，在以后的 2～6h 内血压降至160/（100～110）mmHg。血压过度降低可引起肾、脑或冠脉缺血。如果这样的血压水平可耐受和临床情况稳定，在以后 24～48h 逐步降低血压达到正常水平。

（4）急症常用降压药有硝普钠（静脉）、尼卡地平、乌拉地尔、二氮嗪，肼屈嗪、拉贝洛尔、艾司洛尔、酚妥拉明等。用药时注意效果以及有无不良反应，如静脉滴注硝酸甘油等药物时应注意监测血压变化。

（5）向患者讲明遵医嘱按时服药，保证血压稳定的重要性，争取患者及家属的配合。

（6）告知患者如出现血压急剧升高、剧烈头痛。呕吐等不适应及时来院就诊。

（7）协助生活护理，勤巡视病房，勤询问患者的生活需要。

五、健康教育

高血压的健康教育就是根据文化、经济、环境和地理的差异，针对不同的目标人群采用多种形式进行信息的传播，公众教育应着重于宣传高血压的特点、原因和并发症的有关知识；它的可预防性和可治疗性，以及生活方式在高血压的预防和治疗中的作用。尤其应针对不同人群开展不同内容的健康教育。

（一）随访教育

1. 教育诊断　确定患者的目前行为状况、知识、技能水平和学习能力、态度和信念以及近期内患者首先要采取改变的问题。

2. 咨询指导　指导要具体化，行为改变从小量开始，多方面的参与支持，从各方面给患者持续的一致的正面的健康信息可加强患者行为的改变。要加强家庭和朋友的参与全体医务人员的参与。

3. 随访和监测　定期随访患者，及时评价和反馈，并继续设定下一步的目标，可使患者改变的行为巩固和持续下去。一旦开始应用抗高血压药物治疗，多数患者应每月随诊，调整用药直至达到目标血压。2 级高血压或有复杂并发症的患者应增加随访的次数。每年至少监测 1 或 2 次血钾和肌酐。如血压已达标并保持稳定，可每隔 3～6 个月随访 1 次。如有伴随疾病如心力衰竭；或并发其他疾病如糖尿病；或实验室检查的需要均会影响随诊的频率。其他的心血管危险因素也应达到相应的治疗目标，并大力提倡戒烟。由于未控制的高血压患者服用小剂量阿司匹林脑出血的危险增加，只有在血压控制的前提下，才提倡小剂量阿司匹林治疗。

（二）饮食指导

在利尿药及其他降压药问世以前，高血压的治疗主要以饮食为主，随着药物学的发展，饮食治疗逐渐降至次要地位。然而近年来关于高血压病病因和发病机制的研究又促进人们重新评价营养在本病防治中的重要作用。其主要原因是由于：第一，高血压病作为一种常见病，其发生与环境因素，特别是与营养因素密切相关；第二，现有的各种降压药物均有一定的不良反应，而营养治疗不仅具有一定的疗效，而且合乎生理，因此更适宜于大规模人群的防治。

1. 营养因素在高血压痛防治中的作用 如下所述。

（1）钠和钾的摄入与高血压病的发病和防治有关：首先，流行病学方面大量资料表明，高血压病的发病率与居民膳食中钠盐摄入量呈显著正相关；其次，临床观察发现，不少轻度高血压患者，只需中度限制钠盐摄入，即可使其血压降至正常范围。即使是重度或顽固性高血压病患者，低盐饮食也常可增加药物疗效，减少用药剂量。最后，动物实验表明，钠盐摄入过多可使小鸡和大鼠形成高血压，血压增高的程度与盐量成正比。进一步研究还表明，钠盐对血压的影响与遗传因素有关。通过近亲交配所产生的对盐敏感的大鼠，即使喂以钠盐不高的饲料，也可产生高血压。钠盐摄入过多引起高血压的机制尚未明了。据认为可能与细胞外液扩张，心排血量增加，组织过分灌注，以至造成周围血管阻力增加和血压增高。有人发现高血压患者小动脉中每单位干重所含钠盐较正常人为高，这可使动脉壁增厚，血管阻力增加，也可使血管的舒缩性发生改变。

钾不论动物实验或人体观察均提示其具有对抗钠所引起的不利作用。临床观察表明，氯化钾可使血压呈规律性下降，而氯化钠则可使之上升。

（2）水质硬度和微量元素：软水地区高血压的发病率较硬水地区为高，这可能与微量元素镉有关。动物实验已证明，镉可引起大鼠的高血压，而当用镉的螯合剂时则可使其逆转。上海市高血压病研究所发现不论健康人或高血压患者的血压增高与血中镉含量的对数呈正相关。锌具有对抗镉的作用，其含量降低可使血压升高。此外，也有报道提到镁对高血压患者有扩张血管作用，能使大多数类型患者的心排血量增加。

（3）其他因素：包括热能、蛋白质、糖类和脂肪等也与本病的发生和防治有一定的联系。

2. 防治措施 如下所述。

（1）限制钠盐摄入：健康成人每天钠的需要量仅为200mg（相当于0.5g食盐）。WHO建议每人每日食盐量不超过6g。我国膳食中约80%的钠来自烹调或含盐高的腌制品，因此限盐首先要减少烹调用盐及含盐高的调料，少食各种咸菜及盐腌食品。根据WHO的建议，北方居民应减少日常用盐一半，南方居民减少1/3。

（2）减少膳食脂肪，补充适量优质蛋白质：有流行病学资料显示，即使不减少膳食中的钠和不减重，如果将膳食脂肪控制在总热量25%以下，P/S比值维持在1，连续40d可使男性SBP和DBP下降12%，女性下降5%。有研究表明每周吃鱼4次以上与吃鱼最少的相比，冠心病发病率减少28%。

建议改善动物性食物结构，减少含脂肪高的猪肉，增加含蛋白质较高而脂肪较少的禽类及鱼类。蛋白质占总热量15%左右，动物蛋白占总蛋白质20%。蛋白质质量依次为：奶、蛋；鱼、虾；鸡、鸭；猪、牛、羊肉；植物蛋白，其中豆类最好。

（3）注意补充钾和钙：研究资料表明钾与血压呈明显负相关，中国膳食低钾、低钙，因此要增加含钾多、含钙高的食物，如绿叶菜、鲜奶、豆类制品等。这一点在使用利尿药，特别是当血钾含量偏低时尤为重要。

（4）多吃蔬菜和水果：增加蔬菜或水果摄入，减少脂肪摄入可使SBP和DBP有所下降。素食者比肉食者有较低的血压，其降压的作用可能基于水果、蔬菜、食物纤维和低脂肪的综合作用。人类饮食应以素食为主，适当肉量最理想。

（5）限制饮酒：尽管有研究表明非常少量饮酒可能减少冠心病发病的危险，但是饮酒和血压水平及高血压患病率之间却呈线性相关，大量饮酒可诱发心脑血管事件发作。因此不提倡用少量饮酒预防冠心病，提倡高血压患者应戒酒，因饮酒可增加服用降压药物的耐药性。如饮酒，建议每日饮酒量应为少量，男性饮酒的酒精不超过25g，即葡萄酒＜100～150mL，或啤酒＜250～500mL，或白酒＜25～50mL；女性则减半量，孕妇不饮酒。不提倡饮高度烈性酒。WHO对酒的新建议是越少越好。

（三）心理护理

1. 评估患者 通过问诊了解患者的家庭、社会、文化状况及行为，分析患者的心理，向患者解释造成高血压病最主要的原因及疾病的转归，再向患者说明高血压病可以控制，甚至可以治愈，从而以增强患者战胜疾病的信心。

2. 克服心理障碍　针对中年高血压患者存在的不良心理进行施护。麻痹大意心理：自以为年轻，身强力壮，采取无所谓的态度。针对这种心理首先要唤起患者对疾病的重视，使之认识到防治高血压病的重要性，在调养方法和注意事项上给予正确的引导，使之配合医师治疗，同时给患者制定个体化健康教育计划，并调动家属参与治疗活动，配合医护完成治疗任务，使之早日康复；焦虑、紧张、恐惧心理：一些患者，认为得了高血压病就是终身疾病，而且还会得心脑血管病，于是，久而久之产生焦虑恐惧心理。采取的措施是暗示诱导，应诱导患者使其注意力从一个客体转移到另一个客体，从而打破原来心理上存在的恶性循环，保持乐观情绪，轻松愉快地接受治疗，以达到防病治病的目的。

（四）正确测量血压

血压测量是诊断高血压及评估其严重程度的主要手段，目前主要用以下 3 种方法。

1. 诊所血压　是目前临床诊断高血压和分级的标准方法，由医护人员在标准条件下按统一的规范进行测量。具体要求如下。

（1）选择符合计量标准的水银柱血压计或者经国际标准（BHS 和 AAMD）检验合格的电子血压计进行测量。

（2）使用大小合适的袖带，袖带气囊至少应包裹 80% 上臂。大多数人的臂围 25 ~ 35cm，应使用长 35cm、宽 12 ~ 13cm 规格气囊的袖带；肥胖者或臂围大者应使用大规格袖带；儿童使用小规格袖带。

（3）被测量者至少安静休息 5min，在测量前 30min 内禁止吸烟或饮咖啡，排空膀胱。

（4）被测量者取坐位，最好坐靠背椅，裸露右上臂，上臂与心脏处在同一水平。如果怀疑外周血管病，首次就诊时应测量左、右上臂血压。特殊情况下可以取卧位或站立位。老年人、糖尿病患者及出现直立性低血压情况者，应加测直立位血压。直立位血压应在卧位改为直立位后 1min 和 5min 时测量。

（5）将袖带缚于被测者的上臂，袖带的下缘应在肘弯上 2. 5cm，松紧适宜。将听诊器探头置于肱动脉搏动处。

（6）测量时快速充气，使气囊内压力达到桡动脉搏动消失后再升高 30mmHg（4. 0kPa），然后以恒定的速率（2 ~ 6mmHg/s）缓慢放气。在心率缓慢者，放气速率应更慢些。获得舒张压读数后，快速放气至零。

（7）在放气过程中仔细听取柯氏音，观察柯氏音第Ⅰ时相（第一音）和第Ⅴ时相（消失音）水银柱凸面的垂直高度。收缩压读数取柯氏音第Ⅰ时相，舒张压读数取柯氏音第Ⅴ时相。<12 岁儿童、妊娠妇女、严重贫血、甲状腺功能亢进、主动脉瓣关闭不全及柯氏音不消失者，以柯氏音第Ⅳ时相（变音）定为舒张压。

（8）血压单位在临床使用时采用毫米汞柱（mmHg），在我国正式出版物中注明毫米汞柱与千帕斯卡（kPa）的换算关系，1mmHg = 0. 133kPa。

（9）应相隔 1 ~ 2min 重复测量，取 2 次读数的平均值记录。如果收缩压或舒张压的 2 次读数相差 5mmHg 以上，应再次测量，取 3 次读数的平均值记录。

2. 自测血压　如下所述。

（1）对于评估血压水平及严重程度，评价降压效应，改善治疗依从性，增强治疗的主动参与，自测血压具有独特优点。且无白大衣效应，可重复性较好。目前，患者家庭自测血压在评价血压水平和指导降压治疗上已经成为诊所血压的重要补充。然而，对于精神焦虑或根据血压读数常自行改变治疗方案的患者，不建议自测血压。

（2）推荐使用符合国际标准的上臂式全自动或半自动电子血压计，正常上限参考值为 135/85mmHg。应注意患者向医生报告自测血压数据时可能有主观选择性，即报告偏差，患者有意或无意选择较高或较低的血压读数向医师报告，影响医师判断病情和修改治疗。有记忆存储数据功能的电子血压计可克服报告偏差。血压读数的报告方式可采用每周或每月的平均值。家庭自测血压低于诊所血压，家庭自测血压 135/85mmHg 相当于诊所血压 140/90mmHg。对血压正常的人建议定期测量血压（20 ~ 29 岁，每 2 年测 1 次；30 岁以上每年至少 1 次）。

3. 动态血压　如下所述。

（1）动态血压监测能提供日常活动和睡眠时血压的情况：动态血压监测提供评价在无靶器官损害的情况下（白大衣效应）高血压的可靠证据，也有助于评估明显耐药的患者，抗高血压药物引起的低血压综合征，阵发性高血压以及自主神经功能失调。动态血压测值常低于诊所血压测值。通常高血压患者清醒时血压≥135/85mmHg，睡眠时≥120/75mmHg。动态血压监测值与靶器官损害的相关性优于诊所血压。动态血压监测能提供血压升高占测量总数的百分比、整体血压负荷及睡眠时血压降低的程度。大多数人在夜间血压下降10%～20%，如果不存在这种血压下降现象，则其发生心血管事件的危险会增加。

（2）动态血压测量应使用符合国际标准的监测仪：动态血压的正常值推荐以下国内参考标准：24h平均值<130/80mmHg，白昼平均值<135/85mmHg，夜间平均值<125/75mmHg。正常情况下，夜间血压均值比白昼血压值低10%～15%。

（3）动态血压监测在临床上可用于诊断白大衣性高血压、隐蔽性高血压、顽固难治性高血压、发作性高血压或低血压，评估血压升高严重程度，但是目前主要仍用于临床研究，例如评估心血管调节机制、预后意义、新药或治疗方案疗效考核等，不能取代诊所血压测量。

（4）动态血压测量时应注意以下问题：①测量时间间隔应设定一般为每30min测1次。可根据需要而设定所需的时间间隔。②指导患者日常活动，避免剧烈运动。测血压时患者上臂要保持伸展和静止状态。③若首次检查由于伪迹较多而使读数<80%的预期值，应再次测量。④可根据24h平均血压，日间血压或夜间血压进行临床决策参考，但倾向于应用24h平均血压。

（五）适量运动

1. 运动的作用　运动除了可以促进血液循环，降低胆固醇的生成外，并能增强肌肉、骨骼，减少关节僵硬的发生，还能增加食欲，促进肠胃蠕动、预防便秘、改善睡眠。

2. 运动的形式　最好养成持续运动的习惯，对中老年人应包括有氧、伸展及增强肌力练习3类，具体项目可选择步行、慢跑、太极拳、门球、气功等。

3. 运动强度的控制　每个参加运动的人特别是中老年人和高血压患者在运动前最好了解一下自己的身体状况，以决定自己的运动种类、强度、频度和持续运动时间。运动强度必须因人而异，按科学锻炼的要求，常用运动强度指标可用运动时最大心率达到180（或170）减去年龄，如50岁的人运动心率为120～130/min，如果求精确则采用最大心率的60%～85%作为运动适宜心率，需在医师指导下进行。运动频度一般要求每周3～5次，每次持续20～60min即可，可根据运动者身体状况和所选择的运动种类以及气候条件等而定。

（六）在医生指导下正确用药

1. 减药　高血压患者一般须终身治疗。患者经确诊为高血压后若自行停药，其血压（或迟或早）终将回复到治疗前水平。但患者的血压若长期控制，可以试图小心、逐步地减少服药数或剂量。尤其是认真地进行非药物治疗，密切地观察改进生活方式进度和效果的患者。患者在试行这种“逐步减药”时，应十分仔细地监测血压。

2. 记录　一般高血压病患者的治疗时间长达数十年，治疗方案会有多次变换，包括药物的选择。最好建议患者详细记录其用过的治疗药物及疗效。医生则更应为经手治疗的患者保存充分的记录，随时备用。

3. 剂量的调整　对大多数非重症或急症高血压，要寻找其最小有效耐受剂量药物，也不宜降压太快。故开始给小剂量药物，经1个月后，如疗效不够而不良反应少或可耐受，可增加剂量；如出现不良反应不能耐受，则改用另一类药物。随访期间血压的测量应在每天的同一时间，对重症高血压，须及早控制其血压，可以较早递增剂量和并发用药。随访时除患者主观感觉外，还要做必要的化验检查，以了解靶器官状况和有无药物不良反应。对于非重症或急症高血压，经治疗血压长期稳定达1年以上，可以考虑减少剂量，目的为减少药物的可能不良反应，但以不影响疗效为前提。

(1) 选择针对性强的降血压药：降血压药物品种很多，个体差异很大，同一种药物不同的患者服用后的效果会因人而异。对医生开的降血压药，护理人员和患者必须了解药物的名称、作用、剂量、用法、不良反应等，并遵照医嘱按时服药。

(2) 合适的剂量：一般由小剂量开始，逐渐调整到合适的剂量。晚上睡觉前的治疗剂量，尤其要偏小，因入睡后如果血压降得太低，则易出现脑动脉血栓形成。药品剂量不能忽大忽小，否则血压波动太大，会造成实质性脏器的损伤。

(3) 不能急于求成：如血压降得太低，常会引起急性缺血性脑血管病和心脏缺血性疾病的发生。

(4) 不要轻易中断治疗：应用降血压药过程中，症状改善后，仍需坚持长期服药，也不可随意减少剂量，必须听从医生的治疗安排。

(5) 不宜频繁更换降血压药物：各种降血压药，在人体内的作用时间不尽相同，更换降血压药时，往往会引起血压的波动，换降血压药必须在医生指导下进行，不宜多种药合用，以避免药物不良反应。

(6) 患痴呆症或意识不清的老人，护理人员必须协助服药，并帮助管理好药物，以免发生危险。

(7) 注意观察不良反应，必要时，采取相应的防范措施。若患者突然出现头痛、多汗、恶心、呕吐、烦躁、心悸等症状，家人协助患者立即平卧抬高头部，用湿毛巾敷在头部；测量血压，若血压过高，应用硝苯地平嚼碎舌下含服等，以快速降血压；如果半小时后血压仍不下降，且症状明显，应立即去医院就诊。

（朱红玲）

第三节　心绞痛护理

心绞痛（angina pectoris）是冠状动脉供血不足，心肌急剧的、暂时的缺血与缺氧引起的综合征。其特点为阵发性的前胸压榨性疼痛感觉，主要位于胸骨后部，可放射至左上肢，常发生于劳累或情绪激动时，持续数分钟，休息或服用硝酸酯制剂后消失。本病多见于男性，多数患者在40岁以上，劳累、情绪激动、饱食、受寒、阴雨天气、急性循环衰竭等为常见的诱因。

一、病因

1. 基本病因　对心脏予以机械性刺激并不引起疼痛，但心肌缺血、缺氧则引起疼痛。当冠状动脉的“供血”与心肌的“需氧”出现矛盾，冠状动脉血流量不能满足心肌代谢需要时，引起心肌急剧的、暂时的缺血、缺氧时，即产生心绞痛。

2. 其他病因　除冠状动脉粥样硬化外，主动脉瓣狭窄或关闭不全、梅毒性主动脉炎、肥厚性心肌病、先天性冠状动脉畸形、风湿性冠状动脉炎，都可引起冠状动脉在心室舒张期充盈障碍，引发心绞痛。

二、临床表现与诊断

（一）临床表现

1. 症状和体征　如下所述。

(1) 部位：典型心绞痛主要在胸骨体上段或中段之后，可波及心前区，有手掌大小范围，可放射至左肩、左上肢前内侧，达无名指和小指；不典型心绞痛疼痛可位于胸骨下段、左心前区或上腹部，放射至颈、下颌、左肩胛部或右前胸。

(2) 性质：胸痛为压迫、发闷，或紧缩性，也可有烧灼感。发作时，患者往往不自觉地停止原来的活动，直至症状缓解。

(3) 诱因：典型的心绞痛常在相似的条件下发生。以体力劳累为主，其次为情绪激动。登楼、平地快步走、饱餐后步行、逆风行走，甚至用力大便或将臂举过头部的轻微动作，暴露于寒冷环境、进冷饮、身体其他部位的疼痛，以及恐怖、紧张、发怒、烦恼等情绪变化，都可诱发。晨间痛阈低，轻微劳力如刷牙、剃须、步行即可引起发作；上午及下午痛阈提高，则较重的劳力亦可不诱发。

（4）时间：疼痛出现后常逐步加重，然后在 3～5min 内逐渐消失，一般在停止原活动后缓解。一般为 1～15min，多数 3～5min，偶可达 30min 的，可数天或数星期发作 1 次，亦可 1d 内发作多次。

（5）硝酸甘油的效应：舌下含有硝酸甘油片如有效，心绞痛应于 1～2min 内缓解，对卧位型心绞痛，硝酸甘油可能无效。在评定硝酸甘油的效应时，还要注意患者所用的药物是否已经失效或接近失效。

2. 体征平时无异常体征　心绞痛发作时常见心律增快、血压升高、表情焦虑、皮肤冷或出汗，有时出现第四或第三奔马律。可有暂时性心尖部收缩期杂音，是乳头肌缺血以致功能失调引起二尖瓣关闭不全所致。

（二）诊断

1. 冠心病诊断　如下所述。

（1）据典型的发作特点和体征，含用硝酸甘油后缓解，结合年龄和存在冠心病易患因素，除外其他原因所致的心绞痛，一般即可建立诊断。

（2）心绞痛发作时心电图：绝大多数患者 ST 段压低 0.1mV（1mm）以上，T 波平坦或倒置（变异型心绞痛者则有关导联 ST 段抬高），发作过后数分钟内逐渐恢复。

（3）心电图无改变的患者可考虑做负荷试验。发作不典型者，诊断要依靠观察硝酸甘油的疗效和发作时心电图的改变；如仍不能确诊，可多次复查心电图、心电图负荷试验或 24h 动态心电图连续监测，如心电图出现阳性变化或负荷试验诱发心绞痛发作亦可确诊。

（4）诊断有困难者可考虑行选择性冠状动脉造影或做冠状动脉 CT。考虑施行外科手术治疗者则必须行选择性冠状动脉造影。冠状动脉内超声检查可显示管壁的病变，对诊断可能更有帮助。

2. 近年对确诊心绞痛的患者主张进行仔细的分型诊断　根据世界卫生组织“缺血性心脏病的命名及诊断标准”，现将心绞痛做如下归类。

（1）劳累性心绞痛：是由运动或其他增加心肌需氧量的情况所诱发的心绞痛。包括 3 种类型。①稳定型劳累性心绞痛：简称稳定型心绞痛，亦称普通型心绞痛。是最常见的心绞痛。指由心肌缺血缺氧引起的典型心绞痛发作，其性质在 1～3 个月内并无改变。即每日和每周疼痛发作次数大致相同，诱发疼痛的劳累和情绪激动程度相同，每次发作疼痛的性质和疼痛部位无改变，用硝酸甘油后也在相同时间内发生疗效。②初发型劳累性心绞痛：简称初发型心绞痛。指患者过去未发生过心绞痛或心肌梗死，而现在发生由心肌缺血缺氧引起的心绞痛，时间尚在 1～2 个月内。有过稳定型心绞痛但已数月不发生心绞痛，再发生心绞痛未到 1 个月者也归入本型。③恶化型劳累性心绞痛：进行型心绞痛指原有稳定型心绞痛的患者，在 3 个月内疼痛的频率、程度、诱发因素经常变动，进行性恶化。可发展为心肌梗死与猝死。

（2）自发性心绞痛：心绞痛发作与心肌需氧量无明显关系，与劳累性心绞痛相比，疼痛持续时间一般较长，程度较重，且不易为硝酸甘油所缓解。包括四种类型。①卧位型心绞痛：在休息时或熟睡时发生的心绞痛，其发作时间较长，症状也较重，发作与体力活动或情绪激动无明显关系，常发生在半夜，偶尔在午睡或休息时发作。疼痛常剧烈难忍，患者烦躁不安、起床走动。硝酸甘油的疗效不明显或仅能暂时缓解。可能与夜梦、夜间血压降低或发生未被察觉的左心室衰竭，以致狭窄的冠状动脉远端心肌灌注不足；或平卧时静脉回流增加，心脏工作量增加，需氧增加等有关。②变异型心绞痛：本型患者心绞痛的性质、与卧位型心绞痛相似，也常在夜间发作，但发作时心电图表现不同，显示有关导联的 ST 段抬高而与之相对应的导联中则 ST 段压低。本型心绞痛是由于在冠状动脉狭窄的基础上，该支血管发生痉挛，引起一片心肌缺血所致。③中间综合征：亦称冠状动脉功能不全。指心肌缺血引起的心绞痛发作历时较长，达 30min 或 1h 以上，发作常在休息时或睡眠中发生，但心电图、放射性核素和血清学检查无心肌坏死的表现。本型疼痛其性质是介于心绞痛与心肌梗死之间，常是心肌梗死的前奏。④梗死后心绞痛：在急性心肌梗死后不久或数周后发生的心绞痛。由于供血的冠状动脉阻塞，发生心肌梗死，但心肌尚未完全坏死，一部分未坏死的心肌处于严重缺血状态下又发生疼痛，随时有再发生梗死的可能。

（3）混合性心绞痛：劳累性和自发性心绞痛混合出现，因冠状动脉的病变使冠状动脉血流储备固定地减少，同时又发生短暂的再减损所致，兼有劳累性和自发性心绞痛的临床表现。有人认为这种心绞痛在临床上实甚常见。

（4）不稳定型心绞痛：在临床上被广泛应用并被认为是稳定型劳累性心绞痛和心肌梗死和猝死之间的中间状态。它包括了除稳定型劳累性心绞痛外的上述所有了类型。其病理基础是在原有病变上发生冠状动脉内膜下出血、粥样硬化斑块破裂、血小板或纤维蛋白凝集、冠状动脉痉挛等除了没有诊断心肌梗死的明确的心电图和心肌酶谱变化外，目前应用的不稳定心绞痛的定义根据以下 3 个病史特征做出。①在相对稳定的劳累相关性心绞痛基础上出现逐渐增强的疼痛。②新出现的心绞痛（通常 1 个月内），由很轻度的劳力活动即可引起心绞痛。③在静息和很轻劳力时出现心绞痛。

三、治疗原则

预防：主要预防动脉粥样硬化的发生和发展。

治疗原则：改善冠状动脉的血供；减低心肌的耗氧；同时治疗动脉粥样硬化。

（一）发作时的治疗

（1）休息：发作时立刻休息，经休息后症状可缓解。

（2）药物治疗：应用作用较快硝酸酯制剂。

（3）在应用上述药物的同时，可考虑用镇静药。

（二）缓解期的治疗

系统治疗，清除诱因、注意休息、使用作用持久的抗动脉粥样硬化药物，以防心绞痛发作，可单独、交替或联合应用。宜尽量避免各种确知足以诱致发作的因素。调节饮食，特别是一次进食不应过饱；禁绝烟酒。调整日常生活与工作量；减轻精神负担；保持适当的体力活动，但以不致发生疼痛症状为度；一般不需卧床休息。

（三）其他治疗

低分子右旋糖酐或羟乙基淀粉注射液，作用为改善微循环的灌流，可用于心绞痛的频繁发作。抗凝药，如肝素；溶血栓药和抗血小板药可用于治疗不稳定型心绞痛。高压氧治疗增加全身的氧供应，可使顽固的心绞痛得到改善，但疗效不易巩固。体外反搏治疗可能增加冠状动脉的血供，也可考虑应用。兼有早期心力衰竭者，治疗心绞痛的同时宜用快速作用的洋地黄类制剂。

（四）外科手术治疗

主动脉－冠状动脉旁路移植手术（coronary artery bypass grafting，CABG）方法：取患者自身的大隐静脉或内乳动脉作为旁路移植材料。一端吻合在主动脉，另一端吻合在有病变的冠状动脉段的远端，引主动脉的血液以改善该冠状动脉所供血的心肌的血流量。

（五）经皮腔内冠状动脉成形术

经皮腔内冠状动脉成形术（percutaneous transluminal coronary angioplasty，PTCA）方法：冠状动脉造影后，针对相应病变，应用带球囊的心导管经周围动脉送到冠状动脉，在导引钢丝的指引下进入狭窄部位；向球囊内加压注入稀释的造影剂使之扩张，解除狭窄。

（六）其他冠状动脉介入性治疗

由于 PTCA 有较高的术后再狭窄发生率，近来采用一些其他成形方法如激光冠状动脉成形术（PTCLA）、冠状动脉斑块旋切术、冠状动脉斑块旋磨术、冠状动脉内支架安置等，期望降低再狭窄发生率。

（七）运动锻炼疗法

谨慎安排进度适宜的运动锻炼有助于促进侧支循环的发展，提高体力活动的耐受量，改善症状。

四、常见护理问题

（一）舒适的改变：心绞痛

1. 相关因素　与心肌急剧、短暂地缺血、缺氧，冠状动脉痉挛有关。

2. 临床表现　阵发性胸骨后疼痛。

3. 护理措施　如下所述。

（1）心绞痛发作时立即停止步行或工作，休息片刻即可缓解。根据疼痛发生的特点，评估心绞痛严重程度（表2-3），制订相应活动计划。频发者或严重心绞痛者，严格限制体力活动，并绝对卧床休息。

表2-3　劳累性心绞痛分级

心绞痛分级	表现
Ⅰ级：日常活动时无症状	较日常活动重的体力活动，如平地小跑步、快速或持重物上三楼、上陡坡等时引起心绞痛
Ⅱ级：日常活动稍受限制	一般体力活动，如常速步行1.5~2km、上三楼、上坡等即引起心绞痛
Ⅲ级：日常活动明显受损	较日常活动轻的体力活动，如常速步行0.5~1km、上二楼、上小坡等即引起心绞痛
Ⅳ级：任何体力活动均引起心绞痛	轻微体力活动（如在室内缓行）即引起心绞痛，严重者休息时亦发生心绞痛

（2）遵医嘱给予患者舌下含服硝酸甘油、吸氧，记录心电图，并通知医生。心绞痛频发或严重者遵医嘱使用硝酸甘油静脉微泵推注。由于此类药物能扩张头面部血管，有些患者使用后会出现颜面潮红、头痛等症状，应向患者说明。

（3）用药后动态观察患者胸痛变化情况，同时监测ECG，必要时进行心电监测。

（4）告知患者在心绞痛发作时的应对技巧：一是立即停止活动；另一是立即含服硝酸甘油。向患者讲解含服硝酸甘油是因为舌下有丰富的静脉丛，吸收见效比口服硝酸甘油快。若疼痛持续15min以上不缓解，则有可能发生心肌梗死，需立即急诊就医。

（二）焦虑

1. 相关因素　与心绞痛反复频繁发作、疗效不理想有关。

2. 临床表现　睡眠不佳，缺乏自信心、思维混乱。

3. 护理措施　如下所述。

（1）向患者讲解心绞痛的治疗是一个长期过程，需要有毅力，鼓励其说出内心想法，针对其具体心理情况给予指导与帮助。

（2）心绞痛发作时，尽量陪伴患者，多与患者沟通，指导患者掌握心绞痛发作的有效应对措施。

（3）及时向患者分析讲解疾病好转信息，增强患者治疗信心。

（4）告知患者不良心理状况对疾病的负面影响，鼓励患者进行舒展身心的活动（如听音乐、看报纸）等活动，转移患者注意力。

（三）知识缺乏

1. 相关因素　与缺乏知识来源，认识能力有限有关。

2. 临床表现　患者不能说出心绞痛相关知识，不知如何避免相关因素。

3. 护理措施　如下所述。

（1）避免诱发心绞痛的相关因素：如情绪激动、饱食、焦虑不安等不良心理状态。

（2）告知患者心绞痛的症状为胸骨后疼痛，可放射至左臂、颈、胸，常为压迫或紧缩感。

（3）指导患者硝酸甘油使用注意事项。

（4）提供简单易懂的书面或影像资料，使患者了解自身疾病的相关知识。

五、健康教育

（一）心理指导

告知患者需保持良好心态，因精神紧张、情绪激动、饱食、焦虑不安等不良心理状态，可诱发和加重病情。患者常因不适而烦躁不安，且伴恐惧，此时鼓励患者表达感觉，告知尽量做深呼吸，放松情绪才能使疾病尽快消除。

（二）饮食指导

1. 减少饮食热能　控制体重少量多餐（每天4～5餐），晚餐尤应控制进食量，提倡饭后散步，切忌暴饮暴食，避免过饱；减少脂肪总量，限制饱和脂肪酸和胆固醇的摄入量，增加不饱和脂肪酸；限制单糖和双糖摄入量，供给适量的矿物质及维生素，戒烟戒酒。

2. 在食物选择方面，应适当控制主食和含糖零食　多吃粗粮、杂粮，如玉米、小米、荞麦等；禽肉、鱼类，以及核桃仁、花生、葵花子等坚果类含不饱和脂肪酸较多，可多食用；多食蔬菜和水果，不限量，尤其是超体重者，更应多选用带色蔬菜，如菠菜、油菜、番茄、茄子和带酸味的新鲜水果，如苹果、橘子、山楂，提倡吃新鲜泡菜；多用豆油、花生油、菜油及香油等植物油；蛋白质按劳动强度供给，冠心病患者蛋白质按2g/kg供给。尽量多食用黄豆及其制品，如豆腐、豆干、百叶等，其他如绿豆、赤豆也很好。

3. 禁忌食物　忌烟、酒、咖啡以及辛辣的刺激性食品；少用猪油、黄油等动物油烹调；禁用动物脂肪高的食物，如猪肉、牛肉、羊肉及含胆固醇高的动物内脏、动物脂肪、脑髓、贝类、乌贼鱼、蛋黄等；食盐不宜多用，每天2～4g；含钠味精也应适量限用。

（三）作息指导

制定固定的日常活动计划，避免劳累。避免突发性的劳力动作，尤其在较长时间休息以后。如凌晨起来后活动动作宜慢。心绞痛发作时，应停止所有活动，卧床休息。频发或严重心绞痛患者，严格限制体力活动，应绝对卧床休息。

（四）用药指导

1. 硝酸酯类　硝酸甘油是缓解心绞痛的首选药。

（1）心绞痛发作时可用短效制剂1片舌下含化，1～2min即开始起作用，持续半小时；勿吞服。如药物不易溶解，可轻轻嚼碎继续含化。

（2）应用硝酸酯类药物时可能出现头晕、头胀痛、头部跳动感、面红、心悸，继续用药数日后可自行消失。

（3）硝酸甘油应储存在棕褐色的密闭小玻璃瓶中，防止受热、受潮，使用时应注意有效期，每用6个月须更换药物。如果含服药物时无舌尖麻刺、烧灼感，说明药物已失效，不宜再使用。

（4）为避免直立性低血压所引起的晕厥，用药后患者应平卧片刻，必要时吸氧。长期反复应用会产生耐药性而效力降低，但停用10d以上，复用可恢复效力。

2. 长期服用β受体阻滞药者　如使用阿替洛尔（氨酰心安）、美托洛尔（倍他乐克）时，应指导患者用药。

（1）不能随意突然停药或漏服，否则会引起心绞痛加重或心肌梗死。

（2）应在饭前服用，因食物能延缓此类药物吸收。

（3）用药过程中注意监测心率、血压、心电图等。

3. 钙通道阻滞药　目前不主张使用短效制剂（如硝苯地平），以减少心肌耗氧量。

（五）特殊及行为指导

（1）寒冷刺激可诱发心绞痛发作，不宜用冷水洗脸，洗澡时注意水温及时间。外出应戴口罩或围巾。

(2) 患者应随身携带心绞痛急救盒（内装硝酸甘油片）。心绞痛发作时，立即停止活动并休息，保持安静。及时使用硝酸甘油制剂，如片剂舌下含服，喷雾剂喷舌底 1 ~2 下，贴剂粘贴在心前区。如果自行用约后，心绞痛未缓解。应请求协助救护。

(3) 有条件者可以氧气吸入，使用氧气时，避免明火。

(4) 患者洗澡时应告诉家属，不宜在饱餐或饥饿时进行，水温勿过冷过热，时间不宜过长，门不要上锁，以防发生意外。

(5) 与患者讨论引起心绞痛的发作诱因，确定需要的帮助，总结预防发作的方法。

（六）病情观察指导

注意观察胸痛的发作时间、部位、性质、有无放射性及伴随症状，定时监测心率、心律。若心绞痛发作次数增加，持续时间延长，疼痛程度加重，含服硝酸甘油无效者，有可能是心肌梗死先兆，应立即就诊。

（七）出院指导

(1) 减轻体重，肥胖者需限制饮食热量及适当增加体力活动，避免采用剧烈运动防治各种可加重病情的疾病，如高血压、糖尿病、贫血、甲状腺功能亢进等。特别要控制血压，使血压维持在正常水平。

(2) 慢性稳定型心绞痛患者大多数可继续正常性生活，为预防心绞痛发作，可在 1h 前含服硝酸甘油 1 片。

(3) 患者应随身携带硝酸甘油片以备急用，患者及家属应熟知药物的放置地点，以备急需。

（朱红玲）

第三章

呼吸系统疾病护理

第一节　肺炎链球菌肺炎护理

肺炎链球菌肺炎（streptococcus pneumonia）或称肺炎球菌肺炎（pneumococcal pneumonia），由肺炎链球菌或称肺炎球菌引起，居医院外获得性肺炎的首位，约占半数以上。本病主要为散发，可借助飞沫传播，以冬季与初春为高发季节，常与呼吸道病毒感染并行，患者多为原先健康的青壮年、老年或婴幼儿，男性较多见。临床起病急骤，以高热、寒战、咳嗽、血痰和胸痛为特征。因抗生素及时有效的应用，致使起病方式、症状及X线改变均不典型。

一、病因及发病机制

肺炎链球菌是革兰阳性球菌，其毒力大小与荚膜中的多糖结构与含量有关。根据荚膜多糖的抗原特性，肺炎链球菌分为86个血清型，成人致病菌多属1～9型及12型，以第3型毒力最强。该菌对紫外线及加热敏感，经阳光直射1h，或加热至52℃ 10min即可杀灭，对苯酚（石炭酸）溶液等消毒剂也较敏感，但在干燥痰中可存活数月。

肺炎链球菌是上呼吸道寄居的正常菌群，当机体免疫功能降低或受损时，有毒力的肺炎链球菌进入下呼吸道致病。肺炎球菌的致病力是荚膜中的多糖体对组织的侵袭力，细菌在肺泡内繁殖滋长，引起肺泡壁水肿，白细胞和红细胞渗出，渗出液含有细菌，经肺泡孔（Cohn孔）向肺的中央部分蔓延，可累及整个肺叶或肺段而致肺炎。因病变始于外周，故叶间分界清楚，但易累及胸膜而致渗出性胸膜炎。老年人和婴幼儿可由支气管播散形成支气管肺炎。典型病理改变分为：充血期、红色肝变期、灰色肝变期和消散期，因早期使用抗生素治疗，典型病理分期已很少见。病变消散后肺组织结构无损坏，不留纤维瘢痕。极少数患者由于机体反应性差，纤维蛋白不能完全吸收而形成机化性肺炎。若未及时使用抗生素可并发脓胸、脑膜炎、心包炎、心内膜炎及关节炎、中耳炎等肺外感染。

二、临床表现

1. 症状　发病前常有淋雨、受凉、醉酒、疲劳、病毒感染和生活在拥挤环境等诱因，可有数日上呼吸道感染的前驱症状。临床以起病急骤、畏寒或寒战、高热，全身肌肉酸痛为特征。体温可在数小时内达39～40℃，呈稽留热，或高峰在下午或傍晚。全身肌肉酸痛，患侧胸痛明显，可放射至肩部或腹部，深呼吸或咳嗽时加剧，患者常取患侧卧位。开始痰少，可带血丝，24～48h后可呈铁锈色痰，与肺泡内浆液渗出和红细胞、白细胞渗出有关。

2. 体征　患者呈急性病容，鼻翼翕动，面颊绯红，皮肤灼热、干燥，口角和鼻周有单纯疱疹，严重者可有发绀，心动过速，心律不齐；早期肺部无明显异常体征。肺实变时，患侧呼吸运动减弱，触觉语颤增强，叩诊呈浊音，听诊可有呼吸音减弱、闻及支气管肺泡呼吸音或管样呼吸音等实变体征，可闻及胸膜摩擦音。消散期可闻及湿啰音。

本病自然病程1～2周。发病5～10天，体温可自行骤降或逐渐消退；使用有效抗菌药物后，体温于1～3天内恢复正常。同时，其他症状与体征亦随之渐渐消失。

3. 并发症 并发症已很少见。感染严重时，可伴感染性休克，多见于老年人。表现为心动过速、血压降低、意识模糊、烦躁、四肢厥冷、发绀、多汗等，而高热、胸痛、咳嗽等症状并不明显。并发胸膜炎时多为浆液纤维蛋白性渗出液；呼吸音减低和语颤降低多提示有胸腔积液，偶可发生脓胸。肺脓肿、脑膜炎和关节炎也有发生。

三、辅助检查

1. 实验室检查 血常规见白细胞计数升高（10～20）$\times 10^9$/L，中性粒细胞比例增多（>80%），伴核左移，细胞内可见中毒颗粒。痰涂片作革兰染色及荚膜染色镜检，如有革兰阳性、带荚膜的双球菌或链球菌，可作出初步病原诊断。痰培养24～48h可确定病原体。聚合酶链反应（PCR）检测和荧光标记抗体检测可提高病原学诊断水平。重症感染者应做血培养。如并发胸腔积液，应积极抽取积液进行细菌培养。标本采集应在抗生素应用前进行。

2. X线检查 X线表现多样，可呈斑片状或大片状实变阴影，好发于右肺上叶、双肺下叶，在病变区可见多发性蜂窝状小脓肿，叶间隙下坠。在实变阴影中可见支气管充气征，肋膈角可有少量胸腔积液。消散期，炎性浸润逐渐吸收，可有片状区域吸收较快，呈现“假空洞”征。一般起病3～4周后才完全消散。

四、诊断要点

根据寒战、高热、胸痛、咳铁锈色痰、口唇疱疹等典型症状和肺实变体征，结合胸部X线检查，可作出初步诊断。病原菌检测是本病确诊的主要依据。

五、治疗原则

1. 抗菌药物 一旦诊断即用抗生素治疗，不必等待细菌培养结果。肺炎链球菌肺炎首选青霉素G，用药剂量和途径视病情、有无并发症而定。成年轻症者，每天240万U，分3次肌内注射，或普鲁卡因青霉素60万U，肌内注射，每12h 1次；稍重者，青霉素G每天240万～480万U，分3～4次静脉滴注；重症或并发脑膜炎者，每天1 000万～3 000万U，分4次静脉滴注。对青霉素过敏或耐药者，可用红霉素每天2g，分4次口服或每天1.5g静脉滴注；或林可霉素每天2g肌内注射或静脉滴注，重症者可改用头孢菌素类抗生素，如头孢噻肟或头孢曲松等，或喹诺酮类药物；多重耐药菌株感染者可用万古霉素。抗菌药物标准疗程一般为5～7天，或在热退后3天停药或由静脉用药改为口服，维持数天。

2. 支持疗法与对症治疗 卧床休息；避免疲劳、醉酒等使病情加重的因素；补充足够热量、蛋白质和维生素的食物，多饮水，入量不足者给予静脉补液，以及时纠正脱水，维持水电解质平衡。密切观察病情变化，注意防治休克。剧烈胸痛者，给予少量镇痛药，如可待因15mg。当 $PaO_2 < 60$mmHg时，应予吸氧；有明显麻痹性肠梗阻或胃扩张时应暂时禁食、禁饮和胃肠减压。烦躁不安、谵妄、失眠者给予地西泮5mg肌内注射或水合氯醛1～1.5g保留灌肠，禁用抑制呼吸的镇静药。

3. 并发症治疗 高热常在抗菌药物治疗后24h内消退，或数日内逐渐下降。如体温3天后不降或降而复升时，应考虑肺炎链球菌的肺外感染或其他疾病存在的可能性，如脓胸、心包炎、关节炎等，应给予相应治疗；有感染性休克者按抗休克治疗。

六、预后

本病一般预后较好，但老年人，病变广泛、多叶受累，有并发症或原有心、肺、肾等基础疾病，以及存在免疫缺陷者预后较差。

（朱红玲）

第二节　葡萄球菌肺炎护理

葡萄球菌肺炎（staphylococcal pneumonia）是由葡萄球菌引起的肺部急性化脓性炎症，病情较重，细菌耐药率高，预后多较凶险，病死率较高。肺脓肿、气胸和脓气胸并发率高。糖尿病、血液病、酒精中毒、肝病、营养不良、艾滋病、长期应用糖皮质激素、抗肿瘤药物和其他免疫抑制剂等免疫功能低下者；长期应用广谱抗菌药物而致体内菌群失调者以及静脉应用毒品者，均为易感人群。儿童在患流感或麻疹后易并发；皮肤感染灶（痈、疖、伤口感染、毛囊炎、蜂窝织炎）中的葡萄球菌经血液循环到肺部，可引起多处肺实变、化脓和组织坏死。

一、病因及发病机制

葡萄球菌为革兰阳性球菌，可分为凝固酶阳性的葡萄球菌（主要为金黄色葡萄球菌，简称金葡菌）和凝固酶阴性的葡萄球菌（主要为表皮葡萄球菌）。其中金黄色葡萄球菌的致病力最强，是化脓性感染的主要原因。葡萄球菌的致病物质主要是毒素和酶，具有溶血、坏死、杀白细胞和致血管痉挛等作用。

葡萄球菌的感染途径主要有两种：一种为继发性呼吸道感染，常见于儿童流感和麻疹后；另一种为血源性感染，是来自皮肤感染灶（痈疖、伤口感染、蜂窝织炎）或静脉导管置入污染，葡萄球菌经血液循环到肺，引起肺炎、组织坏死并形成单个或多个肺脓肿。医院获得性肺炎中葡萄球菌感染比例高，耐甲氧西林金葡菌（MRSA）感染的肺炎治疗更困难，病死率高。

二、临床表现

1. 症状　多数起病急骤，寒战、高热，体温可达39～40℃，胸痛、咳嗽、咳痰，痰液多，由咳黄脓痰演变为脓血性或粉红色乳样痰，无臭味；毒血症状明显，全身肌肉、关节酸痛，体质衰弱、乏力、大汗、精神萎靡。重症患者胸痛和呼吸困难进行性加重，并出现血压下降、少尿等周围循环衰竭的表现。血源性、老年人、院内感染者表现多不典型，一般起病隐匿，体温逐渐上升，痰量少。

2. 体征　肺部体征早期不明显，与临床严重的中毒症状、呼吸道症状不相称，其后可出现肺部散在湿啰音；典型的肺实变体征少见，如病变较大或融合时可有肺实变体征。

三、辅助检查

血常规白细胞计数增高，中性粒细胞比例增加及核左移，有中毒颗粒。最好在使用抗生素前采集血、痰、胸腔积液标本进行涂片和培养，以明确诊断。胸部X线表现为肺部多发性浸润病灶，常有空洞和液平面，另外，病变存在易变性，表现为一处炎性浸润消失而在另一处出现新的病灶，或很小的单一病灶发展为大片阴影。

四、诊断要点

根据全身毒血症状，咳脓痰，白细胞计数增高、中性粒细胞比例增加及核左移并有X线表现，可作出初步诊断，胸部X线随访追踪肺部病变的变化对诊断有帮助，细菌学检查是确诊依据。

五、治疗原则

治疗原则是早期清除原发病灶及抗菌治疗。

1. 抗菌治疗　选择敏感的抗生素是治疗的关键，首选耐青霉素酶的半合成青霉素或头孢菌素，如苯唑西林钠、头孢呋辛钠等，联合氨基糖苷类如阿米卡星可增强疗效；青霉素过敏者可选用红霉素、林可霉素、克林霉素等；耐甲氧西林金黄色葡萄球菌（MRSA）感染宜用万古霉素静脉滴注。本病抗生素治疗总疗程较其他肺炎长，常采取早期、联合、足量、静脉给药，不宜频繁更换抗生素。

2. 对症支持治疗　加强支持疗法，预防并发症。患者宜卧床休息，饮食补充足够热量及蛋白质，多饮水，有发绀者给予吸氧。对气胸或脓气胸应尽早引流治疗。

六、预后

本病发展迅猛，预后与是否治疗及时、有无并发症等相关。目前病死率在10%～30%，年龄大于70岁的患者病死率达75%。痊愈者中少数可遗留有支气管扩张症。

（李　漓）

第三节　成人支气管哮喘护理

支气管哮喘（bronchial asthma）简称哮喘，是由多种细胞（如嗜酸粒细胞、肥大细胞、T淋巴细胞、中性粒细胞、气道上皮细胞等）和细胞组分参与的气道慢性炎症性疾病。主要特征包括气道慢性炎症，气道对多种刺激因素呈现的高反应性，广泛多变的可逆性气流受限以及随病程延长而导致的一系列气道结构的改变，即气道重塑。临床表现为反复发作的喘息、气急、胸闷或咳嗽等症状，常在夜间及凌晨发作或加重，多数患者可自行缓解或经治疗后缓解。根据全球和我国哮喘防治指南提供的资料，经过长期规范化治疗和管理，80%以上的患者可以达到哮喘的临床控制。鉴于全球许多国家和地区的哮喘患病率和病死率呈上升趋势，哮喘也引起了世界卫生组织（WHO）和各国政府的重视。1995年，由WHO和美国国立卫生院心、肺、血液研究所组织多国专家共同制定的《哮喘防治的全球创议》（global initiative for asthma，CINA），经过不断更新，已成为指导全世界哮喘病防治工作的指南。

一、流行病学

哮喘是世界上最常见的慢性疾病之一，全球约有3亿哮喘患者。各国哮喘患病率从1%～31%不等，我国为0.5%～5%，且呈上升趋势。一般认为发达国家哮喘患病率高于发展中国家，城市高于农村。哮喘死亡率为（1.6～36.7）/10万，多与哮喘长期控制不佳、最后一次发作时治疗不及时有关，其中大部分是可预防的。我国已成为全球哮喘病死率最高的国家之一。

二、病因及发病机制

1. 病因　哮喘是一种复杂的、具有多基因遗传倾向的疾病，其发病具有家族集聚现象，亲缘关系越近，患病率越高。近年来，点阵单核苷酸多态性基因分型技术，也称全基因组关联研究（GWAS）的发展给哮喘的易感基因研究带来了革命性的突破。目前采用GWAS鉴定了多个哮喘易感基因位点，如5q12，22，23，17q12～17.9q24等。具有哮喘易感基因的人群发病与否受环境因素的影响较大，深入研究基因－环境相互作用将有助于揭示哮喘发病的遗传机制。

环境因素包括变应原（油漆、饲料、活性染料），食物（鱼、虾、蛋类、牛奶），药物（阿司匹林、抗生素）和非变应原性因素，如大气污染、吸烟、运动、肥胖等。

2. 发病机制　哮喘的发病机制不完全清楚，目前可概括为免疫－炎症机制、神经调节机制及其相互作用。

（1）气道免疫－炎症机制

1）气道炎症形成机制：气道慢性炎症反应是由多种炎症细胞、炎症介质和细胞因子共同参与、相互作用的结果。

当外源性变应原通过吸入、食入或接触等途径进入机体后被抗原递呈细胞（如树突状细胞、巨噬细胞、嗜酸性粒细胞）内吞并激活T细胞。一方面，活化的辅助性T细胞（主要是Th_2细胞）产生白细胞介素（IL）如IL－4、IL－5、IL－10和IL－13等进一步激活B淋巴细胞，后者合成特异性IgE，并结合于肥大细胞和嗜碱粒细胞等细胞表面的IgE受体。若变应原再次进入体内，可与结合在细胞的IgE交联，使该细胞合成并释放多种活性介质导致平滑肌收缩、黏液分泌增加、血管通透性增高和炎症细胞浸润等。炎症细胞在介质的作用下又可分泌多种介质，使气道病变加重，炎症浸润增加，产生哮喘的临床症状，这是一个典型的变态反应过程。另一方面，活化的Th（主要是Th_2）细胞分泌的IL等细胞因子，可以直接激活肥大细胞、嗜酸粒细胞及肺泡巨噬细胞等多种炎症细胞，使之在气道浸润和聚集。这些细胞相互作用可以分泌出许多种炎症介质和细胞因子，如组胺、前列腺素（PG）、白三烯（LT）、血小板活化因子（PAF）、嗜酸粒细胞趋化因子（ECF）、中性粒细胞趋化因子（NCF）、转化生长因子（TGF）等，构成了一个与炎症细胞相互作用的复杂网络，使气道收缩，黏液分泌增加，血管渗出增多，进一步加重气道慢性炎症。嗜酸粒细胞在哮喘发病中不仅发挥着终末效应细胞的作用，还具有免疫调节作用。TH_{17}细胞在以中性粒细胞浸润为主的激素抵抗型哮喘和重症哮喘发病中起到了重要作用。

根据变应原吸入后哮喘发生的时间，可分为早发型哮喘反应、迟发型哮喘反应和双相型哮喘反应。早发型哮喘反应几乎在吸入变应原的同时立即发生反应，15～30min达高峰，2h后逐渐恢复正常。迟发型哮喘反应约6h发病，持续时间长，可达数天。约半数以上患者出现迟发型哮喘反应。

2）气道高反应性（airway hyper responsiveness，AHR）：是指气道对各种刺激因子如变应原、理化因素、运动、药物等呈现的高度敏感状态，表现为患者接触这些刺激因子时气道出现过强或过早的收缩反应。AHR是哮喘的基本特征，可通过支气管激发试验来量化和评估，有症状的哮喘患者几乎都存在AHR。目前普遍认为气道炎症是导致气道高反应性的重要机制之一，当气道受到变应原或其他刺激后，由于多种炎症细胞、炎症介质和细胞因子的参与，气道上皮的损害和上皮下神经末梢的裸露等，从而导致气道高反应性。AHR常有家族倾向，受遗传因素的影响。AHR为支气管哮喘患者的共同病理生理特征，然而出现AHR者并非都是支气管哮喘，如长期吸烟、接触臭氧、病毒性上呼吸道感染、慢性阻塞性肺疾病（COPD）等也可出现AHR，但程度相对较轻。

3）气道重构（airway remodeling）：是哮喘的重要病理特征，表现为气道上皮细胞黏液化生、平滑肌肥大/增生、上皮下胶原沉积和纤维化、血管增生等，多出现在反复发作、长期没有得到良好控制的哮喘患者。气道重构的发生主要与持续存在的气道炎症和反复的气道上皮损伤/修复有关。除了炎症细胞参与气道重构外，TGF－β、血管内皮生长因子、白三烯、基质金属蛋白酶－9、解聚素－金属蛋白酶－33等多种炎症介质也参与了气道重构的形成。

（2）神经调节机制：神经因素也被认为是哮喘发病的重要环节。支气管受复杂的自主神经支配。除胆碱能神经、肾上腺素能神经外，还有非肾上腺素能非胆碱能（NANC）神经系统。支气管哮喘与β－肾上腺素受体功能低下和迷走神经张力亢进有关，并可能存在有α－肾上腺素能神经的反应性增加。NANC能释放舒张支气管平滑肌的神经介质如血管活性肠肽（VIP）、一氧化氮（NO）及收缩支气管平滑肌的介质如P物质、神经激肽，两者平衡失调，则可引起支气管平滑肌收缩。此外，从感觉神经末梢释放的P物质、降钙素基因相关肽、神经激肽A等导致血管扩张、血管通透性增加和炎症渗出，此即神经源性炎症。神经源性炎症能通过局部轴突反射释放感觉神经肽而引起哮喘发作。

三、临床表现

1. 症状　典型症状为发作性伴有哮鸣音的呼气性呼吸困难或发作性胸闷和咳嗽。症状可在数分钟内发生，并持续数小时至数天，可经平喘药物治疗后缓解或自行缓解。夜间及凌晨发作或加重是哮喘的重要临床特征。有些青少年，其哮喘症状在运动时出现，称为运动性哮喘。此外，临床上还存在没有喘息症状的不典型哮喘，患者可表现为发作性咳嗽、胸闷或其他症状。对以咳嗽为唯一症状的不典型哮喘称为咳嗽变异性哮喘（cough variant asthma，CVA）。对以胸闷为唯一症状的不典型哮喘称为胸闷变异性哮喘（chest tightness variant asthma，CTVA）。

2. 体征　发作时胸部呈过度充气状态，有广泛的哮鸣音，呼气音延长。但非常严重哮喘发作，哮鸣音反而减弱，甚至完全消失，表现为“沉默肺”，是病情危重的表现。非发作期体检可无异常发现，故未闻及哮鸣音，不能排除哮喘。

3. 并发症　发作时可并发气胸、纵隔气肿、肺不张；长期反复发作和感染可并发慢支、肺气肿、支气管扩张、间质性肺炎、肺纤维化和肺源性心脏病。

四、辅助检查

1. 痰液检查 部分患者痰涂片在显微镜下可见较多嗜酸粒细胞。

2. 肺功能检查

（1）通气功能检测：在哮喘发作时呈阻塞性通气功能改变，呼气流速指标均显著下降，1 秒钟用力呼气容积（FEV_1）、1 秒率［1 秒钟用力呼气量占用力肺活量比值（FEV_1/FVC%）］以及最高呼气流量（PEF）均减少。肺容量指标可见用力肺活量正常或下降、残气量增加、功能残气量和肺总量增加，残气量占肺总量百分比增高。其中以 FEV_1/FVC＜70% 或 FEV，低于正常预计值的 80% 为判断气流受限的最重要指标。缓解期上述通气功能指标可逐渐恢复。病变迁延、反复发作者，其通气功能可逐渐下降。

（2）支气管激发试验（bronchial provocation test，BPT）：用以测定气道反应性。常用吸入激发剂为乙酰胆碱、组胺，其他激发剂包括变应原、单磷酸腺苷、甘露醇、高渗盐水等，也有用物理激发因素如运动、冷空气等作为激发剂。观察指标包括 FEV_1、PEF 等。结果判断与采用的激发剂有关，通过剂量反应曲线计算使 FEV_1 下降 20% 的吸入药物累积剂量（PD20 - FEV_1）或累积浓度（PC20 - FEV_1），可对气道反应性增高的程度作出定量判断。如 FEV_1 下降≥20%，可诊断为激发试验阳性。BPT 适用于在非哮喘发作期、FEV_1 在正常预计值 70% 以上的患者。

（3）支气管舒张试验（bronchial dilation test，BDT）：用以测定气道可逆性。有效的支气管舒张药可使发作时的气道痉挛得到改善，肺功能指标好转。常用吸入型的支气管舒张剂如沙丁胺醇、特布他林及异丙托溴铵等。吸入支气管舒张剂 20min 后重复测定肺功能，舒张试验阳性诊断标准：①FEV_1 较用药前增加 12% 或以上，且其绝对值增加 200mL 或以上；②PEF 较治疗前增加 60L/min 或增加≥20%。

（4）呼气峰流速（PEF）及其变异率测定：PEF 可反映气道通气功能的变化。哮喘发作时 PEF 下降。由于哮喘有通气功能时间节律变化的特点，监测 PEF 日间、夜间变异率有助于哮喘的诊断和病情评估。若昼夜 PEF 变异率≥20%，提示存在可逆性的气流受限。

3. 动脉血气分析 哮喘发作时由于气道阻塞且通气分布不均，通气/血流比值失衡，可致肺泡—动脉血氧分压差（A - aDO_2）增大；严重发作时可有缺氧，PaO_2 降低，由于过度通气可使 $PaCO_2$ 下降，pH 上升，表现呼吸性碱中毒。若病情进一步发展，气道阻塞严重，可有缺氧及 CO_2 滞留，表现呼吸性酸中毒；当 $PaCO_2$ 较前增高，即使在正常范围内也要警惕严重气道阻塞的发生。若缺氧明显，可并发代谢性酸中毒。

4. 胸部 X 线/CT 检查 早期在哮喘发作时可见两肺透亮度增加，呈过度通气状态；在缓解期多无明显异常如并发呼吸道感染，可见肺纹理增加及炎性浸润阴影。同时要注意肺不张、气胸或纵隔气肿等并发症的存在。胸部 CT 在部分患者可见支气管壁增厚、黏液阻塞。

5. 特异性变应原的检测 外周血变应原特异性 IgE 增高，结合病史有助于病因诊断；血清总 IgE 测定对哮喘诊断价值不大，但其增高的程度可作为重症哮喘使用抗 IgE 抗体治疗及调整剂量的依据。体内变应原试验包括皮肤变应原试验和吸入变应原试验，前者可通过皮肤点刺等方法进行。

五、诊断要点

1. 诊断标准

（1）反复发作喘息、气急、胸闷或咳嗽，多与接触变应原、冷空气、物理、化学性刺激、病毒性上呼吸道感染、运动等有关。

（2）发作时在双肺可闻及散在或弥漫性，以呼气相为主的哮鸣音，呼气相延长。

（3）上述症状可经治疗缓解或自行缓解。

（4）除外其他疾病所引起的喘息、气急、胸闷和咳嗽。

（5）临床表现不典型者（如无明显喘息或体征）应有下列三项中至少一项阳性：①支气管激发试验或运动试验阳性；②支气管舒张试验阳性；③昼夜 PEF 变异率≥20%。

符合（1）～（4）条或（4）、（5）条者，可以诊断为支气管哮喘。

2. 支气管哮喘的分期及控制水平分级　支气管哮喘可分为急性发作期、非急性发作期。

（1）急性发作期：是指气促、咳嗽、胸闷等症状突然发生或症状加重，常有呼吸困难，以呼气流量降低为其特征，常因接触变应原等刺激物或治疗不当所致。哮喘急性发作时其程度轻重不一，病情加重可在数小时或数天内出现，偶尔可在数分钟内即危及生命，故应对病情作出正确评估，以便给予及时有效的紧急治疗。哮喘急性发作时严重程度可分为轻度、中度、重度和危重4级，见表3－1。

表3－1　哮喘急性发作的病情严重程度的分级

临床特点	轻度	中度	重度	危重
气短	步行，上楼时	稍事活动	休息时	
体位	可平卧	喜坐位	端坐呼吸	
讲话方式	连续成句	常有中断	单字	不能讲话
精神状态	可有焦虑/尚安静	时有焦虑/烦躁	常有焦虑/烦躁	嗜睡/意识模糊
出汗	无	有	大汗淋漓	
呼吸频率	轻度增加	增加	≥30 次/分	
辅助呼吸肌活动及三凹征	常无	可有	常有	胸腹矛盾运动
哮鸣音	散在，呼吸末期	响亮/弥漫	响亮/弥漫	减弱或无
脉率（次/分）	<100	100～120	>120	脉率变慢或不规则
奇脉	无/<10mmHg	可有/10～25mmHg	常有>25mmHg	无
使用 β_2 激动剂	>80%	60%～80%	<60 或 <100L/min 或作用时间<2 小时	
PEF 占预计值的百分比				
PaO_2（mmHg）	正常	>60	<60	
$PaCO_2$（mmHg）	<45	<45	>45	
SaO_2（%）	>95	91～95	<90	

（2）非急性发作期（亦称慢性持续期）：许多哮喘患者即使没有急性发作，但在相当长的时间内仍有不同频度和（或）不同程度地出现症状（喘息、咳嗽、胸闷等），肺通气功能下降。过去曾以患者白天、夜间哮喘发作的频度和肺功能测定指标为依据，将非急性发作期的哮喘病情严重程度分为间歇性、轻度持续、中度持续和重度持续4级，目前则认为长期评估哮喘的控制水平是更为可靠和有用的严重性评估方法，对哮喘的评估和治疗的指导意义更大。哮喘控制水平分为控制、部分控制和未控制3个等级，每个等级的具体指标见表3－2。

表3－2　非急性发作期哮喘控制水平的分级

临床特征	控制（满足以下所有情况）	部分控制（出现以下任何1项临床特征）	未控制
日间症状	无（或≤2 次/周）	>2 次/周	任何一周出现部分控制表现≥3 项*↑
活动受限	无	任何1次	
夜间症状/憋醒	无	任何1次	
对缓解药物治疗/急救治疗的需求	无（或≤2 次/周）	>2 次/周	
肺功能☆（PEF/FEV_1）	正常	<正常预计值或个人最佳值的80%	
急性发作	无	≥1 次/年	任何一周出现1次

注：*患者出现急性发作后都必须对维持方案进行分析回顾，以确保治疗方案的合理性；↑依照定义，任何1周出现1次哮喘急性发作表明这周的哮喘没有得到控制；☆肺功能结果对5岁以下儿童的可靠性差。

六、治疗原则

目前尚无特效的治疗方法，但长期规范化治疗可使哮喘症状得到控制，减少复发乃至不发作。长期使用最少量或不用药物能使患者活动不受限制，并能与正常人一样生活、工作和学习。

1. 确定并减少危险因素接触　部分患者能找到引起哮喘发作的变应原或其他非特异刺激因素，立即使患者脱离并长期避免接触这些危险因素是防治哮喘最有效的方法。

2. 药物治疗　治疗哮喘药物主要分为两类：控制性药物和缓解性药物。控制性药物亦称抗感染药，主要用于治疗气道慢性炎症，需要长期使用。缓解性药物亦称解痉平喘药，通过迅速解除支气管痉挛从而缓解哮喘症状，按需使用。

（1）糖皮质激素：由于哮喘时病理基础是慢性非特异性炎症，糖皮质激素是当前控制哮喘发作最有效的药物。主要作用机制是抑制炎症细胞的迁移和活化；抑制细胞因子的生成；抑制炎症介质的释放；增强平滑肌细胞 β_2 受体的反应性。可分为吸入、口服和静脉用药。吸入治疗是目前推荐长期抗感染治疗哮喘的最常用方法。常用吸入药物有倍氯米松（beclomethasone，BDP）、布地奈德（budesonide）、氟替卡松（fluticasone）、莫米松（mometasone）等，后二者生物活性更强，作用更持久。通常需规律吸入 1～2 周以上方能生效。根据哮喘病情选择吸入不同 ICS 剂量。虽然吸入 ICS 全身不良反应少，但少数患者可出现口咽念珠菌感染、声音嘶哑或呼吸道不适，吸药后用清水漱口可减轻局部反应和胃肠吸收。长期吸入较大剂量 ICS（>1 000μg/d）者应注意预防全身性不良反应，如肾上腺皮质功能抑制、骨质疏松等。为减少吸入大剂量糖皮质激素的不良反应，可采用低、中剂量 ICS 与长效 β_2 受体激动剂、缓释茶碱或白三烯调节剂联合使用。

口服剂：有泼尼松（强的松）、泼尼松龙（强的松龙）。用于吸入糖皮质激素无效或需要短期加强的患者。起始 30～60mg/d，症状缓解后逐渐减量至≤10mg/d。然后停用，或改用吸入剂。不主张长期口服激素用于维持哮喘控制的治疗。

静脉用药：重度或严重哮喘发作时应及早应用激素。可选择琥珀酸氢化可的松，常用量 100～400mg/d，注射后 4～6h 起作用，或甲泼尼龙，常用量 80～160mg/d，起效时间更短 2～4h。地塞米松因在体内半衰期较长、不良反应较多，宜慎用，一般 10～30mg/d。无激素依赖倾向者，可在短期 3～5 天停药；有激素依赖倾向者应在症状缓解后逐渐减量，然后改口服和吸入制剂维持。

（2）β_2 受体激动剂：主要通过激动呼吸道的 β_2 受体，激活腺苷酸环化酶，使细胞内的环磷酸腺苷（cAMP）含量增加，游离 Ca^{2+} 减少，从而松弛支气管平滑肌，起到缓解哮喘的作用。分为短效 β_2 受体激动剂 SABA（维持 4～6h）和长效 β_2 受体激动剂 LABA（维持 10～12h），LABA 又分为快速起效（数分钟起效）和缓慢起效（30min 起效）两种。

SABA：是控制哮喘急性发作的首选药物。有吸入、口服和静脉三种制剂，首选吸入给药。吸入剂包括定量气雾剂（MDI）、干粉剂、雾化溶液。首选药物有沙丁胺醇（salbutamol）、特布他林（terbutaline）。SABA 应按需间歇使用，不宜长期、单一应用。

LABA：这类 β_2 受体激动剂的分子结构中具有较长的侧链，舒张支气管平滑肌的作用可达 12h 以上。与 ICS 联合是目前最常用的哮喘控制性药物。常用的 LABA 有两种：①沙美特罗（salmaterol）：经气雾剂或碟剂装置给药，给药后 30min 起效，平喘作用维持 12h 以上，推荐剂量 50μg，每日 2 次吸入。②福莫特罗（formoterol）：经都保装置给药，起效迅速，给药后 3～5min 起效，平喘作用维持 8h 以上。具有一定的剂量依赖性，推荐剂量 4.5～9.0μg，每日 2 次吸入，也可按需用于哮喘急性发作的治疗。不推荐长期单独使用 LABA，须与 ICS 联合应用。同前常用 ICS 加 LABA 的联合制剂有：氟替卡松/沙美特罗吸入干粉剂，布地奈德/福莫特罗吸入干粉剂。

（3）白三烯调节剂：通过调节白三烯的生物活性而发挥抗感染作用，同时可以舒张支气管平滑肌，是目前除 ICS 外唯一可单独应用的哮喘控制性药物。可作为轻度哮喘 ICS 的替代治疗药物和中、重度哮喘的联合治疗药物，尤其适用于阿司匹林哮喘、运动性哮喘和伴有过敏性鼻炎患者的治疗。常用药物有孟鲁司特（montelukast）10mg、每日 1 次。或扎鲁司特（zafirlukast）20mg、每日 2 次，不良反应通常较轻微，主要是胃肠道症状，少数有皮疹、血管性水肿、转氨酶升高，停药后可恢复正常。

（4）茶碱类：能抑制磷酸二酯酶，提高平滑肌细胞内的 cAMP 浓度，拮抗腺苷受体，增强呼吸肌的收缩力；增强气道纤毛清除功能和抗炎作用。是目前治疗哮喘的有效药物。

口服：用于轻、中度哮喘急性发作以及哮喘的维持治疗，常用药物包括氨茶碱和缓释茶碱，剂量为每日 6～10mg/kg。口服缓释茶碱后昼夜血药浓度平稳，平喘作用可维持 12～14h，尤其适用于控制夜间哮喘。联合应用茶碱、ICS 和抗胆碱药物具有协同作用。

静脉：注射氨茶碱首次负荷剂量为 4～6mg/kg，注射速度不宜超过 0.25mg/（kg·min），维持剂量为 0.6～0.8mg/（kg·h）。每日最大用量一般不超过 1.0g（包括口服和静脉给药）。静脉给药主要应用于重症哮喘。

茶碱的主要不良反应为胃肠道症状（恶心、呕吐），心血管症状（心动过速、心律失常、血压下降）及尿多，偶可兴奋呼吸中枢，严重者可引起抽搐乃至死亡。由于茶碱的“治疗窗”窄以及茶碱代谢存在较大的个体差异，最好在用药中监测血浆氨茶碱浓度，其安全有效浓度为 6～15mg/L。发热、妊娠、小儿或老年，患有肝、心、肾功能障碍及甲状腺功能亢进者尤须慎用。合用西咪替丁（甲氰咪胍）、喹诺酮类、大环内酯类药物等可影响茶碱代谢而使其排泄减慢，应减少用药量。

（5）抗胆碱药：通过阻断节后迷走神经通路，降低迷走神经兴奋性而起舒张支气管作用，并有减少痰液分泌的作用。可与 β_2 受体激动剂联合吸入有协同作用，尤其适用于夜间哮喘及多痰的患者。分为短效抗胆碱能药物（SAMA，维持 4～6h）和长效抗胆碱能药物（LAMA，维持 24h）。

SAMA：主要用于哮喘急性发作的治疗，多与 β_2 受体激动剂联合应用。常用药如异丙托溴铵（ipratropine bromide），有 MDI（每日 3 次，每次 25～75μg）和雾化溶液（100～150μg/mL 的溶液持续雾化吸入）两种剂型。不良反应少，少数患者有口苦或口干感。

LAMA：主要用于哮喘并发慢阻肺以及慢阻肺患者的长期治疗。常用药如噻托溴铵（tiotropium bromide）是近年发展的选择性 M_1、M_2 受体拮抗剂，作用更强，持续时间更久（可达 24h）、不良反应更少，目前只有干粉吸入剂。

（6）抗 IgE 抗体：是一种人源化的重组鼠抗人 IgE 单克隆抗体，具有阻断游离 IgE 与 IgE 效应细胞表面受体结合的作用，但不会诱导效应细胞的脱颗粒反应。主要用于经吸入 ICS 和 LABA 联合治疗后症状仍未控制且血清 IgE 水平增高的重症哮喘患者。使用方法为每 2 周皮下注射 1 次，持续至少 3～6 个月。该药临床使用时间尚短，其远期疗效与安全性有待进一步观察。

（7）其他药物

1）抗组胺药物：口服第二代抗组胺药物（H_1 受体拮抗剂）如酮替酚（ketotifen）、阿司咪唑、氯雷他定等具有抗变态反应作用，在哮喘治疗中的作用较弱。

2）其他口服抗变态反应药物：如曲尼斯特（tranilast）、瑞吡斯特（repirinast）等可应用于轻度至中度哮喘的治疗，其主要不良反应是嗜睡。

3. 急性发作期的治疗　急性发作的治疗目的是尽快缓解气道阻塞，纠正低氧血症，恢复肺功能，预防进一步恶化或再次发作，防止并发症。对所有急性发作的患者都要制订个体化的长期治疗方案。

（1）轻度：经 MDI 吸入 SABA，在第 1h 每 20min 吸入 1～2 喷。随后轻度急性发作可调整为每 3～4h 吸入 1～2 喷。效果不佳时可加茶碱缓释片，或加用 SAMA 吸入。

（2）中度：吸入 SABA（常用雾化吸入），第 1h 可持续雾化吸入。联合应用雾化吸入 SAMA、激素混悬液。也可联合静脉应用茶碱类。如仍不能缓解，应尽早口服糖皮质激素，同时吸氧。

（3）重度至危重度：持续雾化吸入 SABA，或联合雾化吸入 SAMA、激素混悬液以及静脉滴注茶碱类药物。吸氧。尽早静脉应用糖皮质激素，待病情得到控制和缓解后改为口服给药。注意维持水、电解质平衡，纠正酸碱失衡，当 pH＜7.20 且并发代谢性酸中毒时，应适当补碱。经上述治疗，临床症状和肺功能无改善甚至继续恶化者，应及时给予机械通气治疗，其指征包括呼吸肌疲劳、$PaCO_2 \geq 45$mmHg、意识改变（需进行有创机械通气）。若并发气胸，在胸腔引流气体下仍可机械通气。此外应预防下呼吸道感染等。

4. 慢性持续期的治疗 慢性持续期的治疗应在评估和监测患者哮喘控制水平的基础上，定期根据长期治疗分级方案做出调整，以维持患者的控制水平。哮喘长期治疗分级方案分为5级（表3-3）。

表3-3 哮喘长期治疗方案

←降级 升级→

	第1级	第2级	第3级	第4级	第5级
			哮喘教育、环境控制 按需使用短效 β_2 受体激动剂		
控制性药物		选用1种 低剂量ICS 白三烯调节剂	选用1种 低剂量ICS加LABA 中等剂量ICS或高剂量ICS 低剂量ICS加白三烯调节剂 低剂量ICS加缓释茶碱	在第3级基础上选择1种或1种以上 中等剂量ICS或高剂量ICS加LABA 白三烯调节剂 缓释茶碱	在第4级基础上增加1种 口服最小剂量糖皮质激素 抗IgE治疗

对哮喘患者进行哮喘知识教育和控制环境、避免诱发因素贯穿于整个治疗阶段。对于大多数未经治疗的持续性哮喘患者，初始治疗应从第2级治疗方案开始，如果初始评估提示哮喘处于严重未控制，治疗应从第3级方案开始。从第2级到第5级的治疗方案中都有不同的哮喘控制药物可供选择。而在每一步中缓解药物都应该按需使用，以迅速缓解哮喘症状。

5. 免疫疗法 分为特异性和非特异性两种。特异性免疫反应是指将诱发哮喘发作的特异性变应原（如螨、花粉、猫毛等）配制成各种不同浓度的提取液，通过前者皮下注射、舌下含服或其他途径给予对该变应原过敏的患者，使其对此种变应原的耐受性增高，当再次接触此变应原时，不再诱发哮喘发作，或发作程度减轻，又称脱敏疗法或减敏疗法。一般需治疗1~2年，若治疗反应良好，可坚持3~5年。非特异性免疫疗法，如注射卡介苗及其衍生物、转移因子、疫苗等生物制品抑制变应原反应的过程，有一定辅助的疗效。

咳嗽变异性哮喘（CVA）的治疗原则与典型哮喘治疗相同。疗程则可以短于典型哮喘。CVA治疗不及时可发展为典型哮喘。

难治性哮喘，指采用包括吸入ICS和LABA两种或多种控制药物，规范治疗至少6个月，仍不能达到良好控制的哮喘。治疗包括：①首先排除患者治疗依从性不佳，并排除诱发加重或使哮喘难以控制的因素；②给予高剂量ICS联合/不联合口服激素，加用白三烯调节剂、抗IgE抗体联合治疗；③其他可选择的治疗包括免疫抑制剂（甲氨蝶呤、环孢素、金制剂），支气管热成形术等。

6. 哮喘的教育与管理 哮喘患者的教育与管理是提高疗效，减少复发，提高患者生活质量的重要措施。在医生指导下患者要学会自我管理、学会控制病情。应为每个初诊哮喘患者制订防治计划，应使患者了解或掌握以下内容：①相信通过长期、适当、充分的治疗，完全可以有效地控制哮喘发作；②了解哮喘的激发因素以及避免诱因的方法；③简单了解哮喘的本质和发病机制；④熟悉哮喘发作先兆表现及相应处理办法；⑤学会在家中自行监测病情变化，并进行评定，重点掌握峰流速仪的使用方法，坚持记录哮喘日记；⑥学会哮喘发作时进行简单的紧急自我处理方法；⑦了解常用平喘药物的作用、正确用量、用法、不良反应；⑧掌握正确的吸入技术（MDI或Spacer用法）；⑨知道什么情况下应去医院就诊；⑩与医生共同制订出防止复发、保持长期稳定的方案。

在此基础上采取一切必要措施对患者进行长期系统管理，包括鼓励哮喘患者与医护人员建立伙伴关系，通过规律的肺功能监测（包括PEF）客观地评价哮喘发作的程度，避免和控制哮喘激发因素，减少复发，制订哮喘长期管理的用药计划，制定发作期处理方案和长期定期随访保健，改善患者的依从性，并根据患者病情变化及时修订防治计划。

七、护理评估

1. 病史

（1）患病及治疗经过：询问患者发作时的症状，如喘息、呼吸困难、胸闷或咳嗽的程度、持续时间、诱发或缓解因素。了解既往和目前的检查结果、治疗经过和病情严重程度。了解患者对所用药物的名称、剂量、用法、疗效、不良反应等知识的掌握情况，尤其是患者能否掌握药物吸入技术，是否进行长期规律的治疗，是否熟悉哮喘急性发作先兆和正确处理方法，急性发作时有无按医嘱治疗等。评估疾病对患者日常生活和工作的影响程度。

（2）评估与哮喘有关的病因和诱因：①有无接触变应原，室内是否密封窗户，是否使用地毯、化纤饰品，是否有空调等可造成室内空气流通减少的因素存在，室内有无尘螨滋生、动物皮毛和排泄物、花粉等。②有无主动或被动吸烟，吸入污染空气如臭氧、杀虫剂、油漆和工业废气等。③有无进食虾蟹、鱼、牛奶、蛋类等食物。④有无服用普萘洛尔、阿司匹林等药物史。⑤有无受凉、气候变化、剧烈运动、妊娠等诱发因素。⑥有无哮喘家族史。

（3）心理－社会状况：哮喘是一种气道慢性炎症性疾病，患者对环境多种激发因子易过敏，发作性症状反复出现，严重时可影响睡眠和体力活动。评估患者有无烦躁、焦虑、恐惧等心理反应；有无忧郁、悲观情绪，以及对疾病治疗失去信心等。评估家属对疾病知识的了解程度和对患者关心程度、经济情况和社区医疗服务状况等。

2. 身体评估

（1）一般状态：评估患者的生命体征和精神状态，有无嗜睡、意识模糊等意识状态改变，有无痛苦面容。观察呼吸频率和脉率的情况，有无奇脉。

（2）皮肤和黏膜：观察口唇、面颊、耳郭等皮肤有无发绀，唇舌是否干燥、皮肤有无多汗、弹性降低。

（3）胸部体征：胸部有无过度充气，观察有无辅助呼吸肌参与呼吸和三凹征出现。听诊肺部有无哮鸣音、呼气音延长，有无胸腹反常运动，但应注意轻度哮喘或非常严重哮喘发作时，可不出现哮鸣音。

3. 实验室及其他检查

（1）血常规：有无嗜酸性粒细胞和中性粒细胞增高。

（2）动脉血气分析：有无 PaO_2 降低，$PaCO_2$ 是否增高，有无呼吸性酸中毒、代谢性碱中毒。

（3）特异性变应原的检测：有无特异性 IgE 增高。

（4）痰液检查：涂片有无嗜酸性粒细胞，痰培养有无致病菌。

（5）肺功能检查：有无 FEV_1/FVC、$FEV_1\%$ 预计值 PEF 等下降，有无残气量、功能残气量和肺总量增加，有无残气/肺总量比值增高。

（6）X 线检查：有无肺透亮度增加，是否出现肺纹理增多和炎性浸润性阴影。注意观察有无气胸、纵隔气肿、肺不张等并发症的征象。

八、护理诊断/合作性问题

1. 气体交换受损　与支气管痉挛、气道炎症、气道阻力增加有关。

2. 清理呼吸道无效　与支气管黏膜水肿、分泌物增多、痰液黏稠、无效咳嗽有关。

3. 知识缺乏　缺乏正确使用定量雾化吸入器用药的相关知识。

4. 活动无耐力　与缺氧、呼吸困难有关。

5. 焦虑　与哮喘长期存在且反复急性发作有关。

6. 潜在并发症　呼吸衰竭、纵隔气肿等。

九、护理目标

（1）患者呼吸困难缓解，能进行有效呼吸。

（2）能够进行有效的咳嗽，排出痰液。

（3）能够正确使用定量雾化吸入器。

十、护理措施

1. 气体交换受损

（1）环境与体位：有明确过敏原者应尽快脱离，提供安静、舒适、温湿度适宜的环境，保持室内清洁、空气流通。根据病情提供舒适体位，如为端坐呼吸者提供床旁桌支撑，以减少体力消耗。病室不宜摆放花草，避免使用地毯、皮毛、羽绒或蚕丝织物等，整理床铺时避免尘埃飞扬。

（2）饮食护理：大约20%的成年患者和50%的患儿可因不适当饮食而诱发或加重哮喘，应提供清淡、易消化、足够热量的饮食，避免进食硬、冷、油煎食物；避免进食或饮用刺激性食物或饮料。若能找出与哮喘发作有关的食物，如鱼、虾、蟹、蛋类、牛奶等更应该避免食用。某些食物添加剂如酒石黄和亚硝酸盐可诱发哮喘发作，应当引起注意。有烟酒嗜好者戒烟酒。

（3）口腔与皮肤护理：哮喘发作时，患者常会大量出汗，应每天进行温水擦浴，勤换衣服和床单，保持皮肤的清洁、干燥和舒适。协助并鼓励患者咳嗽后用温水漱口，保持口腔清洁。

（4）心理护理：哮喘急性发作和重症发作的患者，通常会出现紧张、烦躁不安、甚至惊恐等情绪，应多巡视患者，耐心解释病情和治疗措施，给予心理疏导，用语言和非语言沟通安慰患者，消除患者过度紧张的心理，这对减轻哮喘发作的症状和控制病情有重要意义。

（5）用药护理：观察药物疗效和不良反应。

1）糖皮质激素：吸入药物治疗的全身性不良反应少，少数患者可出现声音嘶哑、咽部不适和口腔念珠菌感染，指导患者吸药后及时用清水含漱口咽部，选用干粉吸入剂或加用除雾器可减少上述不良反应。口服用药宜在饭后服用，以减少对胃肠道黏膜的刺激。气雾吸入糖皮质激素可减少其口服量，当用吸入剂替代口服剂时，通常需同时使用2周后再逐步减少口服量，指导患者不得自行减量或停药。

2）β_2受体激动剂：①指导患者按医嘱用药，不宜长期、规律、单一、大量使用，因为长期应用可引起β_2受体功能下降和气道反应性增高，出现耐药性。②指导患者正确使用雾化器，以保证药物的疗效。③静脉滴注沙丁胺醇时应注意控制滴速2～4μg/min。用药过程观察有无心悸、骨骼肌震颤、低血钾等不良反应。

3）茶碱类：静脉注射时浓度不宜过高，速度不宜过快，注射时间宜在10min以上，以防中毒症状发生。不良反应有恶心、呕吐、心律失常、血压下降和呼吸中枢兴奋，严重者可致抽搐甚至死亡。用药时监测血药浓度可减少不良反应的发生，其安全浓度为6～15μg/mL。发热、妊娠、小儿或老年、有心、肝、肾功能障碍及甲状腺功能亢进者不良反应增加。合用西咪替丁、喹诺酮类、大环内酯类药物可影响茶碱代谢而使其排泄减慢，应加强观察。茶碱缓（控）释片有控释材料，不能嚼服，必须整片吞服。

4）其他：抗胆碱药吸入后，少数患者可有口苦或口干感。酮替芬有镇静、头晕、口干、嗜睡等不良反应，对高空作业人员、驾驶员、操纵精密仪器者应予以强调。白三烯调节剂的主要不良反应是轻微的胃肠道症状，少数有皮疹、血管性水肿、转氨酶升高，停药后可恢复。

（6）氧疗护理：重症哮喘患者常伴有不同程度的低氧血症，应遵医嘱给予鼻导管或面罩吸氧，吸氧流量为1～3L/min，吸入氧浓度一般不超过40%。为避免气道干燥和寒冷气流的刺激而导致气道痉挛，吸入的氧气应尽量温暖湿润。在给氧过程中，监测动脉血气分析。如哮喘严重发作，经一般药物治疗无效，或患者出现神志改变，$PaO_2 < 60mmHg$，$PaCO_2 > 50mmHg$时，应准备进行机械通气。

（7）病情观察：观察哮喘发作的前驱症状，如鼻咽痒、喷嚏、流涕、眼痒等黏膜过敏症状。哮喘发作时，动态观察患者意识状态、呼吸频率、节律、深度，是否有辅助呼吸肌参与呼吸运动等，监测呼吸音、哮鸣音变化，监测动脉血气分析和肺功能情况，了解病情和治疗效果，警惕气胸、呼吸衰竭等并发症的发生。哮喘严重发作时，如经治疗病情无缓解，需做好机械通气的准备工作。加强对急性期患者的监护，尤其夜间和凌晨是哮喘易发作的时间，应严密观察有无病情变化。

2. 清理呼吸道无效

（1）促进排痰：痰液黏稠者可定时给予蒸汽或氧气雾化吸入。指导患者进行有效咳嗽，协助叩背，以促进痰液排出。无效者可用负压吸引器吸痰。

（2）补充水分：哮喘急性发作时，患者呼吸增快、出汗，常伴脱水、痰液黏稠，形成痰栓阻塞小支气管加重呼吸困难。应鼓励患者每天饮水2 500～3 000mL，以补充丢失的水分，稀释痰液。重症者应建立静脉通道，遵医嘱及时、充分补液，纠正水、电解质和酸碱平衡紊乱。

（3）病情观察：观察患者咳嗽情况、痰液性状和量。

3. 知识缺乏　缺乏正确使用定量雾化吸入器用药的相关知识。

（1）定量雾化吸入器（MDI）：MDI的使用需要患者协调呼吸动作，正确使用是保证吸入治疗成功的关键。①介绍雾化吸入器具：根据患者文化层次、学习能力，提供雾化吸入器的学习资料。②演示MDI的使用方法：打开盖子，摇匀药液，深呼气至不能再呼时张口，将MDI喷嘴至于口中，双唇包住咬口，以慢而深的方式经口吸气，同时以手指按压喷药，至吸气末屏气10s，使较小的雾粒沉降在气道远端，然后缓慢呼气，休息3min后可再重复使用1次。③反复练习使用：医护人员演示后，指导患者反复练习，直至患者完全掌握。④特殊MDI的使用：对不易掌握MDI吸入法的儿童或重症患者，可在MDI上加储药罐（spacer），可以简化操作，增加吸入到下呼吸道和肺部的药物量，减少雾滴在口咽部沉积引起刺激，增加雾化吸入疗效。

（2）干粉吸入器：常用的有都保装置和准纳器。

1）都保装置（turbuhaler）：即储存剂量型涡流式干粉吸入器，如普米克都保、奥克斯都保、信必可都保（布地奈德福莫特罗干粉吸入剂）。指导患者使用都保装置的方法：①旋转并拔出瓶盖，确保红色旋柄在下方。②拿直都保，握住底部红色部分和都保中间部分，向某一方向旋转到底，再向反方向旋转到底，即完成一次装药。在此过程中，您会听到一次“咔嗒”声。③先呼气（勿对吸嘴呼气），将吸嘴含于口中，双唇包住吸嘴用力深长地吸气，然后将吸嘴从嘴部移开，继续屏气5s后恢复正常呼吸。

2）准纳器：常用的有沙美特罗替卡松粉吸入剂（舒利迭）等。指导患者准纳器的使用方法：①一手握住准纳器外壳，另一手拇指向外推动准纳器的滑动杆直至发出咔嗒声，表明准纳器已做好吸药的准备。②握住准纳器并使远离嘴，在保证平稳呼吸的前提下，尽量呼气。③将吸嘴放入口中，深深地平稳地吸气，将药物吸入口中，屏气约10s。④拿出准纳器，缓慢恢复呼气，关闭准纳器（听到咔嗒声表示关闭）。

十一、护理评价

（1）患者呼吸频率、节律平稳，无呼吸困难和奇脉。

（2）能选择合适的排痰方法，排出痰液，咳嗽程度减轻，次数减少。

（3）能描述雾化吸入器的种类，适应证和注意事项，掌握正确使用方法。

十二、健康指导

1. 疾病知识指导　指导患者增加对哮喘的激发因素、发病机制、控制目的和效果的认识，以提高患者的治疗依从性。使患者懂得哮喘虽不能彻底治愈，但只要坚持充分的正规治疗，完全可以有效地控制哮喘的发作，即患者可达到没有或仅有轻度症状，能坚持日常工作和学习。

2. 避免诱因指导　针对个体情况，指导患者有效控制可诱发哮喘发作的各种因素，如避免摄入引起过敏的食物；避免接触引起过敏的花粉、香水、化妆品等物质；避免强烈的精神刺激和剧烈运动；避免持续的喊叫等过度换气动作；不养宠物、不用皮毛制成的衣物、被褥或枕头。定期清洗空调，更换窗帘、床单、枕头等物品；避免接触刺激性气体及预防呼吸道感染；戴围巾或口罩避免冷空气刺激；在缓解期应加强体育锻炼、耐寒锻炼受耐力训练以增强体质。

3. 病情监测指导　指导患者识别哮喘发作的先兆表现和病情加重的征象，学会哮喘发作时进行简单的紧急自我处理方法。学会利用峰流速仪来监测最大呼气峰流速（PEFR），做好哮喘日记，为疾病预防和治疗提供参考资料。峰流速仪的使用方法：取站立位，尽可能深吸一口气，然后用唇齿部分包住口含器后，以最快的速度，用1次最有力的呼气吹动游标滑动，游标最终停止的刻度，就是此次峰流速值。峰流速测定是发现早期哮喘发作最简便易行的方法，在没有出现症状之前，PEFR下降，提示将发生哮喘的急性发作。临床实验观察证实，每天测量PEFR并与标准PEFR进行比较，不仅能早期发现哮喘发作，还能判断哮喘控制的程度和选择治疗措施。如果PEFR经常有规律地保持在80%～100%，为安全区，说明哮喘控制理想；PEFR 50%～80%为警告区，说明哮喘加重，需及时调整治疗方案；PEFR＜50%为危险区，说明哮喘严重，需要立即到医院就诊。

4. 用药指导　哮喘患者应了解自己所用各种药物的名称、用法、用量及注意事项，了解药物的主要不良反应及如何采取相应的措施来避免。指导患者或家属掌握正确的药物吸入技术，按医嘱合理用药，正确使用β_2受体激动剂和（或）糖皮质激素吸入剂。

5. 心理指导　精神心理因素在哮喘的发生发展过程中起重要作用，培养良好的情绪和战胜疾病的信心是哮喘治疗和护理的重要内容。哮喘患者的心理反应可有抑郁、焦虑、恐惧、性格改变等，给予心理疏导，使患者保持有规律的生活和乐观情绪，积极参加体育锻炼，最大限度地保持劳动能力，可有效减轻患者的不良心理反应。此外，患者常有社会适应能力下降、自信心下降、交际减少等表现，应指导患者充分利用社会支持系统，动员患者家属及朋友参与对哮喘患者的管理，为其身心康复提供各方面的支持。

（李　漓）

第四章

消化系统疾病护理

第一节 常见症状体征的护理

一、恶心与呕吐

恶心和呕吐两者可单独发生，但多数患者先有恶心（nausea），继而呕吐（vomiting）。引起恶心与呕吐的病因很多，其中消化系统的常见病因有：①胃炎、消化性溃疡并发幽门梗阻、胃癌；②肝、胆囊、胆管、胰、腹膜的急性炎症；③胃肠功能紊乱引起的心理性呕吐。呕吐出现的时间、频度、呕吐物的量与性状因病种而异。上消化道出血时呕吐物呈咖啡色甚至鲜红色；消化性溃疡并发幽门梗阻时呕吐常在餐后发生，呕吐量大，呕吐物含酸性发酵宿食；低位肠梗阻时呕吐物带粪臭味；急性胰腺炎可出现频繁剧烈的呕吐，吐出胃内容物甚至胆汁。呕吐频繁且量大者可引起水电解质紊乱、代谢性碱中毒；长期呕吐伴畏食者可致营养不良；昏迷患者呕吐时易发生误吸，引起肺部感染、窒息等。

（一）护理评估

1. 病史　恶心与呕吐发生的时间、频率、原因或诱因，与进食的关系；呕吐的特点及呕吐物的性质、量；呕吐伴随的症状，如是否伴有腹痛、腹泻、发热、头痛、眩晕等。患者的精神状态，有无疲乏无力，有无焦虑、抑郁，呕吐是否与精神因素有关。

2. 身体评估　①全身情况：生命体征、神志、营养状况，有无失水表现。②腹部检查：腹胀、腹痛、肠鸣音等。

3. 实验室及其他检查　必要时作呕吐物毒物分析或细菌培养等检查，呕吐量大者注意有无水电解质紊乱、酸碱平衡失调。

（二）常用护理诊断/问题

1. 有体液不足的危险　与大量呕吐导致失水有关。

2. 活动无耐力　与频繁呕吐导致失水、电解质丢失有关。

3. 焦虑　与频繁呕吐、不能进食有关。

（三）目标

（1）患者生命体征在正常范围内，无失水、电解质紊乱和酸碱失衡。

（2）呕吐减轻或停止，逐步恢复进食。

（3）能保证机体所需热量、水分、电解质的摄入。

（4）活动耐力恢复或有所改善。

（5）焦虑程度减轻。

（四）护理措施及依据

1. 有体液不足的危险　尽快采取补液措施，主要有以下几项措施。

（1）失水征象监测：①生命体征：定时测量和记录生命体征直至稳定。血容量不足时可出现心率加快、呼吸急促、血压降低，特别是直立性低血压。持续性呕吐致大量胃液丢失而发生代谢性碱中毒时，患者呼吸变浅、慢。②准确测量和记录每天的出入量、尿比重、体重。③观察患者有无失水征象，依失水程度不同，患者可出现软弱无力、口渴、皮肤黏膜干燥和弹性减低，尿量减少、尿比重增高，并可有烦躁、神志不清以至昏迷等表现。④动态观察实验室检查结果，例如血清电解质、酸碱平衡状态。

（2）呕吐的观察与处理：观察患者呕吐的特点，记录呕吐的次数，呕吐物的性质和量、颜色、气味。按医嘱应用止吐药及其他治疗，促使患者逐步恢复正常饮食和体力。

（3）积极补充水分和电解质：给予口服补液时，应少量多次饮用，以免引起恶心呕吐。如口服补液未能达到所需补液量时，需静脉输液以恢复机体的液体平衡状态。剧烈呕吐不能进食或严重水电解质失衡时，则主要通过静脉输液给予纠正。

2. 活动无耐力　以生活及安全护理为主。

（1）生活护理：协助患者进行日常生活活动。患者呕吐时应帮助其坐起或侧卧，头偏向一侧，以免误吸。吐毕给予漱口，更换污染衣物被褥，开窗通风以去除异味。

（2）安全的护理：告知患者突然起身可能出现头晕、心悸等不适。指导患者坐起时动作缓慢，以免发生直立性低血压。

3. 焦虑　采取心理疏导和放松技术。

（1）心理疏导：耐心解答患者及家属提出的问题，消除其紧张情绪，特别是呕吐与精神因素有关的患者。紧张、焦虑还会影响食欲和消化能力，而对于治疗的信心及情绪稳定则有利于缓解症状。必要时使用镇静剂。

（2）应用放松技术：常用深呼吸法（用鼻吸气，然后张口慢慢呼气，反复进行），以及交谈、听音乐、阅读等方法转移患者的注意力，减少呕吐的发生。

（五）评价

（1）患者生命体征稳定在正常范围，无口渴、尿少、皮肤干燥和弹性减退等失水表现，血生化指标正常。

（2）呕吐减轻或消失，逐步耐受及增加进食量。

（3）摄入足够的热量、水分、电解质和各种营养素，营养状态改善。

（4）活动耐力增加，活动后无头晕、心悸、气促或直立性低血压。

（5）能认识自己的焦虑状态并运用适当的应对技术。

二、腹痛

临床上一般将腹痛（abdominal pain）按起病急缓、病程长短分为急性与慢性腹痛。急性腹痛多由腹腔脏器的急性炎症、扭转或破裂，空腔脏器梗阻或扩张，腹腔内血管阻塞等引起；慢性腹痛的原因常为腹腔脏器的慢性炎症、腹腔脏器包膜的张力增加，消化性溃疡、胃肠神经功能紊乱、肿瘤压迫及浸润等。此外，某些全身性疾病、泌尿生殖系统疾病、腹外脏器疾病如急性心肌梗死和下叶肺炎等亦可引起腹痛。腹痛可表现为隐痛、钝痛、灼痛、胀痛、刀割样痛、钻痛或绞痛等，可为持续性或阵发性疼痛，其部位、性质和程度常与疾病有关。如胃、十二指肠疾病引起的腹痛多为中上腹部隐痛、灼痛或不适感，伴畏食、恶心、呕吐、嗳气、反酸等。小肠疾病多呈脐周疼痛，并有腹泻、腹胀等表现。大肠病变所致的腹痛为腹部一侧或双侧疼痛。急性胰腺炎常出现上腹部剧烈疼痛，为持续性钝痛、钻痛或绞痛，并向腰背部呈带状放射。急性腹膜炎时疼痛弥漫全腹，腹肌紧张，有压痛、反跳痛。

（一）护理评估

1. 病史　腹痛发生的原因或诱因，起病急骤或缓慢、持续时间，腹痛的部位、性质和程度；腹痛与进食、活动、体位等因素的关系；腹痛发生时的伴随症状，如有无恶心、呕吐、腹泻、呕血、便血、血尿、发热等；有无缓解疼痛的方法；有无精神紧张、焦虑不安等心理反应。

2. 身体评估　全身情况：生命体征、神志、神态、体位、营养状况，以及有关疾病的相应体征，如腹痛伴黄疸者提示与胰腺、胆系疾病有关，腹痛伴休克者可能与腹腔脏器破裂、急性胃肠穿孔、急性出血性坏死性胰腺炎、急性心肌梗死、肺炎等有关。

3. 实验室及其他检查　根据不同病种进行相应的实验室检查，必要时需作 X 线检查、消化道内镜检查等。

（二）常用护理诊断/问题

1. 疼痛：腹痛　与腹腔脏器或腹外脏器的炎症、缺血、梗阻、溃疡、肿瘤或功能性疾病等有关。

2. 焦虑　与剧烈腹痛、反复或持续腹痛不易缓解有关。

（三）目标

（1）患者的腹痛逐渐减轻或消失。

（2）焦虑程度减轻。

（四）护理措施及依据

腹痛是很常见的临床症状。因发病原因的不同，腹痛的性质、程度、持续时间和转归各异，需要有针对性的治疗、护理，包括病因治疗和止痛措施。下述为腹痛患者的一般护理原则。

1. 疼痛：腹痛　应积极查明原因，了解腹痛时长及伴随症状。

（1）腹痛的监测：①观察并记录患者腹痛的部位、性质及程度，发作的时间、频率，持续时间，以及相关疾病的其他临床表现。如果疼痛突然加重、性质改变，且经一般对症处理疼痛不能减轻，需警惕某些并发症的出现，如消化性溃疡穿孔引起弥漫性腹膜炎等。②观察非药物性和（或）药物止痛治疗的效果。

（2）非药物性缓解疼痛的方法：是对疼痛，特别是慢性疼痛的主要处理方法，能减轻患者的焦虑、紧张，提高其疼痛阈值和对疼痛的控制感。①行为疗法：指导式想象（利用一个人对某特定事物的想象而达到特定的正向效果，如回忆一些有趣的往事可转移对疼痛的注意）、深呼吸、冥想、音乐疗法、生物反馈等。②局部热疗法：除急腹症外，对疼痛局部可应用热水袋进行热敷，从而解除肌肉痉挛而达到止痛效果。③针灸止痛：根据不同疾病和疼痛部位选择针疗穴位。

（3）用药护理：镇痛药物种类甚多，应根据病情、疼痛性质和程度选择性给药。癌性疼痛应遵循按需给药的原则，有效控制患者的疼痛。观察药物不良反应，如口干、恶心、呕吐、便秘和用药后的镇静状态。急性剧烈腹痛诊断未明时，不可随意使用镇痛药物，以免掩盖症状，延误病情。

（4）生活护理：急性剧烈腹痛患者应卧床休息，要加强巡视，随时了解和满足患者所需，做好生活护理。应协助患者取适当的体位，以减轻疼痛感并有利于休息，从而减少疲劳感和体力消耗。烦躁不安者应采取防护措施，防止坠床等意外发生。

2. 焦虑　疼痛是一种主观感觉。对疼痛的感受既与疾病的性质、病情有关，也与患者对疼痛的耐受性和表达有关。后者的主要影响因素有患者的年龄、个性、文化背景、情绪和注意力；周围人们的态度；疼痛对患者的生活、工作、休息、睡眠和社交活动的影响，这些影响对患者是否具有重要意义；以及疾病的性质，例如是否危及生命等。急骤发生的剧烈腹痛、持续存在或反复出现的慢性腹痛以及预后不良的癌性疼痛，均可造成患者精神紧张、情绪低落，而消极悲观和紧张的情绪又可使疼痛加剧。因此，护士对患者和家属应进行细致全面的心理评估，取得家属的配合，有针对性地对患者进行心理疏导，以减轻紧张恐惧心理，稳定情绪，有利于增强患者对疼痛的耐受性。

（五）评价

（1）患者叙述腹痛减轻或消失。

（2）情绪稳定，能应用适当的技巧减轻焦虑和疼痛。

三、腹泻

正常人的排便习惯多为每天 1 次，有的人每天 2 ~ 3 次或每 2 ~ 3 天 1 次，只要粪便的性状正常，均属正常范围。腹泻（diarrhea）指排便次数多于平日习惯的频率，粪质稀薄。腹泻多由于肠道疾病引起，其他原因有药物、全身性疾病、过敏和心理因素等。发生机制为肠蠕动亢进、肠分泌增多或吸收障碍。小肠病变引起的腹泻粪便呈糊状或水样，可含有未完全消化的食物成分，大量水泻易导致脱水和电解质丢失，部分慢性腹泻患者可发生营养不良。大肠病变引起的腹泻粪便可含脓、血、黏液，病变累及直肠时可出现里急后重。

（一）护理评估

1. 病史　腹泻发生的时间、起病原因或诱因、病程长短；粪便的性状、气味和颜色，排便次数和量；有无腹痛及疼痛的部位，有无里急后重、恶心、呕吐、发热等伴随症状；有无口渴、疲乏无力等提示失水的表现；有无精神紧张、焦虑不安等心理因素。

2. 身体评估　①急性严重腹泻时，注意观察患者的生命体征、神志、尿量、皮肤弹性等。慢性腹泻时应注意患者的营养状况，有无消瘦、贫血的体征。②腹部检查：腹胀、腹痛、肠鸣音等。③肛周皮肤：有无因排便频繁及粪便刺激，引起肛周皮肤糜烂。

3. 实验室及其他检查　采集新鲜粪便标本做显微镜检查，必要时做细菌学检查。急性腹泻者注意监测血清电解质、酸碱平衡状况。

（二）常用护理诊断/问题

1. 腹泻　与肠道疾病或全身性疾病有关。

2. 有体液不足的危险　与大量腹泻引起失水有关。

（三）目标

（1）患者的腹泻及其引起的不适减轻或消失。

（2）能保证机体所需水分、电解质、营养素的摄入。

（3）生命体征、尿量、血生化指标在正常范围。

（四）护理措施及依据

1. 腹泻　根据不同因素导致的腹泻应采用不同的护理措施。

（1）病情观察：包括排便情况、伴随症状等。

（2）饮食护理：饮食以少渣、易消化食物为主，避免生冷、多纤维、味道浓烈的刺激性食物。急性腹泻应根据病情和医嘱，给予禁食、流质、半流质或软食。

（3）活动与休息：急性起病、全身症状明显的患者应卧床休息，注意腹部保暖。可用热水袋热敷腹部，以减弱肠道运动，减少排便次数，并有利于腹痛等症状的减轻。

（4）用药护理：腹泻的治疗以病因治疗为主。应用止泻药时注意观察患者排便情况，腹泻得到控制应及时停药。应用解痉止痛剂如阿托品时，注意药物不良反应如口干、视力模糊、心动过速等。

（5）肛周皮肤护理：排便频繁时，因粪便的刺激，可使肛周皮肤损伤，引起糜烂及感染。排便后应用温水清洗肛周，保持清洁干燥，涂无菌凡士林或抗生素软膏以保护肛周皮肤，促进损伤处愈合。

（6）心理护理：慢性腹泻治疗效果不明显时，患者往往对预后感到担忧，结肠镜等检查有一定痛苦，某些腹泻如肠易激综合征与精神因素有关，故应注意患者心理状况的评估和护理，鼓励患者配合检查和治疗，稳定患者情绪。

2. 有体液不足的危险　应该积极补充体液。

（1）动态观察液体平衡状态：急性严重腹泻时丢失大量水分和电解质，可引起脱水及电解质紊乱，严重时导致休克。故应严密监测患者生命体征、神志、尿量的变化；有无口渴、口唇干燥、皮肤弹性下降、尿量减少、神志淡漠等脱水表现；有无肌肉无力、腹胀、肠鸣音减弱、心律失常等低钾血症的表现；监测血生化指标的变化。

（2）补充水分和电解质：及时遵医嘱给予液体、电解质、营养物质，以满足患者的生理需要量，补充额外丢失量，恢复和维持血容量。一般可经口服补液，严重腹泻、伴恶心与呕吐、禁食或全身症状显著者经静脉补充水分和电解质。注意输液速度的调节。老年患者尤其应及时补液并注意输液速度，因老年人易因腹泻发生脱水，也易因输液速度过快引起循环衰竭。

(五) 评价

(1) 患者的腹泻及其伴随症状减轻或消失。

(2) 机体获得足够的热量、水电解质和各种营养物质，营养状态改善。

(3) 生命体征正常，无失水、电解质紊乱的表现。

四、吞咽困难

吞咽困难（dysphagia）指固体或液体食物从口腔运送至胃的过程中受阻而产生咽部、胸骨后的梗阻感或停滞感。按吞咽困难的部位可分为口咽性吞咽困难和食管性吞咽困难两类。多见于咽、食管及食管周围疾病，如咽部脓肿、食管癌、胃食管反流病、贲门失弛缓症，风湿性疾病如系统性硬化症累及食管，神经系统疾病，以及纵隔肿瘤、主动脉瘤等压迫食管。

五、嗳气

嗳气（eructation）指消化道内气体（主要来自食管和胃）从口腔溢出，气体经咽喉时发出特殊声响，有时伴有特殊气味。俗称“打饱嗝”。多提示胃内气体较多。频繁嗳气可与精神因素、进食过急过快、饮用含碳酸类饮料或酒类有关，也可见于胃食管反流病、食管裂孔疝、慢性胃炎、消化性溃疡、功能性消化不良和胆管疾病等。

六、反酸

反酸（acid regurgitation）指酸性胃内容物反流至口咽部，口腔感觉到酸性物质。常伴有烧灼感、胸骨后疼痛、吞咽痛、吞咽困难以及间歇性声嘶、慢性咳嗽等呼吸道症状，不伴有恶心、干呕。多由于食管括约肌功能不全或食管蠕动功能异常、胃酸分泌过多引起，多见于胃食管反流病和消化性溃疡。

七、灼热感或胃灼热感

灼热感或胃灼热感（heartburn）是一种胸骨后或剑突下的烧灼感，由胸骨下段向上延伸，常伴有反酸，主要由于炎症或化学刺激作用于食管黏膜而引起。常见于胃食管反流病和消化性溃疡，也可发生于急性心肌梗死和心绞痛。

八、畏食或食欲不振

畏食或食欲不振（anorexia）指惧怕进食或缺乏进食的欲望。多见于消化系统疾病如消化系统肿瘤、慢性胃炎、肝炎等，也见于全身性或其他系统疾病如严重感染、肺结核、尿毒症、垂体功能减退等。严重食欲不振称为厌食，可导致营养不良。

九、腹胀

腹胀（abdominal distention）是一种腹部胀满、膨隆的不适感觉，可由胃肠道积气（flatulence）、积食或积粪、腹腔积液、气腹、腹腔内肿物、胃肠功能紊乱、胃肠道梗阻等引起，亦可由低钾血症所致。当胃肠道积气量超过气体被吸收和排出的量时，可出现腹胀感。腹腔积液超过 1 000mL 时，亦出现腹胀不适。

十、便秘

便秘（constipation）指排便频率减少，1 周内排便次数少于 2 ~ 3 次，排便困难，大便干结。部分正常人习惯于隔几天排便 1 次，但无排便困难与大便干结，故不能以每天排便 1 次作为正常排便的标准。引起便秘的常见因素有：进食量过少或食物缺乏纤维素、水分，不足以刺激肠道的正常蠕动；结肠平滑肌张力减低和蠕动减弱；各种原因的肠梗阻；排便反射减弱或消失，腹肌、膈肌及盆肌张力减低；结肠痉挛缺乏驱动性蠕动等。便秘常见于全身性疾病、身体虚弱、不良排便习惯、功能性便秘等情况，以及结肠、直肠、肛门疾病。

十一、黄疸

黄疸（jaundice）是由于血清中胆红素升高，致使皮肤、黏膜和巩膜发黄的体征。正常胆红素最高为17.1μmol/L，胆红素在34.2μmol/L以下时，黄疸不易觉察，称为隐性黄疸；超过34.2μmol/L时临床出现黄疸。常分为肝细胞性黄疸、胆汁淤积性黄疸和溶血性黄疸。肝细胞性黄疸和胆汁淤积性黄疸主要见于消化系统疾病，如肝炎、肝硬化、胆管阻塞；溶血性黄疸见于各种原因引起的溶血，如溶血性疾病、不同血型输血导致的溶血等。

十二、呕血与黑便

呕血（hematemesis）与黑便（melena）见于上消化道疾病（如食管、胃、十二指肠、胆和胰腺疾病）或全身性疾病导致的上消化道出血，常见病因为消化性溃疡、急性糜烂出血性胃炎、食管胃底静脉曲张破裂和胃癌。上消化道出血者均有黑便，但不一定有呕血。出血部位在幽门以上者常有呕血和黑便，在幽门以下者可仅表现为黑便。但出血量少而速度慢的幽门以上病变亦可仅见黑便，而出血量大、速度快的幽门以下病变可因血液反流入胃，引起恶心、呕吐而出现呕血。

呕血与黑便的颜色、性质亦与出血量和速度有关。呕血呈鲜红色或血块提示出血量大且速度快，血液在胃内停留时间短，未经胃酸充分混合即呕出；如呕血呈棕褐色咖啡渣样，则表明血液在胃内停留时间长，经胃酸作用形成酸性血红蛋白所致。柏油样黑便，黏稠而发亮，是因血红蛋白中铁与肠内硫化物作用形成硫化铁所致；当出血量大且速度快时，血液在肠内推进快，粪便可呈暗红甚至鲜红色，需与下消化道出血鉴别；反之，空肠、回肠的出血如出血量不大，在肠内停留时间较长，也可表现为黑便，需与上消化道出血鉴别。

（李　漓）

第二节　胃食管反流病护理

胃食管反流病（gastroesophageal reflux disease，GERD）指胃十二指肠内容物反流入食管引起胃灼热等症状，可引起反流性食管炎（reflux esophagitis，RE），以及咽喉、气道等食管邻近的组织损害。内镜下无食管炎表现的称为非糜烂性反流病（nonerosive reflux disease，NERD）。胃食管反流病在西方国家十分常见，患病率为10%～20%，40～60岁为高峰发病年龄，男女发病无差异。我国胃食管反流病发病率低于西方国家，病情亦较轻。

一、病因与发病机制

胃食管反流病是由多种因素造成的消化道动力障碍性疾病，其主要发病机制是抗反流防御机制减弱和反流物对食管黏膜攻击作用的结果。

1. 食管抗反流防御机制减弱　①抗反流屏障功能减弱：食管下括约肌（LES）是食管和胃连接处抗反流的高压带，能防止胃内容物反流入食管。②食管对胃反流物的廓清能力障碍：正常情况下，一旦发生胃食管反流，大部分反流物通过1～2次食管自发和继发性蠕动性收缩将食管内容物排入胃内，即容量清除，是食管廓清的主要方式。剩余的则由唾液缓慢中和。故食管蠕动和唾液产生的异常也参与胃食管反流病的致病作用。③食管黏膜屏障作用下降：反流物进入食管后，食管借助上皮表面黏液、不移动水层和表面HCO_3^-、复层鳞状上皮等构成的上皮屏障，以及黏膜下丰富的血液供应构成的后上皮屏障，发挥其抗反流物对食管黏膜损伤的作用。因此，任何导致食管黏膜屏障作用下降的因素，如长期吸烟、饮酒以及抑郁等，将削弱食管黏膜抵御反流物损害的功能。

2. 反流物对食管黏膜的攻击作用　在食管抗反流防御机制减弱的基础上，反流物刺激和损害食管黏膜，其中胃酸与胃蛋白酶是反流物中损害食管黏膜的主要成分。近年来对胃食管反流病的监测证明存在胆汁反流，其中的非结合胆盐和胰酶是主要的攻击因子，参与损害食管黏膜。

二、临床表现

胃食管反流病的临床表现多样，轻重不一，主要表现如下。

1. 食管症状　分为典型症状和非典型症状两类。

（1）典型症状：胃灼热和反流是本病最常见、最典型症状。常在餐后1小时出现，卧位、弯腰或腹压增高时可加重，部分患者胃灼热和反流症状可在夜间入睡时发生。

（2）非典型症状：主要有胸痛、吞咽困难。胸痛严重时可为剧烈刺痛，发生在胸骨后，可放射至后背、胸部、肩部、颈部、耳后，可伴有或不伴有胃灼热和反流。吞咽困难呈间歇性发作，进食固体或液体食物均可发生。由食管狭窄引起的吞咽困难可呈持续性或进行性加重。有严重食管炎或并发食管溃疡者，可伴吞咽疼痛。

2. 食管外症状　由反流物刺激或损伤食管以外的组织或器官引起，如咽喉炎、慢性咳嗽和哮喘。严重者可发生吸入性肺炎，甚至出现肺间质纤维化。一些患者诉咽部不适，有异物感、棉团感或堵塞感，但无真正吞咽困难，称为癔球症。

3. 并发症　主要有上消化道出血、食管狭窄、Barrett 食管。Barrett 食管是在反流性食管炎的基础上，内镜下食管黏膜出现胃黏膜的橘红色，分布可为环形、舌形或岛状，是食管腺癌的癌前病变。

三、实验室及其他检查

1. 内镜检查　是诊断反流性食管炎最准确的方法，并能判断反流性食管炎的严重程度和有无并发症。内镜下无反流性食管炎不能排除胃食管反流病。

2. 24 小时食管 pH 监测　是诊断胃食管反流病的重要检查方法，可提供食管是否存在过度酸反流的客观证据，并了解酸反流的程度及其与症状发生的关系。

常用的观察指标：24 小时内 pH < 4 的总百分时间、pH < 4 的次数、持续 5 分钟以上的反流次数以及最长反流时间等指标。

3. 食管吞钡 X 线检查　对诊断反流性食管炎敏感性不高。对不愿接受或不能耐受内镜检查者行该检查，可排除食管癌等其他食管疾病，可发现严重反流性食管炎阳性 X 线征。

4. 食管滴酸试验　在滴酸过程中，出现胸骨后疼痛或胃灼热的患者为阳性，且多在滴酸的最初 15 分钟内出现。

5. 食管测压　可测定 LES 的长度和部位、LES 压、LES 松弛压、食管体部压力及食管上括约肌压力等。LES 压 < 6mmHg 易导致反流。

四、诊断要点

患者出现典型的胃灼热和反酸症状可作出初步诊断。内镜检查如发现有反流性食管炎并能排除其他原因引起的食管病变，本病诊断成立。对有典型症状而内镜检查阴性者，行 24 小时食管 pH 监测，证实有食管过度酸反流，则诊断成立。对疑诊为本病而内镜检查阴性者作质子泵抑制剂（PPI）试验性治疗（如奥美拉唑每次 20mg，每天 2 次，连用 7～14 天），如果有明显效果，本病诊断一般可成立。

五、治疗要点

治疗目的是控制症状、治愈食管炎、减少复发和防治并发症。

1. 一般治疗　改变生活方式与饮食习惯；避免应用降低 LES 压的药物及引起胃排空延迟的药物。

2. 药物治疗　常见有促胃肠动力药、抑酸药。

（1）促胃肠动力药：如多潘立酮、莫沙必利、依托必利等，这类药物可能通过增加 LES 压力，改善食管蠕动功能、促进胃排空。适用于轻症患者或作为抑酸药的辅助治疗药物。

（2）抑酸药：H_2 受体拮抗剂（H_2RA）：如西咪替丁、雷尼替丁、法莫替丁等，能减少胃酸分泌，但不能有效抑制进食刺激引起的胃酸分泌，适用于轻、中症患者。质子泵抑制剂（PPI）：如奥美拉唑、兰索拉唑、泮托拉唑等，药物抑酸作用强，适用于症状重、有严重食管炎者。抗酸药：如氢氧化铝、铝碳酸镁及其复方制剂等，仅用于症状轻、间歇发作患者，缓解临床症状。

3. 抗反流手术治疗　对需要长期使用大剂量 PPI 维持治疗者，根据患者的意愿考虑抗反流手术；确诊由反流引起严重呼吸道疾病者及 PPI 疗效欠佳者，宜考虑抗反流手术。

4. 并发症治疗　并发食管狭窄者可行内镜下食管扩张治疗，术后长程 PPI 维持治疗；Barrett 食管患者使用 PPI 治疗及长程维持治疗，并加强随访，以早期发现癌变。

六、常用护理诊断/问题、措施及依据

疼痛：腹痛　与胃酸反流刺激食管黏膜有关。

（1）病情观察：注意观察患者疼痛的部位、性质、程度、持续时间及伴随症状，及时发现和处理异常情况。

（2）去除和避免诱发因素：避免应用降低 LES 压的药物及引起胃排空延迟的药物如激素、抗胆碱能药物、茶碱、地西泮、钙拮抗剂等。避免饭后剧烈运动，避免睡前 2 小时进食，白天进餐后亦不宜立即卧床，睡眠时将床头抬高 15～20cm，以改善平卧位食管的排空功能。应避免进食使 LES 压降低的食物，如高脂肪、巧克力、咖啡、浓茶等，以高蛋白、低脂肪、无刺激、易消化饮食为宜，少食多餐。戒烟禁酒。注意减少一切引起腹内压增高的因素，如肥胖、便秘、紧束腰带等。

（3）指导并协助患者减轻疼痛：保持环境安静、舒适，减少对患者的不良刺激和心理压力。疼痛时尽量深呼吸，以腹式呼吸为主，减轻胸部压力刺激。取舒适的体位。保持情绪稳定，焦虑的情绪易引起疼痛加重。教会患者一些放松和转移注意力的技巧，如做深呼吸、听音乐、看小说等，有利于缓解疼痛。

（4）用药护理：遵医嘱使用促胃肠动力药、抑酸药。

七、其他护理诊断/问题

1. 吞咽障碍　与反流引起食管狭窄有关。

2. 焦虑　与病程长、症状持续、生活质量受影响有关。

八、健康指导

1. 疾病知识指导　改变生活方式或生活习惯对多数患者能起到一定的疗效，应向患者及家属介绍 GERD 的有关知识，指导其了解并避免导致 LES 压降低的各种因素。

2. 用药指导与病情监测　指导患者严格按医嘱规定的剂量、用法服药，了解药物的主要不良反应。应用制酸药的患者，治愈后逐渐减少剂量直至停药或者改用缓和的其他制剂再逐渐停药。平时自备胃达喜、硫糖铝等碱性药物，出现不适症状时可服用。出现胸骨后灼热感、胸痛、吞咽不适等症状加重时，应及时就诊。

九、预后

GERD 的预后个体差异大，内科治疗可以缓解大多数患者的症状，预后良好，但易复发，须长期服药。

（赵翠平）

第三节　胃炎护理

胃炎（gastritis）指任何病因引起的胃黏膜炎症，常伴有上皮损伤和细胞再生，是最常见的消化系统疾病之一。按临床发病缓急和病程长短，一般将胃炎分为急性和慢性两大类。

一、急性胃炎

急性胃炎（acute gastritis）指多种病因引起的胃黏膜急性炎症。内镜检查可见胃黏膜充血、水肿、糜烂和出血等一过性病变，病理学为胃黏膜有大量中性粒细胞浸润。

（一）病因与发病机制

1. 药物　最常见引起胃黏膜炎症的药物是非甾体类抗感染药（non - steroid antiinflammatory drug，NSAID），如阿司匹林、吲哚美辛，某些抗肿瘤药、铁剂或氯化钾口服液等。这些药物可直接损伤胃黏膜上皮层，其中 NSAID 可通过抑制胃黏膜生理性前列腺素的合成，削弱胃黏膜的屏障作用。

2. 急性应激　各种严重的脏器功能衰竭、严重创伤、大面积烧伤、大手术、颅脑病变和休克等，甚至精神心理因素等均可引起胃黏膜糜烂、出血，严重者发生急性溃疡并大量出血，如烧伤所致者称 Curling 溃疡（Curling ulcer），中枢神经系统病变所致者称 Cushing 溃疡（Cushing ulcer）。

3. 乙醇　乙醇具有亲脂性和溶脂能力，高浓度乙醇可直接破坏黏膜屏障。

（二）临床表现

多数患者症状不明显，或症状被原发病掩盖。有症状者主要表现上腹不适或隐痛。上消化道出血是该病突出的临床表现，突发的呕血和（或）黑便为首发症状。据统计，所有上消化道出血的病例中，由急性糜烂出血性胃炎引起者约占 10% ~30%，仅次于消化性溃疡。大量出血可引起晕厥或休克，伴贫血，体检可有上腹不同程度的压痛。

（三）实验室及其他检查

1. 粪便检查　粪便隐血试验阳性。

2. 胃镜检查　因病变（特别是 NSAID 或乙醇引起者）可在短期内消失，胃镜检查一般应在大出血后 24 ~48 小时内进行，镜下可见胃黏膜多发性糜烂、出血灶和浅表溃疡，表面附有黏液和炎性渗出物。一般应激所致的胃黏膜病损以胃体、胃底为主，而 NSAID 或乙醇所致者则以胃窦为主。

（四）诊断要点

近期服用 NSAID 等药物、严重疾病状态或大量饮酒者，如出现呕血和（或）黑便应考虑本病，确诊有赖于胃镜检查。

（五）治疗要点

针对病因和原发疾病采取防治措施。处于急性应激状态者在积极治疗原发病的同时，应使用抑制胃酸分泌或具有黏膜保护作用的药物，以预防急性胃黏膜损害的发生；药物引起者须立即停用。常用 H_2 受体拮抗剂或质子泵抑制剂抑制胃酸分泌，或硫糖铝和米索前列醇等保护胃黏膜。

（六）常用护理诊断/问题、措施及依据

1. 知识缺乏　缺乏有关本病的病因及防治知识。

（1）评估患者对疾病的认识程度：鼓励患者对本病及其治疗、护理计划提问，了解患者对疾病病因、治疗及护理的认识，帮助患者寻找并及时去除发病因素，控制病情的进展。

（2）休息与活动：患者应注意休息，减少活动，对急性应激造成者应卧床休息。同时应做好患者的心理疏导，解除其精神紧张，保证身、心两方面得以充分的休息。

（3）饮食护理：进食应定时、有规律，不可暴饮暴食，避免辛辣刺激食物。一般进少渣、温凉半流质饮食。如有少量出血可给牛奶、米汤等流质以中和胃酸，有利于黏膜的修复。急性大出血或呕吐频

繁时应禁食。

（4）用药护理：指导正确使用阿司匹林、吲哚美辛等对胃黏膜有刺激的药物，必要时应用制酸剂、胃黏膜保护剂预防疾病的发生。

2. 潜在并发症 上消化道出血。

一般护理措施主要采用止血法。

（七）其他护理诊断/问题

1. 营养失调：低于机体需要量 与消化不良、少量持续出血有关。

2. 焦虑 与消化道出血及病情反复有关。

（八）健康指导

向患者及家属介绍急性胃炎的有关知识、预防方法和自我护理措施。根据患者的病因及具体情况进行指导，如避免使用对胃黏膜有刺激的药物，必须使用时应同时服用制酸剂；进食要有规律，避免过冷、过热、辛辣等刺激性食物及浓茶、咖啡等饮料；嗜酒者应戒酒，防止乙醇损伤胃黏膜；注意饮食卫生，生活要有规律，保持轻松愉快的心情。

（九）预后

病因如能去除，一般预后良好。个别由于大量出血或反复出血而危及生命。

二、慢性胃炎

慢性胃炎（chronic gastritis）指各种病因引起的胃黏膜慢性炎症。大多数慢性胃炎患者无任何症状，因此本病在人群中的确切患病率不完全清楚。由幽门螺杆菌引起的慢性胃炎呈世界范围分布，其感染率在发展中国家高于发达国家，我国属于幽门螺杆菌高感染率国家，估计人群中幽门螺杆菌的感染率达40% ~70%。幽门螺杆菌感染几乎无例外地引起胃黏膜炎症，且感染后机体一般难以将其清除而变成慢性感染。自身免疫性胃炎在北欧多见，我国仅有少数报道。

（一）病因与发病机制

1. 幽门螺杆菌感染 幽门螺杆菌感染是慢性胃炎最主要的病因，其机制是：①幽门螺杆菌具有鞭毛结构，可在胃内黏液层中自由活动，并依靠其黏附素与胃黏膜上皮细胞紧密接触，直接侵袭胃黏膜；②幽门螺杆菌所分泌的尿素酶，能分解尿素产生 NH_3，中和胃酸，既形成了有利于幽门螺杆菌定居和繁殖的中性环境，又损伤了上皮细胞膜；③幽门螺杆菌能产生细胞毒素使上皮细胞空泡变性，造成黏膜损害和炎症；④幽门螺杆菌的菌体胞壁还可作为抗原诱导自身免疫反应，后者损伤胃上皮细胞。

2. 饮食和环境因素 流行病学资料显示，饮食中高盐和缺乏新鲜蔬菜、水果与慢性胃炎的发生密切相关。长期的幽门螺杆菌感染，在部分患者可发展为慢性多灶萎缩性胃炎。但幽门螺杆菌感染者慢性多灶萎缩性胃炎的发生率存在很大的地区差异，如印度、非洲、东南亚等地人群幽门螺杆菌感染率与日本、韩国、哥伦比亚等国相当甚至更高，但前者慢性多灶萎缩性胃炎的发生率却远低于后者。我国地区间比较也存在类似情况。这说明幽门螺杆菌感染本身可能不足以导致慢性非萎缩性胃炎发展为萎缩和肠化生，但却增加了胃黏膜对环境因素损害的易感性。

3. 自身免疫 自身免疫性胃炎以富含壁细胞的胃体黏膜萎缩为主。壁细胞损伤后能作为自身抗原刺激机体的免疫系统而产生相应的壁细胞抗体和内因子抗体，破坏壁细胞，使胃酸分泌减少乃至缺失，还可影响维生素 B_{12}吸收，导致恶性贫血。

4. 其他因素 长期饮浓茶、烈酒、咖啡，食用过热、过冷、过于粗糙的食物，可损伤胃黏膜；服用大量非甾体类抗炎药可破坏黏膜屏障；各种原因引起的十二指肠液反流，因其中的胆汁和胰液等会削弱胃黏膜的屏障功能，使其易受胃酸-胃蛋白酶的损害。

（二）病理

慢性胃炎病理变化是胃黏膜损伤和修复这对矛盾作用的结果，组织学上表现为炎症、萎缩和化生。

炎症表现为黏膜层以淋巴细胞和浆细胞为主的慢性炎症细胞浸润。当有中性粒细胞浸润，显示有活动性炎症，称为慢性活动性胃炎，多提示存在幽门螺杆菌感染。慢性炎症过程出现胃黏膜固有腺体数量减少甚至消失，胃黏膜变薄，并常伴肠化生，即胃黏膜萎缩。慢性胃炎进一步发展，胃上皮或化生的肠上皮在再生过程中发育异常，可形成异型增生（dysplasia），又称不典型增生，异型增生被认为是胃癌的癌前病变。

（三）临床表现

慢性胃炎病程迁延，进展缓慢，缺乏特异性症状。70%～80%的患者无任何症状，部分有上腹痛或不适、食欲不振、饱胀、嗳气、反酸、恶心和呕吐等非特异性的消化不良表现，症状常与进食或食物种类有关。少数可有少量上消化道出血。自身免疫性胃炎患者可出现明显畏食、贫血和体重减轻。体征多不明显，有时可有上腹轻压痛。

（四）实验室及其他检查

1. 胃镜及胃黏膜活组织检查　是最可靠的诊断方法。通过胃镜在直视下观察黏膜病损。慢性非萎缩性胃炎可见红斑（点、片状或条状）、黏膜粗糙不平、出血点/斑；慢性萎缩性胃炎可见黏膜呈颗粒状、黏膜血管显露、色泽灰暗、皱襞细小。两种胃炎皆可见伴有糜烂、胆汁反流。在充分活组织检查基础上以病理组织学诊断明确病变类型，并可检测幽门螺杆菌。

2. 幽门螺杆菌检测　可通过侵入性（如快速尿素酶测定、组织学检查等）和非侵入性（如^{13}C或^{14}C尿素呼气试验等）方法检测幽门螺杆菌。

3. 血清学检查　自身免疫性胃炎时，抗壁细胞抗体和抗内因子抗体可呈阳性，血清促胃液素水平明显升高。多灶萎缩性胃炎时，血清促胃液素水平正常或偏低。

4. 胃液分析　自身免疫性胃炎时，胃酸缺乏；多灶萎缩性胃炎时，胃酸分泌正常或偏低。

（五）诊断要点

病程迁延，确诊有赖于胃镜及胃黏膜活组织病理学检查。幽门螺杆菌检测有助于病因诊断。

（六）治疗要点

1. 根除幽门螺杆菌感染　对幽门螺杆菌感染引起的慢性胃炎是否应常规根除幽门螺杆菌一直存在争论。根据2006年全国慢性胃炎共识意见，建议根除幽门螺杆菌治疗适用于：①伴有胃黏膜糜烂、萎缩及肠化生、异型增生；②有消化不良症状者；③有胃癌家族史。

目前多采用的治疗方案为一种胶体铋剂或一种质子泵抑制剂加上两种抗菌药物，如常用胶体次枸橼酸铋（colloidal bismuth subcitrate，CBS），每次240mg，每天2次，与阿莫西林（每次500～1 000mg，每天2次）及甲硝唑（每次200mg，每天4次）3药联用，2周为1个疗程。抗生素还有克拉霉素（甲红霉素）、呋喃唑酮等。

2. 对症处理　根据病因给予对症处理。如因非甾体类抗炎药引起，应停药并给予抗酸药；如因胆汁反流，可用氢氧化铝凝胶来吸附，或予以硫糖铝及胃动力药以中和胆盐，防止反流；有胃动力学改变，可服用多潘立酮、西沙必利等。

3. 自身免疫性胃炎的治疗　目前尚无特异治疗，有恶性贫血可肌内注射维生素B_{12}。

4. 胃黏膜异型增生的治疗　除给予上述积极治疗外，关键在于定期随访。对肯定的重度异型增生可选择预防性内镜下胃黏膜切除术。

（七）常用护理诊断/问题、措施及依据

1. 疼痛：腹痛　与胃黏膜炎性病变有关。

（1）休息与活动：指导患者急性发作时应卧床休息，并可用转移注意力，做深呼吸等方法来减轻焦虑，缓解疼痛。病情缓解时可进行适当的锻炼，以增强机体抗病力。

（2）热敷：用热水袋热敷上腹部，以解除胃痉挛，减轻腹痛。

（3）用药护理：遵医嘱给患者以清除幽门螺杆菌感染治疗时，注意观察药物的疗效及不良反应。

1）胶体铋剂：胶体次枸橼酸铋（CBS）为常用制剂，因其在酸性环境中方起作用，故宜在餐前半小时服用。服CBS过程中可使齿、舌变黑，可用吸管直接吸入。部分患者服药后出现便秘和粪便变黑，停药后可自行消失。少数患者有恶心、一过性血清转氨酶升高等，极少出现急性肾衰竭。

2）抗菌药物：阿莫西林服用前应询问患者有无青霉素过敏史，应用过程中注意有无迟发性过敏反应的出现，如皮疹。甲硝唑可引起恶心、呕吐等胃肠道反应，应在餐后半小时服用，并可遵医嘱用甲氧氯普胺、维生素 B_{12} 等拮抗。

2. 营养失调：低于机体需要量　与畏食、消化吸收不良等有关。

（1）饮食治疗的原则：向患者说明摄取足够营养素的重要性，鼓励患者少量多餐进食，以高热量、高蛋白、高维生素、易消化的饮食为原则。避免摄入过咸、过甜、过辣的刺激性食物。

（2）制定饮食计划：与患者共同制定饮食计划，指导患者及家属改进烹饪技巧，增加食物的色、香、味，刺激患者食欲。胃酸低者食物应完全煮熟后食用，以利于消化吸收，并可给刺激胃酸分泌的食物，如肉汤、鸡汤等；高胃酸者应避免进食酸性、多脂肪食物。

（3）营养状况评估：观察并记录患者每天进餐次数、量、品种，以了解其摄入的营养素能否满足机体需要。定期测量体重，监测有关营养指标的变化，如血红蛋白浓度、血清蛋白等。

（八）其他护理诊断/问题

1. 焦虑　与病情反复、病程迁延有关。

2. 知识缺乏　缺乏对慢性胃炎病因和预防知识的了解。

（九）健康指导

1. 疾病知识指导　向患者及家属介绍本病的有关病因，指导患者避免诱发因素。教育患者保持良好的心理状态，平时生活要有规律，合理安排工作和休息时间。

2. 饮食指导　指导患者加强饮食卫生和饮食营养，养成有规律的饮食习惯；避免过冷、过热、辛辣等刺激性食物及浓茶、咖啡等饮料；嗜酒者应戒酒，防止乙醇损伤胃黏膜；注意饮食卫生。

3. 用药指导　根据患者的病因、具体情况进行指导，如避免使用对胃黏膜有刺激的药物，必须使用时应同时服用制酸剂或胃黏膜保护剂；介绍药物的不良反应，如有异常及时复诊，定期门诊复查。

（十）预后

慢性胃炎长期持续存在，但多数患者无症状。少数慢性非萎缩性胃炎可演变为慢性多灶萎缩性胃炎，极少数慢性多灶萎缩性胃炎经长期演变可发展为胃癌。15% ~20% 幽门螺杆菌感染引起的慢性胃炎会发生消化性溃疡。

（赵翠平）

第四节　消化性溃疡护理

消化性溃疡（peptic ulcer）主要指发生在胃和十二指肠的慢性溃疡，即胃溃疡（gastric ulcer，GU）和十二指肠溃疡（duodenal ulcer，DU）。因溃疡形成与胃酸/胃蛋白酶的消化作用有关而得名。溃疡的黏膜层缺损超过黏膜肌层，不同于糜烂。本病是全球性常见病，可发生于任何年龄。全世界约有 10% 的人口一生中患过此病。20 世纪 70 年代以来消化性溃疡的发病率有下降的趋势。

一、病因与发病机制

胃十二指肠黏膜具有一系列防御和修复机制，溃疡的发生是由于对胃十二指肠黏膜有损害作用的侵袭因素（aggressive factors）与黏膜自身防御/修复因素（defensive/repairing factors）之间失去平衡的结果。这种失平衡可能是由于侵袭因素增强，也可能是防御/修复因素减弱，或两者兼有之。GU 主要是防御/修复因素减弱，DU 则主要是侵袭因素增强。现将这些病因及导致溃疡发生的机制分述如下。

1. 幽门螺杆菌感染　幽门螺杆菌感染是消化性溃疡的主要病因，其机制尚未阐明。

2. 非甾体类抗炎药　非甾体类抗炎药（NSAID）如阿司匹林、吲哚美辛等是引起消化性溃疡的另一常见原因。大量研究资料表明，服用 NSAID 患者发生消化性溃疡及其并发症的危险性显著高于普通人群。NSAID 可直接作用于胃、十二指肠黏膜，透过细胞膜弥散入黏膜上皮细胞内，细胞内高浓度 NSAID 产生细胞毒而损害胃黏膜屏障。

3. 胃酸和胃蛋白酶　消化性溃疡的最终形成是由于胃酸/胃蛋白酶对黏膜自身消化所致，而胃蛋白酶的活性取决于胃液 pH，当胃液 pH 在 4 以上时，胃蛋白酶便失去活性，因此胃酸在其中起决定性作用，是溃疡形成的直接原因。

4. 其他因素　吸烟，遗传，胃十二指肠运动异常等原发病因能加重幽门螺杆菌或 NSAID 对胃黏膜的损伤。

二、病理

消化性溃疡大多为单发，也可多个，呈圆形或椭圆形。DU 多发生于球部，前壁较常见；GU 多在胃角和胃窦、胃体的小弯侧。DU 直径多小于 15mm，GU 一般小于 20mm，但巨大溃疡（DU > 20mm，GU > 30mm）亦非罕见，需与恶性溃疡鉴别。溃疡浅者累及黏膜肌层，深者则可达肌层，甚至浆膜层，穿破浆膜层时导致穿孔，血管破溃引起出血。溃疡边缘常有增厚，基底光滑、清洁，表面覆有灰白或灰黄色纤维渗出物。

三、临床表现

临床表现不一，部分患者可无症状，或以出血、穿孔等并发症为首发症状。典型的消化性溃疡有以下临床特征：①慢性过程，病史可达数年至数十年；②周期性发作，发作与自发缓解相交替，发作期可为数周或数月，缓解期也长短不一，发作常呈季节性，多在秋冬或冬春之交发病，可因精神情绪不良或过劳而诱发；③发作时上腹痛呈节律性，与进食有关。

1. 症状　以腹痛为主。

（1）腹痛：上腹部疼痛是本病的主要症状，可为钝痛、灼痛、胀痛甚至剧痛，或呈饥饿样不适感。疼痛部位多位于上腹中部、偏右或偏左。多数患者疼痛有典型的节律，DU 表现为空腹痛即餐后 2 ~ 4 小时或（及）午夜痛，进食或服用抗酸剂后可缓解；GU 的疼痛多在餐后 1 小时内出现，经 1 ~ 2 小时后逐渐缓解，至下餐进食后再次出现疼痛，午夜痛也可发生，但较 DU 少见。部分患者无上述典型疼痛，而仅表现为无规律性的上腹隐痛不适。也可因并发症而发生疼痛性质及节律的改变。

（2）其他：消化性溃疡除上腹疼痛外，尚可有反酸、嗳气、恶心、呕吐、食欲减退等消化不良症状，也可有失眠、多汗、脉缓等自主神经功能失调表现。

2. 体征　溃疡活动期可有上腹部固定而局限的轻压痛，DU 压痛点常偏右。缓解期则无明显体征。

3. 特殊类型的消化性溃疡　①无症状性溃疡：15% ~ 35% 消化性溃疡患者无任何症状，尤以老年人多见，多因其他疾病做胃镜或 X 线胃肠钡餐检查时偶然发现，或当发生出血或穿孔等并发症时，甚至于尸体解剖时始被发现。②老年人消化性溃疡：溃疡常较大，临床表现多不典型，常无任何症状或症状不明显，疼痛多无规律，食欲不振、恶心、呕吐、消瘦、贫血等症状较突出，需与胃癌鉴别。③复合性溃疡：指胃与十二指肠同时存在溃疡，多数 DU 发生先于 GU。其临床症状并无特异性，但幽门梗阻的发生率较单独 GU 或 DU 高。④幽门管溃疡：较为少见，常伴胃酸分泌过高。其主要表现为餐后立即出现较为剧烈而无节律性的中上腹疼痛，对抗酸药反应差，易出现幽门梗阻、穿孔、出血等并发症。⑤球后溃疡：指发生于十二指肠球部以下的溃疡，多位于十二指肠乳头的近端。其夜间痛和背部放射性疼痛较为多见，并发大量出血者亦多见，药物治疗效果差。

4. 并发症　出血、穿孔、幽门梗阻为主。

（1）出血：出血是消化性溃疡最常见的并发症，大约 50% 的上消化道大出血是由于消化性溃疡所致。

（2）穿孔：溃疡病灶向深部发展穿透浆膜层则并发穿孔。溃疡穿孔在临床上可分为急性、亚急性和慢性三种类型，以急性最为常见。

（3）幽门梗阻：主要由DU或幽门管溃疡引起。急性梗阻多因炎症水肿和幽门部痉挛所致，梗阻为暂时性，随炎症好转而缓解；慢性梗阻主要由于溃疡愈合后瘢痕收缩而呈持久性。

（4）癌变：少数GU可发生癌变，DU则极少见。对长期GU病史，年龄在45岁以上，经严格内科治疗4~6周症状无好转，粪便隐血试验持续阳性者，应怀疑癌变，需进一步检查和定期随访。

胃溃疡与十二指肠溃疡的鉴别见表4-1。

表4-1 胃溃疡与十二指肠溃疡的鉴别

	胃溃疡（GU）	十二指肠溃疡（DU）
常见部位	胃角或胃窦、胃小弯	十二指肠球部
胃酸分泌	正常或降低	增多
发病机制	主要是防御/修复因素减弱	主要是侵袭因素增强
发病年龄	中老年	青壮年
Hp检出率	80%~90%	90%~100%
疼痛特点	餐后一小时疼痛-餐前缓解-进餐后一小时再痛，午夜痛少见	餐前痛-进餐后缓解-餐后2~4小时再痛-进食后缓解，午夜痛多见

四、实验室及其他检查

1. 胃镜和胃黏膜活组织检查　是确诊消化性溃疡的首选检查方法。胃镜检查可直接观察溃疡部位、病变大小、性质，并可在直视下取活组织做病理检查和幽门螺杆菌检测。内镜下，消化性溃疡多呈圆形、椭圆形或呈线形，边缘光滑，底部有灰黄色或灰白色渗出物，溃疡周围黏膜可充血、水肿，可见皱襞向溃疡集中。

2. X线钡餐检查　适用于对胃镜检查有禁忌或不愿接受胃镜检查者。溃疡的X线直接征象是龛影，对溃疡诊断有确诊价值。

3. 幽门螺杆菌检测　是消化性溃疡的常规检测项目，其结果可作为选择根除幽门螺杆菌治疗方案的依据。可通过侵入性（如快速尿素酶测定、组织学检查和幽门螺杆菌培养等）和非侵入性（如^{13}C或^{14}C尿素呼气试验、粪便幽门螺杆菌抗原检测等）方法检测出幽门螺杆菌。其中^{13}C或^{14}C尿素呼气试验检测幽门螺杆菌感染的敏感性及特异性均较高而无须胃镜检查，常作为根除治疗后复查的首选方法。

4. 粪便隐血试验　隐血试验阳性提示溃疡有活动，如GU患者持续阳性，应怀疑有癌变的可能。

五、诊断要点

慢性病程、周期性发作的节律性上腹疼痛，且上腹痛可为进食或抗酸药所缓解的临床表现，可作出初步诊断。但确诊有赖胃镜检查。X线钡餐检查发现龛影也有确诊价值。

六、治疗要点

治疗的目的在于消除病因、缓解症状、愈合溃疡、防止复发和防治并发症。

1. 降低胃酸的药物　包括抗酸药和抑制胃酸分泌药两类。前者与胃内盐酸作用形成盐和水，使胃内酸度降低，对缓解溃疡疼痛症状有较好效果，常用碱性抗酸药有氢氧化铝、铝碳酸镁及其复方制剂等。但长期和大量应用，其不良反应较大，故目前很少单一应用抗酸药来治疗溃疡。

2. 保护胃黏膜药物　硫糖铝和枸橼酸铋钾（胶体次枸橼酸铋，CBS）目前已少用做治疗消化性溃疡的一线药物。但枸橼酸铋钾因兼有较强的抑制幽门螺杆菌作用，可在根除幽门螺杆菌联合治疗时使用，但此药过量蓄积会引起神经毒性，不宜长期服用。此外，前列腺素类药物米索前列醇具有增加胃十二指肠黏膜的黏液/碳酸氢盐分泌、增加黏膜血流和一定的抑制胃酸分泌作用，主要用于NSAID相关性溃疡的预防，但其可引起子宫收缩，孕妇忌服。

3. 根除幽门螺杆菌治疗　凡有幽门螺杆菌感染的消化性溃疡，无论初发或复发、活动或静止、有无并发症，均应予以根除幽门螺杆菌治疗。目前推荐以PPI或胶体铋剂为基础加上两种抗生素的三联治疗方案。如奥美拉唑（40mg/d）或枸橼酸铋钾（480mg/d）加上克拉霉素（500~1 000mg/d）和阿莫西林（2 000mg/d）或甲硝唑（800mg/d）。上述剂量每天分2次服，疗程7~14天。

4. 手术治疗　对于大量出血经内科治疗无效、急性穿孔、瘢痕性幽门梗阻、胃溃疡疑有癌变及正规治疗无效的顽固性溃疡可选择手术治疗。

七、护理评估

1. 病史　以了解治疗经过及大便颜色为主。

（1）患病及治疗经过：询问发病的有关诱因和病因，如发病是否与天气变化、饮食不当或情绪激动等有关；有无暴饮暴食、喜食酸辣等刺激性食物的习惯；是否嗜烟酒；有无经常服用NSAID药物史；家族中有无溃疡病者等。询问患者的病程经过，例如首次疼痛发作的时间，疼痛与进食的关系，是餐后还是空腹出现，有无规律，部位及性质如何，应用何种方法能缓解疼痛。曾做过何种检查和治疗，结果如何。

（2）目前病情与一般情况：询问此次发病与既往有无不同，是否伴有恶心、呕吐、嗳气、反酸等其他消化道症状，有无呕血、黑便、频繁呕吐等症状。日常休息与活动如何等。

（3）心理－精神－社会状况：本病病程长，有周期性发作和节律性疼痛的特点，如不重视预防和正规治疗，病情可反复发作并产生并发症，从而影响患者的工作和生活，使患者产生焦虑急躁情绪。应注意评估患者及家属对疾病的认识程度，评估患者有无焦虑或恐惧等心理，了解患者家庭经济状况和社会支持情况如何，患者所能得到的社区保健资源和服务如何。

2. 身体评估　全面了解全身状况及腹部体征。

（1）全身状况：有无痛苦表情，有无消瘦、贫血貌，生命体征是否正常。

（2）腹部体征：上腹部有无固定压痛点，有无胃蠕动波，全腹有无压痛、反跳痛，有无腹肌紧张，有无空腹振水音，有无肠鸣音减弱或消失等。

3. 实验室及其他检查　主要有以下几方面。

（1）血常规：有无红细胞计数、血红蛋白减少。

（2）粪便隐血试验：是否为阳性。

（3）幽门螺杆菌检测：是否为阳性。

（4）胃液分析：BAO和MAO是增高、减少还是正常。

（5）X线钡餐造影：有无典型的溃疡龛影及其部位。

（6）胃镜及黏膜活检：溃疡的部位、大小及性质如何，有无活动性出血。

八、常用护理诊断/问题

1. 疼痛：腹痛　与胃酸刺激溃疡面，引起化学性炎症反应有关。

2. 营养失调：低于机体需要量　与疼痛致摄入量减少及消化吸收障碍有关。

九、目标

（1）患者能描述引起疼痛的因素。

（2）能应用缓解疼痛的方法和技巧，疼痛减轻或消失。

（3）能建立合理的饮食习惯和结构。

十、护理措施及依据

1. 疼痛　以缓解腹痛为主要护理目的。

（1）帮助患者认识和去除病因：向患者解释疼痛的原因和机制，指导其减少或去除加重和诱发疼痛的因素：①对服用 NSAID 者，若病情允许应停药；若必须用药，可遵医嘱换用对胃黏膜损伤少的 NSAID，如塞来昔布或罗非昔布；②避免暴饮暴食和进食刺激性饮食，以免加重对胃黏膜的损伤；③对嗜烟酒者，劝其戒除，但应注意突然戒断烟酒可引起焦虑、烦躁，反过来也会刺激胃酸分泌，故应与患者共同制定切实可行的戒烟酒计划，并督促其执行。

（2）指导缓解疼痛：注意观察及详细了解患者疼痛的规律和特点，并按其疼痛特点指导缓解疼痛的方法。如 DU 表现为空腹痛或午夜痛，指导患者在疼痛前或疼痛时进食碱性食物（如苏打饼干等），或服用制酸剂。也可采用局部热敷或针灸止痛。

（3）休息与活动：溃疡活动期且症状较重者，嘱其卧床休息几天至 1～2 周，可使疼痛等症状缓解。病情较轻者则应鼓励其适当活动，以分散注意力。

（4）用药护理：根据医嘱给予药物治疗，并注意观察药效及不良反应。

1）抗酸药：如氢氧化铝凝胶等，应在饭后 1 小时和睡前服用。服用片剂时应嚼服，乳剂给药前应充分摇匀。抗酸药应避免与奶制品同时服用，因两者相互作用可形成络合物。酸性的食物及饮料不宜与抗酸药同服。氢氧化铝凝胶能阻碍磷的吸收，引起磷缺乏症，表现为食欲不振、软弱无力等症状，甚至可导致骨质疏松。长期大量服用还可引起严重便秘、代谢性碱中毒与钠潴留，甚至造成肾损害。若服用镁制剂则易引起腹泻。

2）H_2 受体拮抗剂：药物应在餐中或餐后即刻服用，也可把 1 天的剂量在睡前服用。若需同时服用抗酸药，则两药应间隔 1 小时以上。若静脉给药应注意控制速度，速度过快可引起低血压和心律失常。西咪替丁对雄激素受体有亲和力，可导致男性乳腺发育、阳痿以及性功能紊乱，且其主要通过肾脏排泄，用药期间应监测肾功能。此外，少数患者还可出现一过性肝损害和粒细胞缺乏，亦可出现头痛、头晕、疲倦、腹泻及皮疹等反应，如出现上述反应需及时协助医生进行处理。因药物可随母乳排出，哺乳期应停止用药。

3）质子泵抑制剂：奥美拉唑可引起头晕，特别是用药初期，应嘱患者用药期间避免开车或做其他必须高度集中注意力的工作。此外，奥美拉唑有延缓地西泮及苯妥英钠代谢和排泄的作用，联合应用时需慎重。兰索拉唑的主要不良反应包括皮疹、瘙痒、头痛、口苦、肝功能异常等，轻度不良反应不影响继续用药，较为严重时应及时停药。泮托拉唑的不良反应较少，偶可引起头痛和腹泻。

4）其他药物：硫糖铝片宜在进餐前 1 小时服用，可有便秘、口干、皮疹、眩晕、嗜睡等不良反应。不能与多酶片同服，以免降低两者的效价。

2. 营养失调：低于机体需要量　增加热能及补充高蛋白。

（1）进餐方式：指导患者有规律地定时进食，以维持正常消化活动的节律。在溃疡活动期，以少食多餐为宜，每天进餐 4～5 次，避免餐间零食和睡前进食，使胃酸分泌有规律。一旦症状得到控制，应尽快恢复正常的饮食规律。饮食不宜过饱，以免胃窦部过度扩张而增加促胃液素的分泌。进餐时注意细嚼慢咽，避免急食，咀嚼可增加唾液分泌，后者具有稀释和中和胃酸的作用。

（2）食物选择：选择营养丰富，易消化的食物。除并发出血或症状较重外，一般无须规定特殊食谱。症状较重的患者以面食为主，因面食柔软易消化，且其含碱能有效中和胃酸，不习惯于面食则以软米饭或米粥替代。由于蛋白质类食物具有中和胃酸作用，可适量摄取脱脂牛奶，宜安排在两餐之间饮用，但牛奶中的钙质吸收有刺激胃酸分泌的作用，故不宜多饮。脂肪到达十二指肠时虽能刺激小肠分泌抑促胃液素，抑制胃酸分泌，但同时又可引起胃排空减慢，胃窦扩张，致胃酸分泌增多，故脂肪摄取应适量。应避免食用机械性和化学性刺激性强的食物。机械性刺激强的食物指生、冷、硬、粗纤维多的蔬菜和水果，如洋葱、韭菜、芹菜等。化学性刺激强的食物有浓肉汤、咖啡、浓茶和辣椒、酸醋等调味品等。

（3）营养监测：监督患者采取合理的饮食方式和结构，定期测量体重、监测人血清蛋白和血红蛋白等营养指标。

十一、评价

（1）患者能说出引起疼痛的原因，情绪稳定，戒除烟酒，饮食规律，能选择适宜的食物，未见因饮食不当诱发疼痛。

(2) 能正确服药，上腹部疼痛减轻并逐渐消失。

(3) 能建立合理的饮食方式和结构，营养指标在正常范围内。

十二、其他护理诊断/问题

1. 焦虑　与疾病反复发作，病程迁延有关。

2. 知识缺乏　缺乏有关消化性溃疡病因及预防知识。

3. 潜在并发症　上消化道大量出血、穿孔、幽门梗阻、癌变。

十三、健康指导

1. 疾病知识指导　向患者及家属讲解引起和加重消化性溃疡的相关因素。指导患者保持乐观情绪，规律生活，避免过度紧张与劳累，选择合适的锻炼方式，提高机体抵抗力。指导患者建立合理的饮食习惯和结构，戒除烟酒，避免摄入刺激性食物。

2. 用药指导与病情监测　教育患者遵医嘱正确服药，学会观察药效及不良反应，不随便停药或减量，防止溃疡复发。指导患者慎用或勿用致溃疡药物，如阿司匹林、咖啡因、泼尼松等。定期复诊。若上腹疼痛节律发生变化或加剧，或者出现呕血、黑便时，应立即就医。

十四、预后

由于内科有效治疗的发展，预后远较过去为佳，死亡率显著下降。死亡主要见于高龄患者，由于大出血和急性穿孔等并发症所致。

（赵翠平）

第五章

泌尿系统疾病护理

第一节　急性肾小球肾炎护理

一、概述

急性肾小球肾炎，简称急性肾炎，是以急性肾炎综合征为主要临床表现的一组疾病。急性起病，以血尿、蛋白尿、水肿、高血压为特点，并可有一过性氮质血症。多见于链球菌感染后，少数患者由其他细菌、病毒及寄生虫感染引起。本节主要介绍链球菌感染后急性肾炎。

本病是一种常见的肾脏疾病。好发于儿童，男性多见，预后大多良好，常在数月内自愈。

二、病因及发病机制

根据流行病学、临床表现、动物实验的研究已知本病多由β－溶血性链球菌“致肾炎菌株”感染所致。常在扁桃体炎、咽炎、猩红热、丹毒、化脓性皮肤病等链球菌感染后发病，患者血中抗溶血性链球菌溶血素“O”滴度增高。感染的严重程度与是否发生急性肾炎及其严重性之间不完全一致。

本病主要由感染所诱发的免疫反应引起。链球菌感染后导致机体免疫反应，可在肾小球内形成抗原－抗体免疫复合物。链球菌的细胞壁成分或某些分泌蛋白刺激机体产生抗体，形成循环免疫复合物沉积于肾小球，或原位免疫复合物种植于肾小球，最终发生免疫反应引起双侧肾脏弥漫性炎症。

三、病理

本病病理类型为毛细血管内增生性肾炎。

（一）大体标本

肾脏体积增大，色灰白而光滑，表面可有出血点。切面皮质和髓质境界分明，锥体充血、肾小球呈灰白色点状。

（二）光镜

病变通常为弥漫性肾小球病变，以内皮细胞和系膜细胞增生为主要表现。累及大多数肾小球。由于抗原抗体免疫复合物的形成，使得毛细血管内皮细胞及系膜细胞发生肿胀和增生，当增生时会促进微血管周围产生新月形的肥厚，肿大的新月形区产生纤维化，并形成瘢痕组织，阻塞肾小球的血液循环并压迫毛细血管，导致毛细血管腔狭窄，甚至闭塞。急性期可伴有中性粒细胞及单核细胞的浸润。电镜检查可见肾小球上皮细胞下有驼峰状大块电子致密物沉积。

（三）免疫荧光

可见IgG及C3呈粗颗粒状沿系膜区和/或毛细血管壁沉积。

四、护理评估

（一）病史

询问患者有无近期感染，特别是皮肤及上呼吸道感染（如皮肤脓疱疮、咽炎、扁桃体炎等）。有无近期外出或旅游接触病毒、细菌、真菌或寄生虫等情况。此外，近期的患病、手术或侵入性检查也会造成感染的发生。

（二）身体评估

1. 潜伏期　急性肾炎多发生于前驱感染后，常有一定的潜伏期，平均 10 ~ 14d。这段时间相当于机体接触抗原后产生初次免疫应答所需时间。潜伏期的时间通常与前驱感染部位有关：咽炎一般 6 ~ 12d，平均 10d；皮肤感染一般 14 ~ 28d，平均 20d，由此可以看出通常呼吸道感染潜伏期较皮肤感染短。

2. 尿液异常　如以下内容所述。

（1）血尿：几乎全部患者都有肾小球源性血尿，30% ~ 40% 的患者出现肉眼血尿，且常为第一症状，尿液呈混浊红棕色，为洗肉水样或棕褐色酱油样。肉眼血尿持续 1 ~ 2 周后转为镜下血尿。镜下血尿持续时间较长，常 3 ~ 6 个月或更久。

（2）蛋白尿：绝大多数患者有蛋白尿。蛋白尿一般不重，常为轻、中度，仅不到 20% 的病例呈大量蛋白尿（ >3.5g/d）。尿沉渣中尚可见白细胞，并常有管型（颗粒管型、红细胞管型及白细胞管型等）。

3. 水肿　常为首发症状。见于 70% ~ 90% 的患者，多表现为早起眼睑水肿，面部肿胀，呈现所谓的“肾炎病容”，并与平卧位置及组织疏松程度有关。严重时出现全身水肿、胸腔积液、腹腔积液，指压可凹性不明显。

4. 高血压　70% ~ 90% 的患者有不同程度的高血压，一般为轻度或中度的增高，成人多在（150 ~ 180）/（90 ~ 100）mmHg。少数出现严重高血压，甚至并发高血压脑病。患者可表现为头痛、头昏、失眠，甚至昏迷、抽搐。

5. 肾功能异常　部分患者在起病早期可因尿量减少而出现一过性氮质血症，常于 1 ~ 2 周后随尿量增加而恢复正常，仅极少数患者可出现急性肾衰竭。

6. 全身症状　除水肿、血尿之外，患者常伴有腰酸腰痛、食欲减退、恶心呕吐、疲乏、精神不振、心悸、气急，部分患者有发热，体温一般在 38℃ 左右。

7. 并发症　部分患者在急性期可发生较严重的并发症。

（1）急性充血性心力衰竭：多见于老年人。在小儿患者中急性左心衰竭可成为急性肾炎首发症状，如不及时治疗，可迅速致死。此症常发生于肾炎起病后第 1 ~ 2 周内，一般表现为少尿、水肿加重，渐有呼吸困难，不能平卧，肺底有水泡音或哮鸣音，心界扩大，心率加速，第一心音变钝，常有收缩期杂音，有时可出现奔马律，肝大，颈静脉怒张。患者病情危急，但经过积极抢救利尿后，症状常迅速好转。急性肾炎并发急性心力衰竭的原因主要是肾小球滤过率降低及一系列内分泌因素引起水钠潴留，循环血容量急骤增加。

（2）高血压脑病：常见症状是剧烈头痛及呕吐，继之出现视力障碍，意识改变，嗜睡，并可发生阵发性惊厥或癫痫样发作。本症是在全身高血压的基础上，脑内阻力小血管自身调节紊乱，血压急剧升高，脑血管痉挛引起脑缺血和脑水肿所致。

（3）急性肾衰竭：随着近年来对急性充血性心力衰竭和高血压脑病及时有效地防治，这两类并发症的死亡率已明显下降，因此急性肾炎的主要致死并发症为急性肾衰竭。链球菌感染后急性肾炎并发急性肾衰竭预后较其他病因所致者为佳，少尿或无尿一般持续 3 ~ 5d 后，肾小球滤过功能改善，尿量增加，肾功能逐渐恢复。

（三）实验室检查

1. 尿液检查　相差显微镜检查示尿中 80% 以上的红细胞是外形扭曲变形的多形性红细胞。尿沉渣中红细胞管型具有诊断价值，也可见到少量白细胞、上皮细胞、透明管型及颗粒管型。尿蛋白一般不重，定量通常为1～2g/d，只有大约不到20%的病例可呈大量蛋白尿（>3.5g/d）。

2. 血常规检查　常见轻度贫血，呈轻度正色素、正红细胞性贫血，此与血容量增大血液稀释有关。白细胞计数大多正常，但当感染病灶未愈时，白细胞总数及中性粒细胞常增高。

3. 血生化检查　血清补体C3及总补体在起病时下降，8周内逐渐恢复至正常，血清抗链球菌溶血素O（ASO）抗体升高（大于1∶400），循环免疫复合物及血清冷球蛋白可呈阳性。血沉常增快，一般在30～60mm/h（魏氏法）。

（四）心理社会评估

（1）评估患者对疾病的反应：是否存在焦虑、恐惧等负性情绪，护士要耐心听取患者的倾诉以判断他（或她）对患病的态度。

（2）评估可能会帮助患者的家属、朋友、重要关系人的能力。

（3）评估患者及其家属对疾病治疗的态度：对于年龄较小的患者，家属往往因过分着急而过分约束或放纵患儿，护理人员应特别注意评估患儿及其家属对疾病病因、注意事项及预后的认识、目前的心理状态及对护理的要求。

五、护理诊断及医护合作性问题

1. 体液过多　与肾小球滤过率下降、尿量减少、水钠潴留有关。
2. 活动无耐力　与水肿及低盐饮食有关。
3. 营养不良：低于机体需要量　与食欲不振，摄入量减少有关。
4. 潜在并发症　急性充血性心力衰竭、高血压脑病、急性肾衰竭。
5. 有皮肤完整性受损的危险　与水肿、营养摄入差有关。

六、计划与实施

通过治疗与护理，患者的水、电解质保持平衡，水肿减轻，无体液潴留症状。患者体重维持在正常范围内，无营养不良的表现。护士能及时发现并发症并能及时给予处理。

（一）观察病情

注意观察水肿的部位、程度及消长情况，记录24h出入液量，监测尿量变化。密切观察血压及体重改变的情况。观察有无急性左心衰竭和高血压脑病的表现。监测实验室检查指标如尿常规、肾功能、血电解质等结果。

（二）活动与休息

急性期患者应绝对卧床休息，症状比较明显者卧床休息4～6周，直至肉眼血尿消失、水肿消退及血压恢复正常后，逐步增加活动，可从事轻体力活动，1～2年内避免重体力活动和劳累。

（三）饮食护理

根据水肿、高血压及肾功能损害程度确定饮食原则。一般认为肾功能正常者蛋白质入量宜保持正常，按1g/（kg·d）供给。出现氮质血症及明显少尿阶段时应限制蛋白质的摄入，按0.5g/（kg·d）供给，且优质蛋白，即富含必需氨基酸的动物蛋白如牛奶、鸡蛋、瘦肉等所占的比例在50%以上。

热能的供给：25～30kcal/（kg·d），为每日1 600～2 000kcal。热能的主要来源是碳水化合物及脂肪，其中脂肪以植物性脂肪为主。

在水肿及高血压时，每日食盐以1～2g为宜。如果患者出现少尿或高钾血症，应限制富含钾的食物，如海带、紫菜、菠菜、山药、香蕉、枣、坚果、浓肉汤、菜汤等。

根据患者的尿量适当控制液体摄入，一般计算方法是前一天患者尿量+500mL。严重水肿、少尿或无尿者液体入量应低于1 000mL/d。

（四）用药护理

急性肾炎主要的病理生理改变是水钠潴留，细胞外液容量增大，发生水肿、高血压，直至循环过度负荷，心功能不全，故利尿降压是对症治疗的重点。

1. 利尿剂　高度水肿者使用利尿剂，达到消肿、降压，预防心、脑并发症的目的。常用噻嗪类利尿剂，如使用氢氯噻嗪25mg，每日2～3次口服。必要时给予襻利尿剂，如呋塞米20～60mg/d，注射或分次口服。一般不用保钾利尿剂。长期使用利尿剂可以发生电解质紊乱（如低血钾等）、低氯性代谢性碱中毒、继发性高尿酸血症、高血糖及高脂蛋白血症等，护士应严密观察患者有无不良反应。

2. 降压药物　积极而稳步地控制血压可增加肾血流量，改善肾功能，预防心、脑并发症。常用的药物为普萘洛尔20～30mg，每日3次口服。还可使用钙通道阻滞剂如硝苯地平20～40mg/d，分次口服，或者使用血管扩张药如肼屈嗪25mg，每日2次。

3. 抗炎药物　有上呼吸道或皮肤感染者，应选用无肾毒性抗生素治疗，如青霉素、头孢霉素等，一般不主张长期预防性使用抗生素。反复发作的慢性扁桃体炎，待肾炎病情稳定后（尿蛋白少于+，尿沉渣红细胞少于10个/高倍视野）可做扁桃体摘除。术前术后两周注射青霉素。

4. 中药治疗　本病多属实证，根据辨证可分为风寒、风热、湿热，因此可分别予以宣肺利尿、凉血解毒等疗法。但应注意目前有文献报道防己、厚朴和马兜铃等中药可引起肾间质炎症和纤维化，应避免应用上述中药。

（五）透析治疗的护理

少数发生急性肾衰竭而有透析指征时，应及时给予透析（血液透析或腹膜透析均可）。特别是下列两种情况：

（1）出现急性肾衰竭，特别是发生高血钾时。

（2）严重水钠潴留，引起急性左心衰竭者。由于本病具有自愈倾向，肾功能多可逐渐恢复，一般不需要长期维持透析。

（六）健康教育

（1）指导患者积极锻炼身体，增强体质，改善身体防御功能，减少感冒的发生，改善环境卫生，注意个人清洁卫生，避免或减少上呼吸道及皮肤感染，可降低急性肾炎的发病率。嘱患者及家属一旦发生感染应及时使用抗菌药物，重视慢性疾病治疗，如慢性扁桃体炎、咽炎、龋齿、鼻窦炎及中耳炎。在链球菌流行时可短期使用抗菌药物以减少发病。

（2）指导患者避免接触有害于肾的因素，如劳累、妊娠及应用肾毒性药物，如氨基糖苷类抗生素。

（3）教会患者及家属计算出入量、测量体重和血压的方法。

（4）指导患者及家属有关药物的药理作用、剂量、不良反应及服用时的注意事项。

（5）嘱患者病情变化时应及时就医，不可耽误。

（6）病情预后：患者可于1～4周内出现利尿、消肿、降压。仅6%～18%的患者遗留尿异常和高血压而转成慢性肾炎，只有不到1%的患者可因急性肾衰竭救治不当而死亡。

七、预期结果与评价

（1）患者的水、电解质保持平衡，水肿减轻，无体液潴留。

（2）患者体重维持在正常范围内，无营养不良的表现。

（3）患者能充分休息。

（4）护士及时发现患者有无并发症出现。

（5）患者皮肤完整，无受损。

（蔡雨君）

第二节　急进性肾小球肾炎护理

一、概述

急进性肾小球肾炎是以急性肾炎综合征、肾功能急剧恶化、多早期出现少尿型急性肾衰竭为临床特征，病理类型为新月体肾小球肾炎的一组疾病。根据免疫病理可分为三型：Ⅰ型（抗肾小球基膜型）、Ⅱ型（免疫复合物型）、Ⅲ型（无免疫复合物）。

二、病因及发病机制

引起急进性肾炎的有下列疾病：

（一）原发性肾小球疾病

（1）原发性弥漫性新月体肾炎。

（2）继发于其他原发性肾小球肾炎：如膜增殖性肾小球肾炎、IgA 肾炎等。

（二）继发于全身性疾病

急性链球菌感染后肾小球肾炎、急性感染性心内膜炎、系统性红斑狼疮，肺出血－肾炎综合征等。

三、病理

病理类型为新月体肾小球肾炎。光镜下以广泛的大新月体形成为主要特征，病变早期为细胞新月体，后期为纤维新月体。另外，Ⅱ型常伴有肾小球内皮细胞和系膜细胞增生，Ⅲ型常可见肾小球节段性纤维素样坏死。免疫病理学检查是分型的主要依据，Ⅰ型 IgG 和 C3 呈光滑线条状沿肾小球毛细血管壁分布；Ⅱ型 IgG 和 C3 呈颗粒状沉积于系膜区及毛细血管壁；Ⅲ型肾小球内无或仅有微量免疫沉积物。电镜下可见Ⅱ型电子致密物在系膜区和内皮下沉积，Ⅰ型和Ⅲ型无电子致密物。

四、护理评估

（一）健康史

护士要询问患者有无近期感染，特别是皮肤及上呼吸道感染（例如近期得过皮肤脓疱疮、咽炎、扁桃体炎等）。有无近期外出或旅游而暴露于病毒、细菌、真菌或寄生虫的情况。

（二）身体评估

患者可有前驱呼吸道感染，起病多突然，病情急骤进展。急性肾炎综合征（血尿、蛋白尿、水肿、高血压）、早期出现少尿或无尿、进行性肾功能恶化并发展成尿毒症，为其临床特征。患者常伴有中度贫血。此病可有三种转归：①在数周内迅速发展为尿毒症。②肾功能损害的进行速度较慢，在几个月或 1 年内发展为尿毒症。③少数患者治疗后病情稳定，甚至痊愈或残留不同程度肾功能损害。

（三）辅助检查

（1）血尿素氮及肌酐呈持续性增高，内生肝酐清除率明显降低，不同程度的代谢性酸中毒及高血钾，血钙一般正常，血磷也在正常范围，镜下血尿。

（2）血常规有贫血表现。

（3）免疫学检查异常主要有抗 GBM 抗体阳性（Ⅰ型）、ANCA 阳性（Ⅲ型）。此外，Ⅱ型患者的血循环免疫复合物及冷球蛋白可呈阳性，并可伴血清补体 C3 降低。

（四）心理社会评估

（1）评估患者对疾病的反应，护士要耐心听取患者的倾诉以判断他（或她）对患病的态度。

（2）评估可能会帮助患者的家属、朋友、重要关系人的能力。

（3）评估患者及其家属对疾病治疗的态度。

五、护理诊断及医护合作性问题

1. 营养不良：低于机体需要量　与食欲不振，摄入量减少有关。
2. 潜在并发症　急性充血性心力衰竭、高血压脑病、急性肾衰竭。
3. 有感染的危险　与机体免疫力低下有关。
4. 体液过多　与肾功能损害、水钠潴留有关。
5. 焦虑　与缺乏诊断及治疗的相关知识，或对治疗及预后不可知有关。

六、计划与实施

急进性肾小球肾炎的治疗包括针对急性免疫介导性炎症病变的强化治疗以及针对肾病变后果的对症治疗两方面。总体治疗目标是患者能够维持营养平衡、维持出入量平衡、维持水电解质和酸碱平衡、无感染发生、焦虑程度减轻。

（一）一般治疗及护理

患者应卧床休息，进低盐、低蛋白饮食，每日每公斤体重所给蛋白质量及水分可按急性肾炎原则处理，纠正代谢性酸中毒及防治高钾血症。注意个人卫生，保持皮肤清洁，要经常用温水擦洗，剪短指甲以免抓破皮肤。保持床铺被褥整洁、干燥、平整，预防皮肤感染。一旦发生感染后及早给予青霉素或敏感抗生素治疗。

（二）强化血浆置换疗法

应用血浆置换机分离患者的血浆和血细胞，弃去血浆，以等量正常人的血浆和患者血细胞重新输入体内，以降低血中抗体或免疫复合物浓度。通常每日或隔日 1 次，每次置换血浆 2～4L，直到血清抗体或免疫复合物转阴、病情好转，一般需置换 10 次左右。该疗法需配合糖皮质激素及细胞毒药物，以防止在机体大量丢失免疫球蛋白后大量合成而造成反跳。该疗法适用于各型急进性肾炎，但主要适用于Ⅰ型。

（三）甲泼尼龙冲击伴环磷酰胺治疗

以抑制炎症反应，减少抗体生成，为强化治疗之一。甲泼尼龙 500～1 000mg 溶于 5% 葡萄糖液中静脉点滴，每日或隔日 1 次，3 次为一个疗程。甲泼尼龙冲击疗法也需伴以泼尼松及环磷酰胺口服治疗。甲泼尼龙冲击时护士应注意观察有无感染和水、钠潴留等不良反应。

（四）替代治疗

急性肾衰竭已达透析指征者，应及时透析。肾移植应在病情静止半年后进行。

（五）健康教育

护士应给患者相关指导，包括用药、饮食、活动的方法。教育患者增强自我保健意识，预防感染，防止受凉；呼吸道感染高发季节应避免或尽量减少到人群密集的场所，以避免发生感染，加重病情。一旦发生感染后应及早就医。

七、预期结果与评价

（1）患者能够维持营养平衡。
（2）患者无感染发生。
（3）患者维持出入量平衡。
（4）患者维持水电解质和酸碱平衡。
（5）患者主诉焦虑程度减轻。

（蔡雨君）

第三节　慢性肾小球肾炎护理

一、概述

慢性肾小球肾炎简称慢性肾炎，是以蛋白尿、血尿、水肿、高血压为基本临床表现，起病方式各不相同，病程迁延，进展缓慢，可有不同程度的肾功能减退，最终将发展为慢性肾衰竭的一组肾小球病。慢性肾小球肾炎可发生于任何年龄，但多见于青壮年，男性多于女性。

二、病因及发病机制

多数患者病因不明，急性链球菌感染后肾炎迁延不愈，可转为慢性肾炎。大部分慢性肾炎与急性肾炎之间并无明确关系，可能是由于各种细菌、病毒、原虫、支原体、真菌、药物及毒物侵入体内后通过免疫机制、炎症介质因子及非免疫机制等引起本病。目前乙型肝炎病毒感染所致的肾炎，已引起人们的重视。

（1）免疫机制：一般认为是变态反应所致的肾小球免疫性炎症损伤，大部分是免疫复合物型。循环免疫复合物沉积于肾小球，或由于肾小球原位的抗原与抗体形成复合物而激活补体，引起肾组织损伤。

（2）非免疫机制：①肾内血管硬化：肾小球病变能引起肾内血管硬化，加重肾实质缺血性损害。肾脏病理检查显示，慢性肾炎患者的肾小动脉血管硬化的发生率明显高于正常肾脏，而硬化的小动脉可进一步引起肾缺血从而加重肾小球的损害。②高血压加速肾小球硬化：在肾炎后期，患者可因水、钠潴留等因素而出现高血压，持续的高血压会引起缺血性改变，导致肾小动脉狭窄、闭塞，加速肾小球的硬化。③高蛋白负荷的影响：高蛋白饮食使肾血流量及肾小球滤过率增加，持续的高灌注及高滤过最终将导致肾小球硬化。④肾小球系膜的超负荷状态：正常时肾小球系膜具有吞噬、清除免疫复合物及其他蛋白质颗粒的功能，是一种正常保护性作用。当超负荷时，为了吞噬这些物质，促使系膜细胞增生，系膜基质增多，系膜区明显扩张，终于使肾小球毛细血管阻塞、萎缩。

三、病理

常见的为系膜增生性肾小球肾炎、膜性肾病、系膜毛细血管性肾小球肾炎及局灶性节段性肾小球硬化等。早期可表现为肾小球内皮细胞及系膜细胞增生，基膜增厚；晚期肾皮质变薄、肾小球毛细血管袢萎缩，发展为玻璃样变或纤维化，剩余肾单位呈代偿性增生与肥大，使肾表面呈颗粒状，肾体积缩小，最后呈“固缩肾”。除肾小球病变外，尚可伴有不同程度肾间质炎症及纤维化，肾小管萎缩，肾内小血管硬化等。

四、护理评估

（一）健康史

详细询问患者有无急性肾小球肾炎及其他肾病史，就诊情况和治疗经过，家族中有无类似疾病者等。

（二）身体评估

慢性肾炎多发生于青壮年，出现症状时的年龄多在20～40岁。起病多隐匿，进展较缓慢（2～3年至数十年不等）。大多数慢性肾炎患者无明显的急性肾炎史，小部分则是由急性肾炎迁延不愈而进入慢性阶段。由于慢性肾炎是一组病因和病理改变不完全相同的疾病，故临床表现有很大差异，现将慢性肾炎的共同性表现，归纳如下。

1. 尿液异常改变　尿异常几乎是慢性肾炎患者必有的症状。蛋白尿和血尿出现较早，多数为轻度蛋白尿和镜下血尿，部分患者可出现大量蛋白尿或肉眼血尿。多数患者由于蛋白尿因而排尿时泡沫明显增多且不易消失，尿蛋白含量不等，一般常在1～3g/d，亦可呈大量蛋白尿（>3.5g/d）。在尿沉渣中常有颗粒管型和透明管型，伴有轻度至中度血尿，偶有肉眼血尿。

2. 水肿　大多数患者有不同程度的水肿，轻者仅面部、眼睑和组织疏松部位轻至中度可凹性水肿，一般无体腔积液。水肿重时则遍及全身，并可有胸腔或腹腔积液，少数患者始终无水肿。

3. 高血压　大多数慢性肾炎患者迟早会出现高血压，有些患者以高血压为首发症状，多为中等度血压增高，尤其以舒张压增高明显。血压可持续性升高，亦可呈间歇性升高。有的患者因血压显著增高而出现头胀、头晕、头痛、失眠、记忆力减退。持续高血压数年之后，可使心肌肥厚，心脏增大，心律失常，甚至发生心力衰竭。患者可伴有"慢性肾炎眼底改变"，即眼底视网膜动脉变细、迂曲反光增强和动静脉交叉压迫现象，少数可见絮状渗出物和出血。

4. 肾功能损害　慢性肾炎的肾功能损害呈慢性进行性损害，早期主要表现为肾小球滤过率下降，多数患者在就诊时未降到正常值的50%以下，因此血清肌酐及尿素氮可在正常范围内，临床上不出现氮质血症等肾功能不全的症状。后期随着被损害的肾单位增多，肾小球滤过率下降至正常值的50%以下，若这时在应激状态（如外伤、出血、手术或药物损害等）下，加重肾脏的负担，则可发生尿毒症症状。进展快慢主要与病理类型相关，如系膜毛细血管性肾炎进展较快，膜性肾病进展较慢，但也与是否配合治疗、护理和有无加速病情发展的因素，如感染、劳累、血压增高及使用肾毒性药物等有关。

5. 贫血　慢性肾炎在水肿明显时，可有轻度贫血，这可能与血液稀释有关。如有中度以上贫血，多数是与肾内促红细胞生成素减少有关，表明肾单位损伤严重。

（三）实验室检查及辅助检查

1. 尿液检查　尿蛋白为轻度至中度增加，定性为+～++，定量常在1～3g/d，尿沉渣可见红细胞增多和管型。

2. 血液检查　早期血常规检查多正常或轻度贫血。晚期红细胞计数和血红蛋白明显下降。晚期肾功能检查示血肌酐和尿毒氮增高，内生肌酐清除率下降。

3. B超　晚期可见肾脏缩小，皮质变薄，肾脏表面不平，肾内结构紊乱。

4. 肾活检病理检查　有助于确诊本病，判明临床病理类型、指导治疗及预后。

（四）心理社会评估

（1）患者对疾病的反应，如焦虑、否认、悲观情绪。

（2）家庭成员对疾病的认识及应对能力，是否能督促患者按时服药、定期复诊。

（3）患者及家属有无坚持长期用药的思想准备，如果患者最终发展为慢性肾衰竭，是否有足够的经济基础以保证患者的终生用药及透析治疗。

五、护理诊断与医护合作性问题

1. 营养失调：低于机体需要量　与食欲降低有关。
2. 活动无耐力　与低蛋白血症有关。
3. 体液过多　与肾小球滤过率下降有关。
4. 知识缺乏　缺乏慢性肾炎治疗、护理知识。
5. 预感性悲哀　与疾病的漫长病程及预后不良有关。

六、计划与实施

通过积极地治疗与护理，患者食欲增加，营养状况得到改善，患者水肿等症状得到缓解，能遵医嘱按时、准确地服用药物并坚持合理饮食。在进行健康教育之后，能够积极参与自我护理。患者焦虑感或恐惧感减轻，情绪稳定。

（一）饮食护理

视患者水肿、高血压和肾功能情况控制盐、蛋白质和水的摄入。给予优质蛋白、低磷饮食，以减轻肾小球毛细血管高压力、高滤过状态，延缓肾小球硬化和肾功能减退。有明显水肿和高血压者需低盐饮食。

（二）用药护理

药物治疗的目的主要是保护肾功能，延缓或阻止肾功能的下降。

1. 利尿降压药物　积极控制高血压是防止本病恶化的重要环节，但降压不宜过低，以避免肾血流量骤减。有钠水潴留容量依赖性高血压患者可选用噻嗪类利尿药，如氢氯噻嗪，一般剂量为12.5～50mg，1次或分次口服。对肾素依赖性高血压则首选血管紧张素转换酶抑制剂，如贝那普利10～20mg，每日1次。此外，常用钙拮抗剂，如氨氯地平5～10mg，每日1次。也可选用β受体阻断药，如阿替洛尔12.5～25mg，每日2次。高血压难控制时可选用不同类型降压药联合应用。近年研究证实，血管紧张素转换酶抑制剂延缓肾功能恶化的疗效，并不完全依赖于它的降全身高血压作用，已证实该类药对出球小动脉的扩张强于对入球小动脉的扩张，所以能直接降低肾小球内高压，减轻高滤过，抑制系膜细胞增生和细胞外基质的堆积，以减轻肾小球硬化，延缓肾衰竭，故此药可作为慢性肾炎患者控制高血压的首选药物。应用血管紧张素转换酶抑制剂时应注意防止高钾血症，血肌酐大于350μmol/L的非透析治疗患者不宜使用。

2. 血小板解聚药　长期使用血小板解聚药可延缓肾功能减退，应用大剂量双嘧达莫或小剂量阿司匹林对系膜毛细血管性肾小球肾炎有一定疗效。

3. 糖皮质激素和细胞毒药物　一般不主张积极应用，但患者肾功能正常或仅轻度受损，肾体积正常，病理类型较轻，尿蛋白较多，如无禁忌者可试用。

（三）活动与休息

慢性肾炎患者若无明显水肿、高血压、血尿、尿蛋白及无肾功能不全表现者可以从事轻度的工作或学习，但不能从事重体力劳动、避免劳累、受寒、防止呼吸道感染等。有明显水肿、血尿、持续性高血压或有肾功能进行性减退者，均应卧床休息和积极治疗。若有发热或感染时，应尽快控制。

（四）健康教育

（1）护士应告诉患者常见的诱发因素：慢性肾炎病因尚未明确，但反复发作常有明显的诱因，如感染、劳累、妊娠等。应向患者及家属解释各种诱因均能导致慢性肾炎的急性发作，加重肾功能的恶化，必须尽量避免这些诱发因素。

（2）慎用或免用肾毒性及诱发肾损伤的药物：药物引起的肾损害有两种类型，一类是药物本身具有肾毒性，如氨基糖苷类抗生素（包括新霉素、庆大霉素、妥布霉素、阿米卡星和链霉素等）、先锋霉素、二性霉素、顺铂及造影剂也是具有肾毒性的药物。另一类是药物可引起过敏反应而导致肾损害，此类药物常见的有磺胺药、非类固醇类消炎药（如吲哚美辛、布洛芬、芬必得等）、利福平等。

（3）戒烟戒酒，不要盲目相信甚至服用“偏方秘方”药物。

（4）告诉患者一旦出现水肿或水肿加重、尿液泡沫增多、血压增高或有急性感染时，应及时到医院就诊。

七、预期结果与评价

（1）患者的营养状况能最大限度地促进康复，防止病情恶化。

（2）患者能充分地休息，有充足的睡眠。

（3）患者的水、电解质能保持平衡。

（4）患者能正视自己的疾病，积极参与自我护理。

（5）患者情绪状态稳定，焦虑、悲哀程度减轻。

（蔡雨君）

第六章

内分泌系统疾病护理

第一节　甲状腺功能亢进症护理

甲状腺功能亢进症（hyperthyroidism，简称甲亢）是指多种病因导致甲状腺激素分泌增多而引起的临床综合征。

一、病因和发病机制

（一）甲状腺功能亢进的病因分类

见表6-1。

表6-1　甲状腺功能亢进病因分类

1. 甲状腺性甲状腺功能亢进
①Graves病
②自主性高功能甲状腺结节或腺瘤（Plummer病）
③多结节性甲状腺肿伴甲状腺功能亢进
④滤泡性甲状腺癌
⑤碘甲状腺功能亢进
⑥新生儿甲状腺功能亢进
2. 垂体性甲状腺功能亢进
3. 异源性TSH综合征
①绒毛膜上皮癌伴甲状腺功能亢进
②葡萄胎伴甲状腺功能亢进
③肺癌和胃肠道癌伴甲状腺功能亢进
4. 卵巢甲状腺肿伴甲状腺功能亢进
5. 仅有甲状腺功能亢进症状而甲状腺功能不增高
①甲状腺炎甲状腺功能亢进：亚急性甲状腺炎；慢性淋巴细胞性甲状腺炎；放射性甲状腺炎
②药源性甲状腺功能亢进

（二）Graves病（简称GD）病因

又称毒性弥漫性甲状腺肿或Basedow病、Parry病。是一种伴甲状腺激素分泌增多的器官特异性自身免疫病，占甲状腺功能亢进的80%～85%。

1. 遗传因素　GD的易感基因主要包括人类白细胞抗原（如HLA-B8、DR3等）、CTLA-4基因和其他一些与GD特征性相关的基因（如GD-1，GD-2）。

2. 环境因素（危险因素）　细菌感染（肠耶森杆菌）、精神刺激、雌激素、妊娠与分娩、某些X染色体基因等。

3. GD的发生与自身免疫有关　遗传易感性、感染、精神创伤等诱因，导致免疫系统功能紊乱，Ts功能缺陷，对Th细胞（T辅助细胞）抑制作用减弱，B淋巴细胞产生自身抗体，TSH受体抗体

（TRAb）与 TSH 受体结合而产生类似于 TSH 的生物学效应，使 GD 有时表现出自身免疫性甲状腺功能减退症的特点。

二、临床表现

（一）一般临床表现

多见于女性，男∶女为1∶（4～6），20～40 岁多见。

1. 高代谢综合征　患者可表现为怕热多汗，皮肤、手掌、面、颈、腋下皮肤红润多汗。常有低热，严重时可出现高热。患者常有心动过速、心悸、胃纳明显亢进，但体重下降，疲乏无力。

2. 甲状腺肿　不少患者以甲状腺肿大为主诉，呈弥漫性、对称性肿大，质软，吞咽时上下移动。少数患者的甲状腺肿大不对称，或肿大不明显。

3. 眼征　眼征有以下几种：①睑裂增宽，上睑挛缩（少眨眼睛和凝视）。②Mobius 征：双眼看近物时，眼球辐辏不良（眼球内侧聚合困难或欠佳）。③von Graefe 征：眼向下看时，上眼睑因后缩而不能跟随眼球下落，出现白巩膜。④Joffroy 征：眼向上看时，前额皮肤不能皱起。⑤Stellwag 征：瞬目减少，炯炯发亮。

4. 神经系统　神经过敏，易于激动，烦躁多虑，失眠紧张，多言多动，有时思想不集中，但偶有神情淡漠、寡言抑郁者。

5. 心血管系统　心率快，心排血量增多，脉压加大，多数患者述说心悸、胸闷、气促，活动后加重，可出现各种期前收缩及心房纤颤等。

6. 消化系统　食欲亢进，但体重明显减轻为本病特征。腹泻，一般大便呈糊状。肝可稍大，肝功能可不正常，少数可有黄疸及维生素 B 族缺乏的症状。

7. 肌肉骨骼　甲状腺功能亢进性肌病、肌无力、肌萎缩、周期性瘫痪。

8. 生殖系统　女性月经减少或闭经，男性阳痿，偶有乳腺增生。

9. 造血系统　白细胞总数减少，周围血淋巴细胞比例增高，单核细胞增加，血容量增大。

（二）特殊临床表现

（1）甲状腺功能亢进危象：甲状腺功能亢进症在某些应激因素作用下，导致病情突然恶化，出现高热（39℃以上）、烦躁不安、大汗淋漓、恶心、呕吐、心房颤动等，严重者出现虚脱、休克、谵妄、昏迷等全身代谢功能严重紊乱，并危及患者生命安全。对甲状腺功能亢进患者应提高警惕，从预防着手，一旦发生危象，应立即采取综合措施进行抢救。

（2）甲状腺功能亢进性心脏病：心脏增大、严重心律失常、心力衰竭。

（3）淡漠型甲状腺功能亢进：神志淡漠、乏力、嗜睡、反应迟钝、明显消瘦。

（4）T_3 型甲状腺功能亢进、T_4 型甲状腺功能亢进。

（5）亚临床型甲状腺功能亢进：T_3、T_4 正常，TSH 降低。

（6）妊娠期甲状腺功能亢进：体重不随妊娠相应增加，四肢近端肌肉消瘦，休息时心率 > 100 次/min。

（7）胫前黏液性水肿。

（8）甲状腺功能正常的 Graves 眼病。

（9）甲状腺功能亢进性周期性瘫痪。

（三）实验室检查

1. 血清甲状腺激素测定　①血清总甲状腺素（TT_4）：是判断甲状腺功能最基本的筛选指标。TT_4 受甲状腺结合球蛋白（TBG）结合蛋白量和结合力变化的影响，又受妊娠、雌激素、急性病毒性肝炎等的影响而升高。受雄激素、低蛋白血症、糖皮质激素等的影响而下降。②血清总三碘甲状腺原氨酸（TT_3）：亦受 TBG 影响。③血清游离甲状腺素（FT_4）、游离三碘甲状腺原氨酸（FT_3）：是诊断甲状腺功能亢进的首选指标，其中 FT_4 敏感性和特异性较高。

2. 促甲状腺激素测定（TSH） 是反映甲状腺功能的最敏感的指标。ICMA（免疫化学发光法）：第三代 TSH 测定法，灵敏度达到 0.001mU/L。取代 TRH 兴奋试验，是诊断亚临床型甲状腺功能亢进症和亚临床型甲状腺功能减退症的主要指标。

3. TRH 兴奋试验 正常人 TSH 水平较注射前升高 3～5 倍，高峰出现在 30min，并且持续 2～3h。静注 TRH 后 TSH 无升高则支持甲状腺功能亢进。

4. 甲状腺摄 I 率 总摄取量增加，高峰前移。

5. T_3 抑制试验 鉴别甲状腺肿伴摄碘增高由甲状腺功能亢进或单纯性甲状腺肿所致。

6. 其他 促甲状腺激素受体抗体（TRAb）、甲状腺刺激抗体（TSAb）测定。

三、诊断

1. 检测甲状腺功能 确定有无甲状腺毒症：有高代谢症状、甲状腺肿等临床表现者，常规进行 TSH、FT_4 和 FT_3 检查。如果血中 TSH 水平降低或者测不到，伴有 FT_4 和（或）FT_3 升高，可诊断为甲状腺毒症。当发现 FT_4，升高反而 TSH 正常或升高时，应注意有垂体 TSH 腺瘤或甲状腺激素不敏感综合征的可能。

2. 病因诊断 甲状腺毒症的诊断确立后，应结合甲状腺自身抗体、甲状腺摄 I 率、甲状腺超声、甲状腺核素扫描等检查具体分析其是否由甲状腺功能亢进引起及甲状腺功能亢进的原因。

3. GD 的诊断标准 如下所述。

（1）甲状腺功能亢进诊断成立。

（2）甲状腺呈弥漫性肿大或者无肿大。

（3）TRAb 和 TSAb 阳性。

（4）其他甲状腺自身抗体如 TPPAb、TGAb 阳性。

（5）浸润性突眼。

（6）胫前黏液性水肿。

具备前 2 项者诊断即可成立，其他 4 项进一步支持诊断确立。

四、治疗

（一）一般治疗

情绪不稳定、精神紧张者可服用一些镇静药，如地西泮、氯氮䓬等；心悸及心动过速者可用普萘洛尔、阿替洛尔等药；保证足够的休息；增加营养，包括糖类、蛋白质、脂肪和维生素等摄入量较正常人增加。

（二）甲状腺功能亢进的特征性治疗

1. 抗甲状腺药物 常用的抗甲状腺药物分为硫脲类和咪唑类两类。硫脲类包括甲硫氧嘧啶或丙硫氧嘧啶；咪唑类包括甲巯咪唑、卡比马唑。比较常用的是丙硫氧嘧啶和甲巯咪唑。

适应证：①病情轻、中度患者；甲状腺轻、中度肿大，较小的毒性弥漫性甲状腺肿。②年龄在 20 岁以下。③手术前或放射碘治疗前的准备。④甲状腺手术后复发且不能做放射性核素 ^{131} 碘治疗。⑤作为放射性核素 ^{131} 碘治疗的辅助治疗。

不良反应：①粒细胞减少：发生率约为 10%，治疗开始后 2～3 个月内，或 WBC $<3\times10^9$/L 或中性粒细胞 $<1.5\times10^9$/L 时应停药。②皮疹：发生率为 2%～3%。③胆汁淤积性黄疸、血管神经性水肿、中毒性肝炎、急性关节痛等较为罕见，如发生则须立即停药。

2. 甲状腺手术治疗 如下所述。

（1）适应证：①中、重度甲状腺功能亢进，长期服药无效，停药后复发或不能坚持长期服药者。②甲状腺很大，有压迫症状。③胸骨后甲状腺肿。④结节性甲状腺肿伴甲状腺功能亢进。⑤毒性甲状腺腺瘤。

（2）禁忌证：①较重或发展较快的浸润性突眼。②并发较重心、肝、肾疾病，不能耐受手术者。③妊娠前3个月和第6个月以后。④轻症可用药物治疗者。

3. 放射性核素^{131}碘治疗　如下所述。

（1）适应证：①毒性弥漫性中度甲状腺肿，年龄在25～30岁以上。②抗甲状腺药物治疗无效或过敏。③不愿手术或不宜手术，或手术后复发。④毒性甲状腺腺瘤。

（2）禁忌证：①妊娠、哺乳期。②25岁以下。③严重心、肝、肾衰竭或活动性肺结核。④$WBC < 3 \times 10^9/L$或中性粒$< 1.5 \times 10^9/L$。⑤重症浸润性突眼。⑥甲状腺功能亢进危象。⑦甲状腺不能摄碘。

（3）剂量：根据甲状腺组织重量和甲状腺^{131}I摄取率计算。

（4）并发症：①甲状腺功能减退症：国内报告治疗后1年内的发生率4.6%～5.4%，以后每年递增1%～2%。②放射性甲状腺炎：7～10d发生，严重者可给予阿司匹林或糖皮质激素治疗。

4. 其他药物治疗　如下所述。

（1）碘剂：应减少碘摄入，忌食含碘丰富的食物。复方碘化钠溶液仅用在术前、甲状腺功能亢进危象时。

（2）β－受体阻滞药：作用机制是阻断甲状腺激素对心脏的兴奋作用；阻断外周组织T_4向T_3转化，主要在抗甲状腺药物初治期使用，可较快控制甲状腺功能亢进的临床症状。

5. 甲状腺功能亢进危象的治疗　如下所述。

（1）抑制甲状腺激素合成及外周组织中，T_4转化为T_3：首选丙硫氧嘧啶，首次剂量600mg口服，以后给予250mg，每6h口服1次，待症状缓解后，或甲巯咪唑60mg，继而同等剂量每日3次口服至病情好转，逐渐减为一般治疗剂量。

（2）抑制甲状腺激素释放：服丙硫氧嘧啶1h后再加用复方碘口服溶液5滴，每8h服1次，首次剂量为30～60滴，以后每6～8h服5～10滴，或碘化钠1g加入10%葡萄糖盐水溶液中静脉滴注24h，以后视病情逐渐减量，一般使用3～7d。每日0.5～1.0g静脉滴注，病情缓解后停用。

（3）降低周围组织对TH反应：选用β肾上腺素能受体阻断药，无心力衰竭者可给予普萘洛尔30～50mg，6～8h给药1次，或给予利舍平肌内注射。

（4）肾上腺皮质激素：氢化可的松50～100mg加入5%～10%葡萄糖溶液静脉滴注，每6～8h滴注1次。

（5）对症处理：首先应去除诱因，其次高热者予物理或药物降温；缺氧者给予吸氧；监护心、肾功能；防治感染及各种并发症。

五、常见护理问题

（一）潜在并发症——甲状腺功能亢进危象

（1）保证病室环境安静。

（2）严格按规定的时间和剂量给予抢救药物。

（3）密切观察生命体征和意识状态并记录。

（4）昏迷者加强皮肤、口腔护理，定时翻身、以预防压疮、肺炎的发生。

（5）病情许可时，教育患者及家属感染、严重精神刺激、创伤等是诱发甲状腺功能亢进的重要因素，应加以避免；指导患者进行自我心理调节，增强应对能力；提醒家属或病友要理解患者现状，应多关心、爱护患者。

（二）营养失调——与基础代谢率增高，蛋白质分解加速有关

1. 饮食　高糖类、高蛋白、高维生素饮食，提供足够热量和营养以补充消耗，满足高代谢需要。成人每日总热量应在12 000～14 000kJ，约比正常人高50%。蛋白质每日1～2g/kg体重，膳食中可以各种形式增加奶类、蛋类、瘦肉类等优质蛋白以纠正体内的负氮平衡。餐次以一日6餐或一日3餐中间辅以点心为宜。主食应足量。每日饮水2 000～3 000mL，补偿因腹泻、大量出汗及呼吸加快引起的水分

丢失，心脏病者除外，以防水肿和心力衰竭。忌食生冷食物，减少食物中粗纤维的摄入，调味清淡可改善排便次数增多等消化道症状。慎用卷心菜、花椰菜、甘蓝等致甲状腺肿的食物。

2. 药物护理　有效治疗可使体重增加，应指导患者按时按量规则服药，不可自行减量或停服。

3. 其他　定期监测体重、血 BUN 等。

（三）感知改变——与甲状腺功能亢进所致浸润性突眼有关

1. 指导患者保护眼睛　戴深色眼镜，减少光线和灰尘的刺激。睡前涂抗生素眼膏，眼睑不能闭合者覆盖纱布或眼罩，将角膜、结膜损伤、感染和溃疡的可能性降至最低限度。眼睛勿向上凝视，以免加剧眼球突出和诱发斜视。

2. 指导患者减轻眼部症状的方法　0.5% 甲基纤维素或 0.5% 氢化可的松溶液滴眼，可减轻眼睛局部刺激症状；高枕卧位和限制钠盐摄入可减轻球后水肿，改善眼部症状；每日做眼球运动以锻炼眼肌，改善眼肌功能。

3. 定期眼科角膜检查　以防角膜溃疡造成失明。

（四）个人应对无效——与甲状腺功能亢进所致精神神经系统兴奋性增高、性格与情绪改变有关

1. 解释情绪、行为改变的原因，提高对疾病认知水平　观察患者情绪变化，与患者及其亲属讨论行为改变的原因，使其理解敏感、急躁易怒等是甲状腺功能亢进临床表现的一部分，可因治疗而得到改善，以减轻患者因疾病而产生的压力，提高对疾病的认知水平。

2. 减少不良刺激，合理安排生活　保持环境安静和轻松的气氛，限制访视，避免外来刺激，满足患者基本生理及安全需要。忌饮酒、咖啡、浓茶，以减少环境和食物对患者的不良刺激。帮助患者合理安排作息时间，白天适当活动，避免精神紧张和注意力过度集中，保证夜间充足睡眠。

3. 帮助患者处理突发事件　以平和、耐心的态度对待患者，建立相互信任的关系。与患者共同探讨控制情绪和减轻压力的方法，指导和帮助患者处理突发事件。

六、健康教育

告诉患者有关甲状腺功能亢进的临床表现、诊断性试验、治疗、饮食原则及眼睛的防护方法。上衣宜宽松，严禁用手挤压甲状腺以免甲状腺受压后甲状腺激素分泌增多，加重病情。强调长期服用抗甲状腺药物的重要性，长期服用抗甲状腺药物者应每周查血常规 1 次。每日清晨卧床时自测脉搏，定期测量体重，脉搏减慢、体重增加是治疗有效的重要标志。每隔 1 ~ 2 个月门诊随访作甲状腺功能测定。出现高热、恶心、呕吐、大汗淋漓、腹痛、腹泻、体重锐减、突眼加重等症状提示可能发生甲状腺功能亢进危象应及时就诊。掌握上述自我监测和自我护理的方法，可有效地降低本病的复发率。

本病病程较长，多数经积极治疗后，预后良好，少数患者可自行缓解。心脏并发症可为永久性。放射性碘治疗、甲状腺手术治疗所致甲状腺功能减退症者需终身替代治疗。

（赵　娜）

第二节　甲状腺功能减退症护理

甲状腺功能减退症（hypothyroidism，简称甲减），是由各种原因导致的低甲状腺激素血症或甲状腺激素抵抗而引起的全身性低代谢综合征。按起病年龄分为三型，起病于胎儿或新生儿，称为呆小病；起病于儿童者，称为幼年性甲减；起病于成年，称为成年性甲减。前两者常伴有智力障碍。

一、病因

1. 原发性甲状腺功能减退　由于甲状腺腺体本身病变引起的甲减，占全部甲减的 95% 以上，且 90% 以上原发性甲减是由自身免疫、甲状腺手术和甲状腺功能亢进 ^{131}I 治疗所致。

2. 继发性甲状腺功能减退症 由下丘脑和垂体病变引起的促甲状腺激素释放激素（TRH）或者促甲状腺激素（TSH）产生和分泌减少所致的甲减，垂体外照射、垂体大腺瘤、颅咽管瘤及产后大出血是其较常见的原因；其中由于下丘脑病变引起的甲减称为三发性甲减。

3. 甲状腺激素抵抗综合征 由于甲状腺激素在外周组织实现生物效应障碍引起的综合征。

二、临床表现

1. 一般表现 易疲劳、怕冷、体重增加、记忆力减退、反应迟钝、嗜睡、精神抑郁、便秘、月经不调、肌肉痉挛等。体检可见表情淡漠，面色苍白，皮肤干燥发凉、粗糙脱屑，颜面、眼睑和手皮肤水肿，声音嘶哑，毛发稀疏、眉毛外1/3脱落。由于高胡萝卜素血症，手脚皮肤呈姜黄色。

2. 肌肉与关节 肌肉乏力，暂时性肌强直、痉挛、疼痛，嚼肌、胸锁乳突肌、股四头肌和手部肌肉可有进行性肌萎缩。腱反射的弛缓期特征性延长，超过350ms（正常为240～320ms），跟腱反射的半弛缓时间明显延长。

3. 心血管系统 心肌黏液性水肿导致心肌收缩力损伤、心动过缓、心排血量下降。ECG显示低电压。由于心肌间质水肿、非特异性心肌纤维肿胀。左心室扩张和心包积液导致心脏增大，有学者称之为甲减性心脏病。冠心病在本病中高发。10%患者伴发高血压。

4. 血液系统 由于下述四种原因发生贫血：①甲状腺激素缺乏引起血红蛋白合成障碍；②肠道吸收铁障碍引起铁缺乏；③肠道吸收叶酸障碍引起叶酸缺乏；④恶性贫血是与自身免疫性甲状腺炎伴发的器官特异性自身免疫病。

5. 消化系统 厌食、腹胀、便秘，严重者出现麻痹性肠梗阻或黏液水肿性巨结肠。

6. 内分泌系统 女性常有月经过多或闭经。长期严重的病例可导致垂体增生、蝶鞍增大。部分患者血清催乳素（PRI）水平增高，发生溢乳。原发性甲减伴特发性肾上腺皮质功能减退和1型糖尿病者，属自身免疫性多内分泌腺体综合征的一种。

7. 黏液性水肿昏迷 本病的严重并发症，多在冬季寒冷时发病。诱因为严重的全身性疾病、甲状腺激素替代治疗中断、寒冷、手术、麻醉和使用镇静药等。临床表现为嗜睡、低体温（T＜35℃）、呼吸徐缓、心动过缓、血压下降、四肢肌肉松弛、反射减弱或消失，甚至昏迷、休克、肾功能不全危及生命。

三、实验室检查

1. 血常规 多为轻、中度正细胞正色素性贫血。

2. 生化检查 血清三酰甘油、总胆固醇、LDLC增高，HDL－C降低，同型半胱氨酸增高，血清CK、LDH增高。

3. 甲状腺功能检查 血清TSH增高、T_4、FT降低是诊断本病的必备指标。在严重病例血清T_3和FT_3减低。亚临床甲减仅有血清TSH增高，但是血清T_4或FT_4正常。

4. TRH刺激试验 主要用于原发性甲减与中枢性甲减的鉴别。静脉注射TRH后，血清TSH不增高者提示为垂体性甲减；延迟增高者为下丘脑性甲减；血清TSH在增高的基值上进一步增高，提示原发性甲减。

5. X线检查 可见心脏向两侧增大，可伴心包积液和胸腔积液，部分患者有蝶鞍增大。

四、治疗要点

1. 替代治疗 左甲状腺素（L－T_4）治疗，治疗的目标是将血清TSH和甲状腺激素水平恢复到正常范围内，需要终身服药。治疗的剂量取决于患者的病情、年龄、体重和个体差异。补充甲状腺激素，重新建立下丘脑－垂体－甲状腺轴的平衡一般需要4～6周，所以治疗初期，每4～6周测定激素指标。然后根据检查结果调整L－T_4剂量，直到达到治疗的目标。治疗达标后，需要每6～12个月复查1次激素指标。

2. 对症治疗　有贫血者补充铁剂、维生素 B_{12}、叶酸等胃酸低者补充稀盐酸，并与 TH 合用疗效好。

3. 黏液水肿性昏迷的治疗　如下所述。

（1）补充甲状腺激素：首选 TH 静脉注射，直至患者症状改善，至患者清醒后改为口服。

（2）保温、供氧、保持呼吸道通畅，必要时行气管切开、机械通气等。

（3）氢化可的松 200～300mg/d 持续静脉滴注，患者清醒后逐渐减量。

（4）根据需要补液，但是入水量不宜过多。

（5）控制感染，治疗原发病。

五、护理措施

（一）基础护理

1. 加强保暖　调节室温在 22～23℃，避免病床靠近门窗，以免患者受凉。适当地使体温升高，冬天外出时，戴手套，穿棉鞋，以免四肢暴露在冷空气中。

2. 活动与休息　鼓励患者进行适当的运动，如散步、慢跑等。

3. 饮食护理　饮食以高维生素、高蛋白、高热量为主。多进食水果、新鲜蔬菜和含碘丰富的食物如海带等。桥本甲状腺炎所致甲状腺功能减退者应避免摄取含碘食物，以免诱发严重黏液性水肿。不宜食生凉冰食物，注意食物与药物之间的关系，如服中药忌饮茶。

4. 心理护理　加强与患者沟通，语速适中，并观察患者反应，告诉患者本病可以用替代疗法达到较好的效果，树立患者配合治疗的信心。

5. 其他　建立正常的排便形态，养成规律、排便的习惯。

（二）专科护理

1. 观察病情　监测生命体征变化，观察精神、神志、语言状态、体重、乏力、动作、皮肤情况，注意胃肠道症状，如大便的次数、性状、量的改变，腹胀、腹痛等麻痹性肠梗阻的表现有无缓解等。

2. 用药护理　甲状腺制剂从小剂量开始，逐渐增加，注意用药的准确性。用药前后分别测脉搏、体重及水肿情况，以便观察药物疗效；用药后若有心悸、心律失常、胸痛、出汗、情绪不安等药物过量的症状时，要立即通知医师处理。

3. 对症护理　对于便秘患者，遵医嘱给予轻泻剂，指导患者每天定时排便，适当增加运动量，以促进排便。注意皮肤防护，及时清洗并用保护霜，防止皮肤干裂。适量运动，注意保护，防止外伤的发生。

4. 黏液性水肿昏迷的护理　如下所述。

（1）保持呼吸道通畅，吸氧，备好气管插管或气管切开设备。

（2）建立静脉通道，遵医嘱给予急救药物，如 $L-T_3$，氢化可的松静脉滴注。

（3）监测生命体征和动脉血气分析的变化，观察神志，记录出入量。

（4）注意保暖，主要采用升高室温的方法，尽量不给予局部热敷，以防烫伤。

（三）健康教育

1. 用药指导　告诉患者终身坚持服药的重要性和必要性以及随意停药或变更药物剂量的危害；告知患者服用甲状腺激素过量的表现，提醒患者发现异常及时就诊；长期用甲状腺激素替代者每 6～12 个月到医院检测 1 次。

2. 日常生活指导　指导患者注意个人卫生，注意保暖，注意行动安全。防止便秘、感染和创伤。慎用催眠、镇静、止痛、麻醉等药物。

3. 自我观察　指导患者学会自我观察，一旦有黏液性水肿的表现，如低血压、体温低于 35℃、心动过缓，应及时就诊。

（赵　娜）

第三节　甲状腺炎护理

一、疾病概述

亚急性甲状腺炎（subacute thyroiditis）在临床上较为常见。多见于20~50岁成人，但也见于青年与老年，女性多见，3~4倍于男性。

慢性淋巴细胞性甲状腺炎（chronic lymphocytic thyroiditis）又称桥本病（Hashimoto disease）或桥本甲状腺炎。目前认为本病与自身免疫有关，也称自身免疫性甲状腺炎。本病多见于中年妇女，有发展为甲状腺功能减退的趋势。

二、护理评估

（一）健康评估

1. 亚急性甲状腺炎　本病可能与病毒感染有关，起病前常有上呼吸道感染。发病时，患者血清中对某些病毒的抗体滴定度增高，包括流感病毒、柯萨奇病毒、腺病毒、腮腺炎病毒等。

2. 慢性淋巴细胞性甲状腺炎　目前认为本病病因与自身免疫有关。这方面的证据较多。本病患者血清中抗甲状腺抗体、包括甲状腺球蛋白抗体与甲状腺微粒体抗体常明显升高。甲状腺组织中有大量淋巴细胞与浆细胞浸润。本病可与其他自身免疫性疾病同时并存，如恶性贫血、舍格伦综合征、慢性活动性肝炎、系统性红斑狼疮等。本病患者的淋巴细胞在体外与甲状腺组织抗原接触后，可产生白细胞移动抑制因子。上述情况也可在Graves病与特发性黏液性水肿患者中见到，提示三者有共同的发病因素。因此，Graves病、特发性黏液性水肿与本病统称为自身免疫性甲状腺病。自身免疫性甲状腺病也可发生于同一家族中。

（二）临床症状与评估

1. 亚急性甲状腺炎　如下所述。

（1）局部表现：早期出现的最具有特征性的表现是甲状腺部位的疼痛，可先从一叶开始，以后扩大或转移到另一叶，或者始终局限于一叶。疼痛常向颌下、耳后或颈部等处放射，咀嚼或吞咽时疼痛加重。根据病变侵犯的范围大小，检查时可发现甲状腺弥漫性肿大，可超过正常体积的2~3倍；或在一侧腺体内触及大小不等的结节，表面不规则，质地较硬，呈紧韧感，但区别于甲状腺癌的坚硬感；病变部位触痛明显，周围界限尚清楚；颈部淋巴结一般无肿大。到疾病恢复期，局部疼痛已消失，急性期出现的甲状腺结节如体积较小可自行消失，如结节较大，仍可触及，结节不规则、坚韧、表面不平，周围界限清楚，无触痛。有些患者病变轻微，甲状腺不肿大或仅有轻微肿大，也可无疼痛。

（2）全身表现：早期，起病急骤，可有咽痛、畏寒、发热、寒战、全身乏力、食欲不振等。如病变较广泛，甲状腺滤泡大量受损，甲状腺素释放入血，患者可出现甲状腺功能亢进的表现，如烦躁、心慌、心悸、多汗、怕热、易怒、手颤等。有些患者病变较轻，仅有轻度甲状腺功能亢进症状或无甲状腺功能亢进症状。随着病情的发展，甲状腺滤泡内甲状腺素释放、耗竭，甲状腺滤泡细胞又尚未完全修复，患者可出现甲状腺功能减退症状，如乏力、畏寒、精神差、易疲劳等。随着甲状腺滤泡细胞的修复及功能恢复，临床表现亦逐渐恢复正常。

2. 慢性淋巴细胞性甲状腺炎　如下所述。

（1）局部症状：本病起病缓慢，甲状腺肿为其突出的临床表现，一般呈中度弥漫性肿大，仍保持甲状腺外形，但两侧可不对称，质韧如橡皮，表面光滑，随吞咽移动。但有时也可呈结节状，质较硬。甲状腺局部一般无疼痛，但部分患者甲状腺肿大较快，偶可出现压迫症状，如呼吸或咽下困难等。

（2）全身症状：早期病例的甲状腺功能尚能维持在正常范围内，但血清TSH可增高，说明该时甲状腺储备功能已下降。随着疾病的发展，临床上可出现甲状腺功能减退或黏液性水肿的表现。本病但也有部分患者甲状腺不肿大、反而缩小，而其主要表现为甲状腺功能减退。慢性淋巴细胞性甲状腺炎也可出现一过性甲状腺毒症，少数患者可有突眼，但程度一般较轻。本病可与 Graves 病同时存在。

（三）辅助检查及评估

1. 亚急性甲状腺炎　早期血清 T_3、T_4 等可有一过性增高，红细胞沉降率明显增快，甲状腺摄碘率明显降低，血清甲状腺球蛋白也可增高；以后血清 T_3、T_4 降低，TSH 增高；随着疾病的好转，甲状腺摄碘率与血清 T_3、T_4 等均可恢复正常。

2. 慢性淋巴细胞性甲状腺炎　如下所述。

（1）血清甲状腺微粒体（过氧化物酶）抗体、血清甲状腺球蛋白抗体：明显增加，对本病有诊断意义。

（2）血清 TSH：可升高。

（3）甲状腺摄碘率：正常或增高。

（4）甲状腺扫描：呈均匀分布，也可分布不均或表现为“冷结节”。

（5）其他实验室检查：红细胞沉降率（ESR）可加速，血清蛋白电泳丙种球蛋白可增高。

（四）心理-社会评估

甲状腺炎患者由于甲状腺激素分泌增多、神经兴奋性增高，常表现为悲观、抑郁、恐惧，担心自己的疾病转化为甲状腺功能亢进；且本病易反复，有较长的服药史，容易失去战胜疾病的信心。

三、护理诊断

1. 疼痛　与甲状腺炎症有关。
2. 体温过高　与炎症性疾病引起有关。
3. 营养失调：低于机体需要量　与疾病有关。
4. 知识缺乏　与患者未接受或不充分接受相关疾病健康教育有关。
5. 焦虑　与疾病所致甲状腺肿大有关。

四、护理目标

（1）患者住院期间疼痛发生时能够及时采取有效的方法缓解。

（2）患者住院期间体温维持正常。

（3）患者住院期间体重不下降并维持在正常水平。

（4）患者住院期间能够复述对其进行健康教育的大多部分内容，能够说出、理解并能够执行，配合医疗护理有效。

（5）患者住院期间主诉焦虑有所缓解，对治疗有信心。

五、护理措施

（一）生活护理

嘱患者尽量卧床休息，减少活动，评估患者疼痛的程度、性质，可为患者提供舒适的环境，使其放松，教会患者自我缓解疼痛的方法如分散注意力等，必要时可遵医嘱给予止痛药缓解疼痛，注意观察用药后有无不良反应发生。

（二）病情观察

观察患者生命体征，主要是体温变化和心率变化。体温过高时采取物理降温，并按照高热患者护理措施进行护理，并注意监测降温后体温变化，嘱患者多饮水或其喜爱的饮料。

（三）饮食护理

嘱患者进食高热量、高蛋白质、高维生素并易于消化的食物，指导患者多摄入含钙丰富的食物，防止治疗期间药物不良反应引起的骨质疏松，同时对于消瘦的患者应每天监测体重。

（四）心理护理

多与患者接触、沟通，了解患者心理状况，鼓励患者说出不良情绪，给予开导，缓解患者焦虑情绪。

（五）用药护理

（1）亚急性甲状腺炎：轻症病例用阿司匹林、吲哚美辛等非甾体抗炎药以控制症状。阿司匹林0.5~1.0g，每日2~3次，口服，疗程一般在2周左右。症状较重者，可给予泼尼松20~40mg/d，分次口服，症状可迅速缓解，体温下降，疼痛消失，甲状腺结节也很快缩小或消失。用药1~2周后可逐渐减量，疗程一般为1~2个月，但停药后可复发，再次治疗仍有效。有甲状腺毒症者可给予普萘洛尔以控制症状。如甲状腺摄碘率已恢复正常，停药后一般不再复发。少数患者可出现一过性甲状腺功能减退；如症状明显，可适当补充甲状腺制剂。有明显感染者，应做有关治疗。

（2）慢性淋巴细胞性甲状腺炎：早期患者如甲状腺肿大不显著或症状不明显者，不一定予以治疗，可随访观察。但若已有甲状腺功能减退，即使仅有血清TSH增高（提示甲状腺功能已有一定不足）而症状不明显者，均应予以甲状腺制剂治疗。一般采用干甲状腺片或左旋甲状腺素（$L-T_4$），剂量视病情反应而定。宜从小剂量开始，干甲状腺片20mg/d，或$L-T_4$ 25~50μg/d，以后逐渐增加。维持剂量为干甲状腺片60~180mg/d，或$L-T_4$ 100~150μg/d，分次口服。部分患者用药后甲状腺可明显缩小。疗程视病情而定，有时需终身服用。

（3）伴有甲状腺功能亢进的患者，应予以抗甲状腺药物治疗，但剂量宜小，否则易出现甲状腺功能减退。一般不采用放射性碘或手术治疗，否则可出现严重黏液性水肿。

（4）糖皮质激素虽可使甲状腺缩小与抗甲状腺抗体滴定度降低，但具有一定不良反应，且停药后可复发，故一般不用。但如甲状腺迅速肿大或伴有疼痛、压迫症状者，可短期应用以较快缓解症状。每日泼尼松30mg，分次口服。以后逐渐递减，可用1~2个月。病情稳定后停药。

（5）如有明显压迫症状，经甲状腺制剂等药物治疗后甲状腺不缩小，或疑有甲状腺癌者，可考虑手术治疗，术后仍应继续补充甲状腺制剂。

用药期间注意观察患者使用激素治疗后有无不良反应的发生，注意患者的安全护理。

（六）健康教育

评估患者对疾病的知识掌握程度以及学习能力，根据患者具体情况制订合理的健康教育计划并有效实施，帮助患者获得战胜疾病的信心。

（赵　娜）

第七章

妇产科疾病护理

第一节　外阴癌护理

一、概述

外阴恶性肿瘤包括许多不同组织结构的肿瘤，约占女性全身恶性肿瘤的1%，占女性生殖器官恶性肿瘤的3%~5%，常见于60岁以上妇女。其组织类型较多，最常见的是外阴鳞状细胞癌，其他有恶性黑色素瘤、基底细胞癌、汗腺癌、前庭大腺癌以及来自皮下软组织的肉瘤等。由于外阴的特殊生理部位，且肿瘤生长较慢，大多数患者应该在早期得到诊断，但是，事实却相去甚远，原因在于许多患者伴有慢性外阴的炎症、营养不良，患者多羞于就医，同时有些医生缺乏警惕，不重视外阴部的症状如瘙痒、结节状小赘生物，未做活组织检查明确诊断对症治疗致使本病迁延，影响了本病的诊治。

二、病因

目前外阴癌的病因尚不清楚，与发病有关的因素有：性传播疾病如尖锐湿疣、单纯性疱疹病毒Ⅱ型（HSV－Ⅱ）感染、淋病、梅毒等，人乳头状病毒（HPV）感染，尤其是高危型如HPV－16型，巨细胞病毒感染、外阴慢性皮肤疾病如外阴上皮瘤样病变。

三、病理

（一）病理变化

原发性外阴癌95%为鳞状细胞癌，只有少数发生于前庭大腺或汗腺的腺癌。外阴癌的癌前病变称为外阴上皮内瘤样病变，包括外阴鳞状细胞上皮内瘤样病变和外阴非鳞状细胞上皮内瘤样病变。外阴上皮瘤样病变分为3级：即VINⅠ级，指轻度外阴不典型增生，VINⅡ级，指中度外阴不典型增生，VINⅢ级，指重度外阴不典型增生及外阴原位癌。

外阴癌约2/3发生于大阴唇，约1/3发生于小阴唇、阴蒂、会阴及阴道，常为多源性。病变初期多为圆形硬结，少数为乳头状或菜花状赘生物。病变继续发展，可形成火山口状质硬的溃疡或菜花样肿块。

（二）扩散途径

1. 直接浸润　发生于外阴部的癌瘤逐渐增大，累及其周围的器官，即肿瘤可以沿阴道黏膜蔓延累及阴道、尿道、肛门等，进一步发展可以累及尿道的上段及膀胱，也可以累及肛提肌，甚至直肠黏膜。

2. 淋巴转移　由于外阴有极丰富的淋巴组织，因此，淋巴转移是外阴癌最常见的转移方式。肿瘤通过淋巴管首先到达腹股沟浅淋巴结，随后扩散到深淋巴结，进一步扩散到盆腔淋巴结，然后通过腹主动脉旁淋巴结扩散出去。

3. 血行转移 非常少见，个别的肿瘤可以通过此方式转移，如发生于外阴的黑色素瘤。

四、护理评估

（一）健康史

外阴癌一般发生在60岁以上老年人。多数有长期外阴瘙痒、外阴营养不良或溃疡、白色病变，由于年龄偏大，患者可能还有慢性高血压、冠心病、糖尿病等内科疾患。

（二）临床表现

1. 外阴瘙痒 是最常见的症状，约80%的患者有此症状，且此症状可以持续5～20年。

2. 外阴局部结节或肿块 常伴有溃疡及出血，伴有感染时可以有脓性分泌物，有时伴有疼痛。

3. 体征 约2/3患者的病灶发生于大阴唇，1/3发生于小阴唇、阴蒂和后联合等部位。早期的病灶表现为局部出现丘疹、结节或小溃疡，可伴有外阴营养不良；晚期患者表现为局部较大的肿块，伴有不规则的溃疡、疼痛，肿块可固定，常有单侧或双侧淋巴结肿大。

（三）辅助检查方法

1. 活检 活检是外阴癌唯一可靠的诊断方法。采用1%甲苯胺蓝涂色外阴部，待干后再用1%醋酸擦洗脱色，在仍有蓝染部位取材做活检或借助阴道镜定位取材活检以提高阳性率。它不仅可明确诊断，同时还可了解肿瘤的分化、类型、浸润程度等。

2. 其他 B超、CT等检查手段对于远处转移的判断有一定的帮助。

（四）心理－社会评估

外阴癌是恶性肿瘤，病程漫长，早期患者由于忽视而耽误治疗。外阴瘙痒久治不愈，患者既渴望得到彻底治疗，又对恶性肿瘤感到恐惧和绝望，同时对能否手术、手术是否安全、术后外阴残缺、术后性生活等问题十分忧虑。

（五）治疗原则

目前外阴癌的治疗原则是以手术为主，辅以放射治疗和化学药物治疗。

1. 手术治疗 外阴癌的主要治疗手段是阴式手术治疗，传统的治疗方法是行外阴广泛切除、腹股沟淋巴结切除（包括深浅淋巴结），必要时行盆腔淋巴结切除。这是外阴癌的经典术式，但是，如此广泛的手术范围会给患者带来许多生理、心理上的不便和障碍，因此，目前的发展趋势是根据肿瘤的特点、预后因素等进行个体化处理。个体化处理主要表现在外阴切口的选择、腹股沟淋巴结的切除问题、盆腔淋巴结的手术问题等方面。

Ⅰ期：ⅠA期外阴局部切除（切缘距肿瘤2～3cm，单侧病变者）或单纯外阴切除（多病灶者），腹股沟淋巴结切除术；ⅠB期病灶位于一侧，外阴广泛切除术及病灶同侧腹股沟淋巴结切除术。Ⅱ期：外阴广泛切除术，并切除受累的尿道、阴道及双侧腹股沟淋巴结切除术。Ⅲ期：同Ⅱ期，并行部分下尿道、阴道与肛门皮肤切除及双侧腹股沟淋巴结切除术。Ⅳ期：除外阴广泛切除、双侧腹股沟淋巴结切除术外，分别根据膀胱、上尿道或直肠受累情况选作相应切除术（如盆腔廓清术）。

2. 放射治疗 外阴鳞癌虽然对放疗敏感，但外阴正常组织对放射线耐受性差，放疗后局部组织坏死、溃疡形成，难以愈合；即使愈合，留下瘢痕，以致影响外阴的外观，因此外阴癌的放疗受到一定的限制。现对外阴癌放疗的指征为：①不能手术的病例，如手术危险性大，癌灶广泛不可能切净或切除困难；②晚期病例先采用放疗，待癌灶缩小后，再行较保守的手术；③复发可能性大的病例，如淋巴结转移，手术切缘有癌细胞残留者，病灶靠近尿道、直肠近端，既要保留这些部位，又要彻底切除病灶者。放疗采用体外放疗和用放射针行组织间质内插植治疗。

3. 化学药物治疗 抗癌药可作为较晚期癌或复发癌的综合治疗手段，常用药物有阿霉素、铂类、博来霉素、氟尿嘧啶和氮芥类等。为提高局部药物浓度，也可采用盆腔动脉灌注给药。

五、护理诊断和医护合作性问题

1. 疼痛　与晚期癌肿侵犯神经、血管和淋巴系统有关。

2. 恐惧　与外阴癌对生命的威胁及不了解治疗方法及后果有关。

3. 有感染的危险　与手术创面靠近肛门易被细菌污染有关。

4. 身体形象紊乱　与术后性器官残缺有关。

5. 性功能障碍　与外阴切除术后阴道狭窄造成性交疼痛有关。

六、计划与实施

（一）预期目标

（1）患者疼痛程度逐渐减轻。

（2）患者恐惧减轻，对治疗充满信心，并能积极主动配合治疗。

（3）患者在住院期间手术部位不发生感染。

（4）患者能接受身体形象的改变。

（5）患者与丈夫讨论性的问题，通过性方式的改变可获得性满足。

（二）护理措施

1. 术前护理　除按一般外阴、阴道手术患者准备以外，外阴癌患者术前应进行详细的全面身体状况评估，积极纠正各种内科并发症，完善各项检查。另外，除生理的照顾外，在心理上，因为外阴切除术直接影响生殖器官，所以对患者而言手术有身体完整性的破坏和心理上对缺失器官的失落感，应协助患者接受手术造成的身体改变。同时，手术对性欲的影响也相当重要，手术所造成的破坏，会导致患者对身体形象的扭曲而影响性功能，身体的改变如阴蒂切除术会使患者失去性高潮的能力，手术后可能阴道口狭窄而导致性交困难或疼痛，故需给患者充分的心理支持及性生活方面的指导。

2. 术后护理　除按一般外阴、阴道手术患者护理以外，还应注意以下几点。

（1）术后患者平卧位，双下肢外展屈膝，膝下垫软枕以利静脉血和淋巴液回流。卧床时间长者注意翻身，皮肤护理。

（2）减轻疼痛：麻醉作用消失后，患者感到伤口疼痛，术后24小时最明显，会阴部神经末梢丰富，对疼痛更为敏感，应遵医嘱及时准确给足量镇痛药。

（3）伤口护理：外阴切除术后伤口加压包扎24小时，因创面分泌物较多，应及时更换湿敷料，双侧腹股沟及会阴部切口放置引流管，注意观察伤口敷料情况和引流物的量、性状，皮肤有无红、肿、热、痛等感染征象以及皮肤温度、颜色等移植皮瓣的愈合情况。加压包扎取下后，尽量保持外阴部干燥，可用支被架将下身被盖支起，使空气流通，也可用吹风机向外阴部吹冷风，每日2次，每次20分钟。每日用无菌生理盐水擦拭外阴及肛门2次，大小便后随时冲洗。

（4）大小便护理：术后多需留置尿管长期开放3～10日，期间鼓励并协助患者多饮水，保持尿管通畅，观察尿量尿色，拔尿管前2日训练膀胱功能。术后5日可于睡前口服食用油30mL，每日1次，连服3日，使大便软化易于排出，避免用力排便引起伤口出血。

（5）饮食：术后反应小，第2日可进半流食，拆线后改普食。

（6）外阴伤口5日拆线，腹股沟伤口7日拆线。

（7）术后鼓励患者与丈夫交流感情，给予性生活的指导，使双方获得性满足。

3. 提供外照射皮肤的护理　外阴癌患者接受外照射多在照射后8～10日出现皮肤放疗反应，进行相应的放疗患者的护理。

4. 化学药物治疗护理　对于化疗者进行相应的化疗护理。

（三）健康指导

外阴癌根治术后3个月需复诊，全面检查术后恢复情况。包括放疗效果，反应及有无肿瘤复发的征象。

七、护理评价

患者表示疼痛程度逐渐减轻；恐惧减轻，对治疗充满信心；在住院期间无感染发生；口头表达能够适应身体形象改变；与丈夫性生活满意。

（马继玲）

第二节 子宫颈癌护理

一、概述

子宫颈癌是妇女最常见的恶性肿瘤之一，位居三大妇科恶性肿瘤之首，患者以40~49岁多见。本病的发病率有明显地理差异，世界范围内发病率最高的是哥伦比亚卡利，最低为以色列。我国宫颈癌的地理分布特点是高发区连接成片，从内蒙古、山西、陕西经湖北、湖南到江南，形成一个高发地带，山区发病率高于平原。近40年来国内外都以普遍应用阴道脱落细胞防癌涂片检查，宫颈癌的发病率、死亡率已明显下降。

二、病因

本病发病原因目前尚无定论，认为是多种因素协同作用的结果。大量的资料表明其发病和早婚、性生活紊乱、早育、多育有着密切关系。高危男子是宫颈癌发病因素的论点已被重视，凡配偶有阴茎癌、前列腺癌或前妻患宫颈癌者均为高危男子，与高危男子有过接触的妇女，易患宫颈癌。根据目前的研究材料，宫颈癌的发生、发展和病毒感染有关，如人乳头瘤病毒，单纯疱疹病毒Ⅱ型、人类巨细胞病毒感染等。

三、病理变化

（一）宫颈癌变的形成过程

宫颈上皮是由宫颈阴道部的鳞状上皮与宫颈管柱状上皮共同组成，两者的交接部位在宫颈外口，称为原始鳞－柱交接部或鳞柱交界。此交接部可随体内雌激素水平变化而移位，称为生理性鳞－柱交接部。在原始鳞－柱交接部和生理性鳞－柱交接部间所形成的区域称为移行带区。在移行带区形成过程中，其表面被覆的柱状上皮逐渐被鳞状上皮所替代。替代机制包括鳞状上皮化生和鳞状上皮化。

当宫颈上皮化生过度活跃，伴外来致癌物质刺激或多次妊娠使宫颈移行带反复移动，以及分娩引起宫颈撕裂、糜烂等变化时，移行带区活跃的未成熟细胞或增生的鳞状上皮可表现为细胞分化不良、排列紊乱、细胞核深染、核异型、核分裂象，这就是鳞状上皮不典型增生。当诱发不典型增生的病因继续存在时，这些病变可继续发展为原位癌，最后形成鳞状细胞浸润癌。

（二）病理分型

1. 鳞状细胞癌　子宫颈癌以鳞状上皮细胞癌为主，占90%~95%，腺癌仅占5%~10%。子宫颈原位癌、早期浸润癌和浸润癌系指鳞状上皮细胞癌的不同病变，但鳞癌与腺癌在外观上并无特殊差别，且两者均可发生在宫颈阴道部或颈管内。

（1）巨检：在发展为浸润癌前，肉眼观察无特殊异常或类似一般宫颈糜烂。随着浸润癌的出现，宫颈可表现以下四种不同类型。

1）外生型：最常见，又称增生型或菜花型。癌组织向外生长，最初呈息肉样或乳头状隆起，继而发展为向阴道内突出的不等大小菜花状赘生物，质脆易出血。

2）内生型：又称浸润型。癌组织向宫颈深部组织浸润，宫颈肥大而硬，甚至整个宫颈段膨大似桶状，但宫颈表面尚光滑或仅有浅表溃疡。

3）溃疡型：不论外生型或内生型进一步发展时，肿瘤组织坏死脱落，可形成凹陷性溃疡。有时整个子宫颈为空洞所代替，形如火山口。

（2）镜检

1）不典型增生：不典型增生表现为底层细胞增生，即从正常仅1、2层底层细胞增至多层，甚至可占据上皮的大部分，且有细胞排列紊乱及细胞核增大、浓染、染色质分布不均等核异质改变。

不典型增生可分为轻、中、重三度。轻度为异型上皮占据上皮层的下1/3，异型性较轻，细胞排列稍紊乱；中度为异型上皮占据上皮层的下2/3，异型性明显，细胞排列紊乱；重度为异型细胞超过上皮层的下2/3，但部分表层细胞分化尚正常，由于细胞显著异型，且极性接近完全消失，故不易与原位癌鉴别。

2）原位癌：原位癌又称上皮内癌。上皮全层极性消失，细胞显著异型，核大、深染、染色质分布不均，有核分裂象。但病变仍尚限于上皮层内，但未穿透基底膜，无间质浸润。不典型增生和宫颈原位癌又统称为宫颈上皮内瘤样病变（CIN）是宫颈癌的癌前病变。宫颈上皮内瘤样病变根据细胞异常的程度分为CINⅠ级：指轻度宫颈不典型增生；CINⅡ级：指中度宫颈不典型增生；CINⅢ级：指重度宫颈不典型增生及宫颈原位癌。

3）镜下早期浸润癌：在原位癌基础上，如在镜下发现有癌细胞穿透基底膜，且浸润深度不超过5mm，宽度不超过7mm。

4）鳞状上皮浸润癌：当癌细胞穿透上皮基底膜，侵犯间质深度超过5mm，称为鳞状上皮浸润癌。在间质内可出现树枝状、条索状、弥漫状或团块状癌巢。

2. 腺癌　来源于被覆宫颈管表面和颈管内腺体的柱状上皮。镜检时，可见到腺体结构，甚至腺腔内有乳头状突起。腺上皮增生为多层，细胞低矮，异型性明显，可见核分裂象。如癌细胞充满腺腔，以致找不到原有腺体结构时，往往很难将腺癌与分化不良的鳞癌相区别。腺癌较鳞癌的恶性程度高，转移早，预后多不佳。

（三）扩散途径

子宫颈癌以直接侵犯邻近组织和淋巴转移为主，血行转移极少。

1. 直接蔓延　最常见向下沿阴道黏膜蔓延，向上至子宫下段肌壁（尤以来自颈管内肿瘤）；向两旁至主韧带、阴道旁组织，甚至延伸到骨盆壁，晚期可导致输尿管阻塞；向前、后可侵犯膀胱或直肠，甚至出现膀胱阴道瘘或直肠阴道瘘。

2. 淋巴转移　宫颈癌局部浸润后，即侵入淋巴管，形成瘤栓，随淋巴液引流到达局部淋巴结，然后在淋巴管内扩散。淋巴结转移的发生率与临床期别直接有关。期别越早，淋巴转移率就越低，期别越晚，淋巴转移率就越高。

3. 血行转移　发生在晚期，癌组织破坏小静脉后，可经体循环转移至肺、肾或脊柱等。

四、护理评估

（一）健康史

有妇女都有发生宫颈癌的危险，在询问时应注意婚育史、性生活史，特别是与高危男子性接触史。

（二）临床表现

ⅠA期的宫颈癌一般无自觉症状，ⅠB期和以后各期的癌其主要症状有阴道出血，排液和疼痛。

1. 阴道出血　当癌肿侵及间质内血管时开始出现流血。最早表现为性交后或双合诊后有少量出血，称为接触性出血。以后则可能有经间期或绝经后少量断续不规则出血，晚期流血增多，甚至因较大血管被侵蚀而引起致命的大出血。一般外生型癌出血较早，血量也多，内生型癌出血较晚。

2. 阴道排液　一般多发生在阴道出血之后，最初量不多，无臭。随着癌组织溃破，可产生浆液性分泌物，晚期癌组织坏死，感染则出现大量脓性或米汤样恶臭白带。

3. 疼痛　为晚期癌症状，当宫颈旁组织明显浸润，并已累及盆壁、闭孔神经、腰骶神经等，可以出现严重的腰骶部或坐骨神经痛。盆腔病变严重时，可以导致下肢静脉回流受阻引起下肢肿胀和疼痛。

（三）辅助检查方法

一般来讲，子宫颈癌的诊断主要依靠临床资料，但是，最终的定性诊断仍然以病理诊断为准，它是确诊的重要方法。

1. 子宫颈刮片细胞学检查 是发现宫颈癌前期病变和早期宫颈癌的普查方法。必须在宫颈移行带处刮片检查。防癌涂片用巴氏染色，结果分为5级：Ⅰ级正常；Ⅱ级炎症引起；Ⅲ级可疑，Ⅳ级可疑阳件：Ⅴ级阳件。Ⅲ、Ⅳ、Ⅴ级涂片必须进一步检查明确诊断，Ⅱ级涂片需先按炎症处理后重复涂片进一步检查。

2. 碘试验 正常宫颈或阴道鳞状上皮含有丰富糖原，可被碘液染为棕色，而宫颈管柱状上皮、宫颈糜烂及异常鳞状上皮区（包括鳞状上皮化生、不典型增生、原位癌及浸润癌区）均无糖原存在，故不着色。临床上用阴道窥器暴露宫颈后，擦去其表面黏液，以碘液涂抹宫颈及穹隆部，称为碘试验。在碘试验不着色区进行宫颈活组织检查，既可提高宫颈癌前期病变和宫颈癌的诊断准确率，还可了解癌肿蔓延至穹隆部的范围。

3. 阴道镜检查 可协助诊断早期宫颈癌。凡宫颈刮片细胞学检查Ⅲ级或Ⅲ级以上者，应在阴道镜检查下，观察宫颈表面有无异型上皮或早期癌变，并选择病变部位进行活检，以便提高诊断的正确率。

4. 宫颈和宫颈管活体组织检查 是确诊宫颈癌前期病变和宫颈癌的最可靠和不可缺少的方法。一般应在宫颈鳞柱交界部的3、6、9、12点处取四点活检或在碘试验不着色区、阴道镜指导下或肉眼观察到的可疑癌变部位，取多处组织，并进行切片检查。

5. 宫颈锥形切除术 当宫颈刮片细胞学多次检查为阳性，而宫颈活检为阴性或活检为原位癌，但不能完全排除浸润癌时，均应该做宫颈锥形切除术，并将切除之组织进行连续病理切片检查以明确诊断和病变范围。

当宫颈癌诊断确立后，根据具体情况，可进行X线胸片、静脉肾盂造影、淋巴造影、膀胱镜、直肠镜检查等，以确定宫颈癌临床分期。

（四）心理社会评估

早期宫颈癌患者在普查中发现宫颈刮片报告异常时，会感到震惊，常表现为发呆或出现一些令人费解的自发性行为，几乎所有患者都会产生恐惧感，害怕疼痛、被遗弃或死亡。确诊后，又要面临手术和放疗，患者可能沮丧、绝望、担心丈夫和孩子。

（五）治疗原则

（1）凡经宫颈刮片发现≥Ⅲ级者，应重复刮片并行宫颈活检，根据其结果决定处理，宫颈上皮内瘤样病变，如确诊为CINⅠ级，可暂按炎症处理，每3～6个月随访刮片，必要时再次活检，病变持续不变者可继续观察，确诊为CINⅡ级的患者，应选用激光、电熨、冷冻宫颈锥切术进行治疗，术后3～6个月随访。确诊为CINⅢ级患者一般主张行全子宫切除，但是如果患者有生育要求，应该先行宫颈锥形切除术，术后密切定期随访。这种治疗既可以除外浸润癌的可能，本身又是治疗，待完成生育后，根据具体情况再定是否行子宫切除。

（2）镜下早期浸润癌：对于ⅠA_1期癌，多主张行扩大子宫全切术，即切除全子宫及1～2cm阴道组织，对ⅠA_2期癌作扩大子宫全切或子宫次根治术。

（3）浸润癌：目前对于宫颈癌的治疗主要有手术、放射、放射合并手术等治疗方法。

1）手术治疗：仅适用于ⅠB期和ⅡA期患者，对于这类患者采用子宫根治术（包括子宫、输卵管、阴道上段、主韧带、宫骶韧带、阴道旁组织）及盆腔淋巴结切除术，宫颈癌转移卵巢的机会较少，卵巢无病变的年轻患者可以保留双侧或单侧的卵巢。

2）放射治疗：一般来讲，放射治疗是宫颈癌的首选治疗方法，适用于各期。放射治疗的方法主要有两种，即腔内治疗（后装治疗）和体外照射，目前对于宫颈癌的治疗主要采用内、外照射结合的方法，多数患者可以获得较好的疗效，但是对于非常晚期的患者，本疗法应属姑息治疗的范畴。

3）手术及放疗综合治疗：适用于宫颈较大病灶。术前先行放疗，待癌灶缩小后再行手术，或术后证实淋巴结或宫旁组织有转移或切除残段有癌细胞残留，放疗作为手术后的补充治疗。

4）放射治疗合并化疗：放疗合并化疗是目前世界范围内宫颈癌治疗的主要手段，与单纯放疗相比，生存率明显得到延长，可以使单纯放疗的死亡率减少将近一半。现在较流行的方法是在原有放疗的同时，给予顺铂和 5－FU 为主的化疗，经过大量的研究这种治疗方法是可以耐受的，预后良好。

5）化疗：化疗在宫颈癌的治疗中，主要属于姑息治疗的范畴，但是，近年来的大量研究证实化疗的作用不再是传统的姑息治疗，而逐渐成为宫颈癌治疗的主要手段之一。

五、护理诊断和医护合作性问题

1. 知识缺乏　缺乏疾病治疗的知识。
2. 焦虑　与恶性肿瘤的诊断有关。
3. 疼痛　与手术后组织损伤有关。
4. 排尿异常　与宫颈癌根治术后影响膀胱正常张力有关。
5. 潜在的性功能改变　与手术造成性器官缺失有关。

六、计划与实施

（一）预期目标

（1）患者对现患疾病，拟行治疗理解。

（2）患者对诊断治疗的担忧减轻。

（3）患者能用语言表达疼痛的性质，促成因素并列举缓解疼痛的有效措施。

（4）患者恢复或接近健康时的排尿状态，能获得排尿后的轻松满足感。

（5）患者与丈夫对性生活满意。

（二）护理措施

1. 心理护理　经常与患者沟通，通过交流了解不同患者所处不同时期的心理特点，与患者一起寻找引起不良心理反应的原因。告诉患者宫颈癌发生、发展的过程及预后，并强调早发现、早治疗的好处。

2. 鼓励患者摄入足够的营养　评估患者对摄入足够营养的认知水平、目前的营养状况及摄入营养物的习惯。协助患者及家属计划合理食谱，以满足患者需要，维持体重不继续下降。

3. 指导患者维持个人卫生　为患者提供安全、隐蔽的环境，协助患者勤擦身、更衣，保持床单位清洁，注意室内空气流通，促进舒适。指导患者勤换会阴垫，冲洗会阴 2 次/日，便后及时冲洗外阴并更换会阴垫。

4. 手术护理　同腹部手术前后护理，特殊护理如下。

（1）晚期患者由于癌组织坏死感染，可能出现大量米汤样或脓性恶臭白带，术前每日冲洗外阴 1～2 次，保持外阴清洁。

（2）晚期患者可出现下腹、腹股沟、大腿及骶部疼痛，当癌瘤侵及膀胱时可出现泌尿道症状，需对症处理。

（3）对菜花型宫颈癌，应注意预防发生阴道大出血，一旦出血应立即用纱条填塞。

（4）手术范围大、时间长、出血多，故术后 12 小时内每 0.5～1 小时测量血压、脉搏、呼吸 1 次，平稳后每 4 小时测量 1 次。

（5）手术创面大，广泛的宫旁组织盆腔淋巴结被切除，术后阴道放置引流管，注意观察引流液的性状及量，并保持会阴部清洁。

（6）术后留置尿管 7～10 日，加强尿管的护理，拔管前 3 日开始训练膀胱功能。

（三）健康指导

大力宣传与宫颈癌发病的高危因素，常规进行宫颈刮片细胞学检查以早期筛查，积极治疗宫颈炎。

治疗后认真随诊：手术后1个月首次复查，术后2年内每3个月复查1次，术后3~5年内每6个月一次，第6年开始每年1次，如出现症状应及时随访。根据患者恢复情况给予性生活指导。

七、护理评价

患者能陈述病情及所期待的治疗效果；对宫颈癌的诊断及治疗表示接受与配合；术后使用镇痛药少于3次；恢复或接近健康时的排尿状态；患者与丈夫性生活满意。

（马继玲）

第三节　子宫肌瘤护理

一、概述

子宫肌瘤是子宫平滑肌组织增生而形成的良性肿瘤，其中含有少量的纤维结缔组织，又称为纤维肌瘤、子宫纤维瘤。子宫肌瘤是人体最常见的肿瘤之一，也是女性生殖器最常见的良性肿瘤，多见于30~50岁妇女，20岁以下少见。据统计，至少20%育龄妇女患有子宫肌瘤，因肌瘤多无或很少有症状，临床报道发病率远低于肌瘤真实发病率。

二、发病相关因素

确切病因尚未明了。根据肌瘤好发于生育年龄妇女，青春期前少见，绝经后停止生长，甚至萎缩或消失，提示子宫肌瘤的发生可能与女性性激素有关。

三、病理

（一）分类

1. 按肌瘤生长部位　分为宫体肌瘤（90%）和宫颈肌瘤（10%）。

2. 按肌瘤与子宫肌壁的关系　肌瘤原发于子宫肌层，随之向不同方向生长。子宫肌瘤根据肌瘤发展过程与子宫肌壁的关系而分为三类。

（1）肌壁间肌瘤：占60%~70%，肌瘤位于子宫肌壁间，周围被肌层包围。

（2）浆膜下肌瘤：约占20%，肌瘤向子宫浆膜面生长，突起在子宫表面。肌瘤表面仅由子宫浆膜层覆盖。当瘤体继续向浆膜面生长，仅有一蒂与子宫相连，则为带蒂的浆膜下肌瘤，营养由蒂部血管供应，若血供不足肌瘤可变性坏死。若蒂扭转断裂，肌瘤脱落形成游离性肌瘤。若肌瘤位于宫体侧壁向宫旁生长，突出于阔韧带两叶之间，称为阔韧带肌瘤。

（3）黏膜下肌瘤：占10%~15%，肌瘤向宫腔方向生长，突出于子宫腔，表面仅由黏膜层覆盖。黏膜下肌瘤易形成蒂，在宫腔内生长犹如异物，常引起子宫收缩，肌瘤可被挤出宫颈外口而突入阴道。

子宫肌瘤常为多发性，各种类型的肌瘤可发生在同一子宫，称为多发性子宫肌瘤。

（二）病理变化

1. 巨检　肌瘤为实质性球形包块，表面光滑，质地较子宫肌层硬，压迫周围肌壁纤维形成假包膜，肌瘤与假包膜间有一层疏松网状间隙，切开假包膜后肿瘤会跃出，手术时容易剥出。肌瘤长大或多个相融合时，呈不规则状。肌瘤切面呈白色，可见漩涡状或编织状结构。肌瘤颜色与硬度因纤维组织多少而变化，含平滑肌多，色略红、质较软，纤维组织多则色较白，质较硬。

2. 镜检　肌瘤主要由梭形平滑肌细胞和不等量纤维结缔组织构成。肌细胞大小均匀，排列成漩涡状或栅状，核为杆状。

（三）肌瘤变性

肌瘤变性是肌瘤失去原有的典型结构。常见肌瘤变性为玻璃样变、囊性变、红色样变、肉瘤样变和钙化。红色样变多见于妊娠期或产褥期，为肌瘤的一种特殊类型坏死。患者可有剧烈腹痛伴恶心呕吐、发热，白细胞计数升高，检查发现肌瘤迅速增大压痛。仅0.4%～0.8%肌瘤恶变为肉瘤，多见于年龄较大妇女。因无明显症状，易被忽视。肌瘤在短期内迅速增大或伴不规则阴道流血者，应考虑有肉瘤样变可能，若绝经后妇女肌瘤增大，更应警惕发生恶变。

四、护理评估

(一) 健康史

多数患者无明显症状，仅在盆腔检查时偶被发现，应注意询问月经史、生育史，是否长期使用雌激素如避孕药，发病后月经变化及以后由于肌瘤压迫所伴随的其他症状。

(二) 临床表现

1. 症状　与肌瘤的部位、生长速度及肌瘤有无变性等关系密切，而与肌瘤大小，数目多少关系不大，常见的主要症状有以下几种。

(1) 经量增多及经期延长：多见于大的肌壁间肌瘤及黏膜下肌瘤，肌瘤使宫腔增大，子宫内膜面积增加并影响子宫收缩，此外肌瘤可使肿瘤附近的静脉受挤压，导致子宫内膜静脉丛充血及扩张，从而引起经量增多、经期延长。黏膜下肌瘤伴有坏死感染时，可有不规则阴道流血或血样脓性排液。长期经量增多可继发贫血，出现乏力、心悸等症状。

(2) 下腹包块：肌瘤较小时在腹部摸不到包块，当肌瘤逐渐增大使子宫超过3个月妊娠大时可从腹部触及。巨大的黏膜下肌瘤可脱出阴道外，患者可因外阴脱出肿物就诊。

(3) 白带增多：肌壁间肌瘤是宫腔面积增大，内膜腺体分泌增多，并伴有盆腔充血致使白带增多；子宫黏膜下肌瘤一旦感染，可有大量脓样白带。若有溃烂、坏死、出血时，可有血性和脓血性、有恶臭的阴道溢液。

(4) 压迫症状：随着肌瘤的增大，以及生长的部位不同，可以引起相应的压迫症状。如生长于子宫前壁的肌瘤可压迫膀胱引起尿频、尿急；宫颈肌瘤可引起排尿困难、尿潴留；子宫后壁的肌瘤（峡部或后壁），由于压迫直肠，可引起下腹坠胀不适、便秘等症状；阔韧带肌瘤或宫颈巨型肌瘤向侧方发展，嵌入盆腔压迫输尿管使上泌尿路受阻，形成输尿管扩张甚至发生肾盂积水。

(5) 其他：常见下腹坠胀、腰酸背痛，经期加重，可引起不孕或流产。肌瘤红色样变时有急性下腹痛，伴呕吐、发热及肿瘤压痛。浆膜下肌瘤蒂扭转时可出现急性腹痛，子宫黏膜下肌瘤由宫腔向外排出时也可引起腹痛。

2. 体征　与肌瘤大小、位置、数目及有无变性相关。肌瘤较大时在腹部扪及质硬、不规则、结节状块物。妇科检查时，肌壁间肌瘤子宫呈不规则或均匀性增大，质硬；浆膜下肌瘤可扪及子宫表面有质硬的球状物与子宫有细蒂相连可活动。黏膜下肌瘤位于宫腔内者子宫常均匀增大，脱出于子宫颈外口者，阴道窥器检查可看到子宫颈口处有肿物、粉红色、表面光滑、宫颈四周边缘清楚。若伴有感染时可有坏死、出血及脓性分泌物。

(三) 辅助检查

对于子宫肌瘤来讲，通过较准确的盆腔检查即可明确诊断。

1. B超检查　B超检查对于子宫肌瘤的诊断十分有效，在大多数情况下，通过本检查即可诊断，很多患者就是在体检时进行B超检查而得以诊断。

2. 子宫碘油造影　有黏膜下肌瘤时可自X线片上发现充盈缺损。

3. 宫腔镜检查　对于有些诊断较困难的病例，有时可以通过宫腔镜检查明确黏膜下肌瘤的诊断。

(四) 心理 - 社会评估

当患者得知患子宫肌瘤时，首先担心是否为恶性肿瘤，随后对选择治疗方案显得无助。即将准备手术时，患者存在不同程度的焦虑和恐惧。

（五）治疗原则

对于子宫肌瘤的处理应根据患者年龄、对生育的要求，症状及肌瘤大小、生长部位、数目等方面综合考虑。若患者年近绝经期，子宫小于3个月妊娠大小，无月经过多等症状，可暂保守治疗或观察，不予处理；若保守治疗无效或子宫肌瘤较大、症状明显，年纪较轻者可考虑手术治疗，手术方式根据有无生育要求选择。

1. 保守治疗

（1）定期复查：无症状肌瘤一般不需治疗，特别是近绝经期妇女。绝经后肌瘤多可萎缩或逐渐消失。每3～6个月检查一次，若发现肌瘤增大或症状明显时，再考虑进一步治疗。

（2）药物治疗：适用于症状轻、近绝经年龄或全身情况不宜手术者。可使用促性腺激素释放激素类似物（GnRH－a）、米非司酮。

2. 手术治疗　手术适应证：①月经过多致继发贫血，药物治疗无效；②严重腹痛、性交痛或慢性腹痛、有蒂肌瘤扭转引起的急性腹痛；③有膀胱、直肠压迫症状；④能确定肌瘤是不孕或反复流产的唯一原因；⑤肌瘤生长较快，怀疑有恶变。手术可经腹、经阴道或宫腔镜及腹腔镜下手术。手术方式有以下几种。

（1）肌瘤切除术：适用于保留生育功能的患者。可经腹或腹腔镜下切除。黏膜下肌瘤可经阴道或宫腔镜下切除。术后有50%复发机会，约1/3患者需再次手术。

（2）子宫切除术：不要求保留生育功能或疑有恶变者，可行子宫切除术。术前应行宫颈刮片细胞学检查，排除宫颈恶性病变。

（六）子宫肌瘤并发妊娠

子宫肌瘤并发妊娠的发病率占肌瘤患者的0.5%～1%，占妊娠的0.3%～0.5%。肌瘤并发妊娠的实际发病率远较上述数字高，因肌瘤小又无症状，在妊娠分娩过程中易被忽略。

肌瘤对妊娠及分娩的影响与肌瘤大小及生长部位有关。黏膜下肌瘤阻碍可影响受精卵着床，导致早期流产，较大肌壁间肌瘤可使宫腔变形或内膜供血不足导致流产。肌瘤可妨碍胎先露部下降，使妊娠后期及分娩时胎位异常，胎盘低置或前置、产道梗阻等。胎儿娩出后易因胎盘粘连、附着面大或排出困难及子宫收缩不良而致产后出血。妊娠期及产褥期肌瘤易发生红色样变，采用保守治疗通常能缓解。妊娠并发肌瘤者多能自然分娩，不需急于干预，但应预防产后出血。若肌瘤阻碍胎儿下降可作剖宫产。剖宫产时是否同时切除肌瘤或切除子宫，需根据肌瘤大小、部位和患者情况决定。

五、护理诊断和医护合作性问题

1. 焦虑　与未明确诊断，担心恶性肿瘤有关。
2. 知识缺乏　缺乏有关疾病和手术的相关知识。
3. 个人应对无效　与选择子宫肌瘤治疗方案的无助感有关。
4. 体液不足　与长期出血导致贫血有关。

六、计划与实施

（一）预期目标

（1）患者能找出引起焦虑的因素并演示减轻焦虑的方法。

（2）患者自诉疾病的情况及术前术后注意事项。

（3）患者能列举可利用的资源及支持系统。

（4）患者贫血得到纠正。

（二）护理措施

1. 术前心理支持　手术对所有的患者都是一种应激，患者存在恐惧焦虑心理，子宫切除术对妇女而言意味失去生育能力，但许多妇女错误地认为，子宫是产生性感和保持女性特征的重要器官，切除子宫会引起早衰，影响夫妻生活；另一些患者担心手术疼痛、术中出血，甚至担心手术会夺去生命。

对于接受子宫切除术的患者，护士有必要了解患者目前所承受的心理压力，向她们讲解生殖系统的解剖生理知识，可以采用集体讲课、分发宣传手册、个别指导等方式，使患者明确子宫切除，包括同时切除子宫颈或一侧附件，会引起停经，丧失生育能力，还可能产生一些生理或心理的变化，但不会影响性生活或改变妇女形态。另外，还需讲明手术不可能导致死亡，即使产生某些症状也是暂时的。家属的支持是十分必要的，因此，护士应与家属（尤其患者配偶）取得密切联系，共同帮助患者度过心理关。

2. 提供信息，增强信心　详细评估患者所具备的子宫肌瘤相关知识及错误概念，通过连续性护理活动与患者建立良好的护患关系，讲解有关疾病知识，纠正错误认识。帮助患者分析住院期间及出院后可被利用的资源及支持系统，减轻无助感。

3. 鼓励患者参与决策过程　根据患者实际情况提供疾病的治疗信息，与护理对象讨论可利用的资源和支持系统。允许患者参与决定自己的护理和治疗方案，并帮助其接受目前的健康状况，充分利用既往解决困难的有效方法，由本人评价自己的行为，认识自己的能力。

4. 严密观察病情

（1）子宫肌瘤出血多、贫血患者应先住院或在门诊治疗后再准备手术，按医嘱给予止血药和子宫收缩剂，必要时输血、补液、抗感染治疗或准备刮宫术止血。维持正常血压并纠正贫血状态。

（2）肌瘤巨大出现压迫症状，如排尿排便困难时，应予导尿，或用缓泻剂软化粪便，改善尿潴留、便秘症状。

（3）黏膜下肌瘤脱出阴道内者，应注意观察阴道流血的量、性质、颜色，应保持局部清洁，防止感染。

（4）浆膜下肌瘤应注意观察有无腹痛，警惕肌瘤蒂扭转。

（5）妊娠并发肌瘤者应定期接受产前检查，多能自然分娩，不需干预，但应积极预防产后出血。若肌瘤阻碍胎儿下降，或致产程延长发生难产时，应按医嘱做好剖宫产术前准备及术后护理。

5. 根据手术方式选择相应的护理　对于经阴道黏膜下肌瘤摘除术的患者，按照阴道手术前后护理，术后应注意观察有无阴道出血。对子宫全切或肌瘤切除的患者，按妇科腹部手术前后护理。

6. 提供随访及出院指导

（1）随访观察者应 3 ~6 个月定期复查，及时修改治疗方案。

（2）进行保守治疗时，应向接受患者讲明药物名称、用药目的、剂量、方法、可能出现的副反应及应对措施，选用雄激素治疗者，每月总剂量应控制在 300mg 以内。

（3）对手术患者，应告知术后 1 个月返院检查，若出院后出现不适或异常症状，需及时随诊。

七、护理评价

患者自述焦虑减轻，自述疾病的情况及术前术后注意事项，能列举可利用的资源及支持系统，患者出院时面色红润，血红蛋白在正常范围。

（马继玲）

第四节　子宫内膜癌护理

子宫内膜癌是发生于子宫内膜的一组上皮性恶性肿瘤，又称宫体癌，多见于老年妇女。子宫内膜癌为女性生殖器官三大恶性肿瘤之一，占女性全身恶性肿瘤的 7%，占女性生殖道恶性肿瘤的 20% ~30%，但近年发病率在世界范围内呈上升趋势。

一、发病相关因素

病因不十分清楚，目前认为子宫内膜癌可能有两种发病类型。

1. 雌激素依赖型　其可能是在无孕激素拮抗的雌激素长期作用下，发生子宫内膜增生症（单纯型或复杂型，伴或不伴不典型增生），甚至癌变。临床上常见于无排卵性疾病（无排卵性功血，多囊卵巢综合征）、分泌雌激素的卵巢肿瘤（颗粒细胞瘤、卵泡膜细胞瘤）、长期服用雌激素的绝经后妇女以及长期服用他莫昔芬的妇女。这种类型占子宫内膜癌的大多数，均为子宫内膜样腺癌，肿瘤分化较好，雌孕激素受体阳性率高，预后好。患者较年轻，常伴有肥胖、高血压、糖尿病、不孕或不育及绝经延迟，约20%内膜癌患者有家族史。

2. 非雌激素依赖型　发病与雌激素无明确关系。这类子宫内膜癌的病理形态属少见类型，如子宫内膜浆液性乳头状癌、透明细胞癌、腺鳞癌、黏液腺癌等。多见于老年体瘦妇女，在癌灶周围可以是萎缩的子宫内膜，肿瘤恶性度高，分化差，雌孕激素受体多呈阴性，预后不良。

二、病理

（一）病理变化

1. 巨检　病变多发生在子宫底部的内膜，以子宫两角附近为多见，其次为子宫后壁。就病变的形态和范围而言，可分为两种。

（1）弥漫型：起病时子宫内膜大部分或全部为癌组织侵犯，肿瘤组织表现为不规则菜花样物，充满宫腔，甚至脱出于子宫颈口外。组织呈灰白色或淡黄色，表面有出血、坏死，有时形成溃疡。累及内膜广泛，但一般浸润肌层较少。

（2）局灶型：癌灶局限于宫腔的一小部分，多见于子宫底部或宫角部，呈息肉或小菜花状，表面有溃疡，易出血。极早期病例病变很小，诊刮时即可将癌灶刮净。但本型易侵犯肌层。

2. 镜下所见　显微镜下可见以下几种常见的类型。

（1）内膜样腺癌：占80%～90%，镜下见内膜腺体异常增生，上皮复层，并形成筛孔状结构。癌细胞异型明显，核大、不规则、深染、核分裂活跃。分化差的腺癌则腺体少，结构消失，成为实性癌块。按腺癌分化程度分为3级：Ⅰ级为高度分化腺癌，Ⅱ级为中度分化腺癌，Ⅲ级为低度分化或未分化腺癌。分级越高，恶性程度越高。

（2）腺癌伴鳞状上皮分化：腺癌组织中有时含有鳞状上皮成分，伴化生鳞状上皮成分者称棘腺癌（腺角化癌）；伴鳞癌者称为鳞腺癌；介于两者之间称腺癌伴鳞状上皮不典型增生。

（3）浆液性腺癌：又称子宫乳头状浆液性腺癌（UPSC），占1%～9%，恶性程度很高。

（4）子宫内膜透明细胞癌：占子宫内膜癌的2%～5%，其病变在形态上类似于卵巢和阴道的透明细胞癌，除病变局限于内膜时预后与子宫内膜样癌相仿外，其余期别均较内膜样癌严重。

（二）扩散途径

子宫内膜癌的早期病变局限于子宫内膜，肿瘤生长缓慢，病变局限于子宫腔内的时间较长，也有极少数发展较快。主要扩散途径有3种，以直接蔓延和淋巴转移为主，血行转移较少见。

1. 直接蔓延　病灶沿子宫内膜生长扩散并向基层浸润，经子宫浆肌层蔓延至输卵管、卵巢，并可广泛种植于盆腔腹膜、直肠子宫陷凹及大网膜。也可直接向下侵犯子宫颈及阴道。

2. 淋巴转移　是子宫内膜癌的主要转移途径。当癌肿累及宫颈、深肌层或癌组织分化不良时，易发生早期淋巴转移。转移途径与癌肿生长部位有关，按癌灶部位可分别转移至腹股沟的浅、深淋巴结，髂淋巴结及腹主淋巴结，有的可达卵巢，也可通过淋巴逆流至阴道及尿道周围淋巴结。

3. 血行转移　晚期患者经血行转移至全身各器官，常见部位为肺、肝、骨等处。

三、护理评估

（一）健康史

内膜癌虽可发生于任何年龄，但基本上是一种老年妇女患者的肿瘤。一般认为，内膜癌之好发年龄约比子宫颈癌推迟10年，平均年龄在55岁。应高度重视患者的高危因素，高度警惕激素使用史。

（二）临床表现

极早期无明显症状，仅在普查或因其他原因检查时偶然发现，一旦出现症状则多表现如下。

1. 阴道出血　是本病最突出的症状，由于50%～70%患者发病于绝经之后，故绝经后出血就成为患者最重要的主诉之一。表现为不规则阴道流血，量一般不多，大出血者少见。未绝经者表现为月经增多、经期延长或紊乱。

2. 阴道排液　阴道异常分泌常为瘤体渗出或继发感染的结果，可表现为血性液体或浆液性分泌物，有时可有恶臭，但远不如宫颈癌显著。

3. 疼痛　在内膜癌患者并不多见。若癌肿累及宫颈内口，可引起宫腔积脓，出现下腹胀痛及痉挛性疼痛。晚期浸润周围组织或压迫神经可引起下腹及腰骶部疼痛。

4. 全身症状　晚期患者常伴全身症状如贫血、消瘦、恶病质、发热及全身衰竭等。

5. 盆腔检查　内膜癌阳性体征不多，约半数以上有子宫增大，但这种增大多属轻度，宫体一般稍软而均匀，如检查发现子宫特殊增大或表面有异常突起，则往往是并发肌瘤或肌腺瘤的表现，但必须考虑到癌组织穿出浆膜，在子宫表面形成肿瘤的可能。

（三）辅助检查

1. 子宫内膜检查　内膜的组织学检查为诊断的最后依据。

为了弄清病变是否累及颈管，应行“分段刮宫”。操作步骤：先刮颈管，颈管深度应根据患者是否绝经及子宫大小进行估计，颈管搔刮后再探宫腔，扩张宫颈，最后进行宫体及宫底的刮宫。刮出的组织应注明部位，分别送病理检查，以免互相污染或混淆。

2. 细胞学检查　仅从阴道后穹隆或颈管口收集分泌物作涂片寻找癌细胞，阳性率不高，若用特制的宫腔吸管或宫腔刷放入宫腔，吸取分泌物找癌细胞，阳性率为90%。这种办法作为普查的手段，最后确诊需根据病理检查结果。

3. 宫腔镜检查　可直视宫腔，若有癌灶生长，能直接观察病灶大小、生长部位、形态，并可取活组织送病理检查。

4. 阴道B超检查　经阴道B超检查可了解子宫大小、宫腔形状、宫腔内有无赘生物、子宫内膜厚度、肌层内有无浸润及深度，为临床诊断及处理提供参考。子宫内膜癌超声图像为子宫增大，宫腔内有实质不均回声区，或宫腔线消失，肌层内有不规则回声紊乱区等表现。

（四）心理－社会评估

多数患者在普查或其他原因作妇科检查时偶然发现，绝经后阴道出血常为患者所警觉。患者发现肿瘤，突然面对各项检查，内心充满恐惧与焦虑，当确诊为子宫内膜癌时，常常难以接受，担心失去生命和家庭。

（五）治疗

目前，对于子宫内膜癌的临床处理原则是以手术治疗为主，辅以放疗、化疗和激素等综合治疗，并结合患者的年龄、全身状况和有无内科并发症等综合评价，选择和制订治疗方案。早期患者以手术为主，按手术－病理分期的结果及存在的复发高危因素选择辅助治疗，晚期则采用手术、放疗、化疗、激素等综合治疗。

1. 手术治疗　为首选的治疗方法，尤其对早期病例。一般Ⅰ期患者行筋膜外全子宫全切术及双侧附件切除术，Ⅱ期应行全子宫或广泛子宫切除及双侧附件切除术，同时行盆腔及腹主动脉旁淋巴结切除。Ⅲ期和Ⅳ期的晚期患者手术范围也与卵巢癌相同，应行肿瘤细胞减灭术。

2. 放射治疗　是治疗子宫内膜癌的有效方法之一，主要有腔内和体外照射两种方法。根据放疗时间分为单纯放疗、术前放疗和术后放疗。单纯放疗仅用于有手术禁忌证或无法手术切除的晚期内膜癌患者。对于Ⅱ、Ⅲ期患者根据病灶大小，可在术前加用腔内或体外放疗，放疗结束后1～2周进行手术。术后放疗是内膜癌最主要的术后辅助治疗，可明显降低局部复发，提高生存率，对已有深肌层浸润、淋巴结转移、盆腔及阴道残留病灶的患者术后均需加用放射治疗。

3. 孕激素治疗　主要用于晚期或复发癌患者。其机制可能是孕激素作用于癌细胞并与孕激素受体结合形成复合物进入细胞核，延缓 DNA 和 RNA 复制，抑制癌细胞生长。孕激素以高效、大剂量、长期应用为宜，至少应用 12 周以上方可评定疗效。

4. 抗雌激素治疗　适应证与孕激素相同。他莫昔芬为非甾体类抗雌激素药物既有弱雌激素作用。他莫昔芬与雌激素竞争受体，抑制雌激素对内膜增生作用，并提高孕激素受体水平，大剂量可抑制癌细胞有丝分裂。可先用他莫昔芬 2 周使孕激素受体含量上升后再用孕激素治疗或与孕激素同时应用。

5. 化疗　为晚期或复发子宫内膜癌的综合治疗措施之一，也可用于术后有复发高危因素患者的治疗以期减少盆腔外的远处转移。常用的化疗药物有顺铂、氟尿嘧啶（5－FU）、环磷酰胺（CTX）、丝裂霉素（MMC）等。可以单独应用，也可联合应用，还可与孕激素合并使用。

四、护理诊断和医护合作性问题

1. 知识缺乏　缺乏疾病治疗的知识。

2. 焦虑　与恶性肿瘤的诊断有关。

3. 睡眠型态紊乱　与环境改变有关。

五、计划与实施

（一）预期目标

（1）患者住院期间口头表达对所患疾病、拟行治疗的理解。

（2）手术前，患者主诉焦虑减轻。

（3）患者能叙述妨碍睡眠的因素，并列举应对措施。

（二）计划与实施

1. 普及防癌知识　大力宣传定期进行防癌检查的重要性，中年妇女每年接受一次妇科检查，注意子宫内膜癌的高危因素和人群。严格掌握雌激素的用药指征，加强用药期间的监护，随访措施。督促更年期、月经紊乱及绝经后出现不规则阴道流血者，进行必要检查以排除子宫内膜癌的可能，并接受正规治疗。

2. 提供疾病知识，缓解焦虑　评估患者对疾病及有关诊治过程的认知程度，鼓励患者及其家属讨论有关疾病及治疗的疑虑，耐心解答。针对个案需求及学习能力，采用有效形式向护理对象介绍住院环境、诊断性检查、治疗过程，可能出现的不适以求得主动配合。为患者提供安静、舒适的睡眠环境，减少夜间不必要的治疗程序。努力使患者确信子宫内膜癌的病程发展缓慢，是女性生殖器官恶性肿瘤中预后较好的一种，缓解其焦虑程度，增强治疗疾病信心。

3. 手术护理　应告诉患者手术是首选的治疗方法，尤其对早期病例，只要患者全身情况能耐受，无手术禁忌证，均应做剖腹探查。按照妇科经腹手术前后护理。为患者讲解有关疾病及治疗的相关知识，努力使患者相信经过手术能治愈相当一部分子宫内膜癌，减轻患者的焦虑程度。

4. 放疗护理　Ⅰ期患者腹腔积液中找到癌细胞或深肌层已有浸润，淋巴结可疑或已有转移，手术后均需加放疗。Ⅱ期、Ⅲ期根据病灶大小，可在术前加用内或外照射，放疗结束后 1～2 周内手术。年老或有严重并发症，不能耐受手术，Ⅲ期、Ⅳ期病例不宜手术者均可放疗，包括腔内和体外放疗（见妇科放疗患者的护理）。

5. 激素及其他药物治疗

（1）对于晚期癌、癌复发者，不能手术切除或年轻、早期癌患者要求保留生育能力者，均可考虑孕激素治疗。一般用药剂量要大，如醋酸甲羟孕酮每日 200～400mg，己酸孕酮每日 500mg，至少 10～12 周才能初步评价有无疗效。在治疗过程中需注意观察不良反应，一般不良反应较轻，可引起水钠潴留、水肿、药物性肝炎，停药后会逐渐好转。

（2）对于雌激素依赖型内膜癌，可进行激素治疗。他莫昔芬是一种非甾体的抗雌激素药物，一般剂量为每日 20 ~40mg 口服。可长期应用或分疗程应用。对三苯氧胺治疗的患者，应注意观察药物的副反应（潮热、畏寒等类似更年期综合征的反应以及骨髓抑制反应）。少数患者可出现阴道流血、恶心、呕吐，如出现副反应应及时通知医生。

6. 化疗药物治疗护理　按妇科化疗患者护理。

六、护理评价

患者住院数日后能陈述病情及所期待的治疗效果，主诉焦虑减轻，睡眠质量满意。

（汪　慧）

第五节　卵巢肿瘤护理

一、概述

卵巢肿瘤是女性生殖器常见的肿瘤，可发生于任何年龄，但肿瘤的组织学类型会有所不同。卵巢上皮性肿瘤好发于 50 ~60 岁的妇女，而卵巢生殖细胞肿瘤多见于 30 岁以下的年轻妇女。卵巢恶性肿瘤是女性生殖器三大恶性肿瘤之一。卵巢组织复杂，各种肿瘤均可发生，是全身各脏器肿瘤类型最多的部位，同时卵巢位于盆腔深部，不像宫颈、宫体、外阴及阴道等与体表相连，易于扪及或查到。卵巢肿瘤早期无症状，又缺乏完善的早期诊断方法，患者发觉再就医，常常已属晚期。晚期病例疗效不佳，故卵巢恶性肿瘤的存活率仍较低，为 30% ~40%，死亡率居妇科恶性肿瘤首位。随着宫颈癌及子宫内膜癌诊断和治疗的进展，卵巢癌已成为当今妇科肿瘤中威胁最大的疾病。

二、病因

卵巢上皮性癌的发病原因不清楚，相关的高危因素有如下。

1. 遗传因素　5% ~10% 的卵巢上皮性癌具有遗传性。

2. 持续排卵　持续排卵使卵巢表面上皮不断损伤与修复，增加了上皮细胞突变的可能。减少或抑制排卵可减少卵巢上皮由排卵引起的损伤，可能降低卵巢癌发病危险。流行病学调查发现卵巢癌危险因素有未产、不孕，而多次妊娠、哺乳和口服避孕药有保护作用，应用促排卵药可增加发生卵巢肿瘤的危险性。

3. 环境及其他因素　工业发达国家卵巢癌发病率高，提示工业的各种物理或化学产物可能与卵巢癌的发病有关。卵巢癌的发病是否与饮食习惯或饮食成分（胆固醇含量高）相关，目前还无定论。

三、护理评估

（一）健康史

卵巢肿瘤种类繁多，可发生于任何年龄妇女，早期常无症状，往往于妇科普查中发现盆腔肿块或恶性肿瘤晚期出现腹腔积液症状才就医。

（二）临床表现

卵巢良性肿瘤发展缓慢，早期肿瘤较小，多无症状，常在妇科检查时偶然发现。肿瘤增至中等大时，常感腹胀不适或腹部可扪及肿块，边界清楚。妇科检查在子宫一侧或双侧触及球形肿块，多为囊性，表面光滑、活动，与子宫无粘连。若肿瘤长大充满盆、腹腔即出现压迫症状如尿频、便秘、气急、心悸等。腹部膨隆，包块活动度差，叩诊呈实音，无移动性浊音。

卵巢恶性肿瘤出现症状时往往已达晚期。由于肿瘤生长迅速，短期内可出现腹胀，腹部肿块及腹腔积液，症状轻重取决于肿瘤大小、位置、侵犯邻近器官的程度、有无并发症及组织学类型等，若肿瘤向周围组织浸润或压迫神经则可引起腹痛、腰痛或下肢疼痛，若压迫盆腔静脉，可出现下肢水肿。若为功能性肿瘤，可产生相应的雌激素或雄激素过多的症状。晚期表现消瘦、严重贫血等恶病质征象。三合诊检查在阴道后穹隆触及盆腔内硬结节，肿块多为双侧，实性或半实性，表面凹凸不平，不活动，常伴腹腔积液。有时在腹股沟、腋下或锁骨上可触及肿大的淋巴结。

（三）辅助检查

1. B 超检查　能测知肿块的部位、大小、形态及性质，从而对肿块的来源作出定位，如是否来自卵巢，又可提示肿瘤的性质，囊性或实性，囊内有无乳头及鉴别卵巢肿瘤、腹腔积液和结核性包裹性积液。

2. 放射学检查　腹部平片协助诊断卵巢畸胎瘤，可显示牙齿及骨质，囊壁为密度增高的钙化层，囊腔呈放射透明阴影。静脉肾盂造影可辨认盆腔、肾、输尿管阻塞或移位。CT 检查可清晰显示肿块的图像，良性肿瘤多呈均匀性吸收，囊壁薄、光滑，恶性肿瘤轮廓不规则、向周围浸润或伴腹腔积液，CT 还可显示有无肝、肺结节及腹膜后淋巴结转移。

3. 腹腔镜检查　可直视肿块的大体情况，并可对整个盆、腹腔及横膈部位进行观察，在可疑部位进行多点活检，抽吸腹腔液进行细胞学检查。

4. 细胞学检查　在腹腔积液或腹腔冲洗液中找癌细胞进行检查。

5. 肿瘤标志物　80% 卵巢上皮性癌患者血清中癌抗原 CA125 浓度升高（正常值 < 35IU/mL）。AFP 对卵巢内胚窦瘤有特异性价值。

（四）心理 - 社会评估

卵巢肿瘤未确诊前患者对良恶性担忧，希望得到确切的诊断结果。恶性肿瘤症状出现迅速，确诊后患者的心理上多表现对肿瘤的否认，悲观厌世、罪恶感、并担心术后家庭生活，年轻患者考虑最多的是生育问题。

（五）治疗原则

1. 良性肿瘤　若卵巢肿块直径小于 5cm，疑为卵巢瘤样病变，可做短期观察。一旦确诊为卵巢良性肿瘤，即应手术治疗，对患者年轻、单侧良性肿瘤应行患侧附件或卵巢切除术或卵巢肿瘤剥出术，保留对侧正常卵巢，即使双侧肿瘤，也应争取行卵巢肿瘤摘除或剥出术，以保留部分正常卵巢组织，围绝经期妇女可行单侧附件切除或全子宫及双侧附件切除术。

2. 恶性肿瘤　治疗原则是以手术为主，加用化疗、放疗的综合治疗。

（1）手术：原则上ⅠA、ⅠB 期应作全子宫及双侧附件切除术；ⅠC 期及其以上同时行大网膜切除术，对晚期患者应行肿瘤细胞减灭术，切除原发瘤、全子宫、双附件、大网膜、阑尾、卵巢动静脉高位结扎、腹膜后淋巴结清扫。

（2）化学治疗：卵巢恶性肿瘤对化疗较敏感，既可用于预防复发，也可用于手术未能全部切除者或已无法施行手术的晚期患者，化疗可使肿瘤缩小，为以后手术创造条件。常用化疗药物有顺铂、卡铂、紫杉醇、环磷酰胺等。根据病情可采用静脉化疗或静脉腹腔联合化疗。

（3）放射治疗：因肿瘤类型不同，对放疗敏感性不同如无性细胞瘤最敏感。上皮性癌也有一定敏感性，放疗主要应用 ^{60}Co 做外照射，可用于锁骨上和腹股沟淋巴结转移灶和部分紧靠盆壁局限性病灶的局部治疗。

（4）免疫治疗：为综合治疗之一。目前应用较多的是细胞因子治疗，如白介素 2、干扰素、胸腺素等，可作为辅助治疗。

四、护理诊断和医护合作性问题

1. 焦虑　与发现盆腔包块有关。
2. 营养失调——低于机体需要量　与癌症、化疗药物的治疗反应等有关。
3. 预感性悲哀　与切除子宫、卵巢有关。
4. 疼痛　与卵巢肿瘤并发症、瘤蒂扭转有关。

五、计划与实施

（一）预期目标

（1）患者入院24小时内能自诉焦虑程度减轻。

（2）患者能说出影响营养摄取的原因，并列举应对措施。

（3）患者能用语言表达对丧失子宫及附件的看法，并积极接受治疗过程。

（4）患者在主诉疼痛发作1小时内疼痛缓解。

（二）计划与实施

1. 心理支持　针对不同年龄、不同类型肿瘤给予相应的心理支持，评估患者的焦虑程度，耐心解答患者的问题并讲解病情及治疗方法，安排患者与康复中的病友交谈，分享感受，增强治愈信心。

2. 饮食护理　恶性肿瘤病程长，长期消耗，患者营养状况极差，给予高蛋白、高维生素饮食。并注意患者的进食情况，进食不足或全身营养状况极差者应给予静脉补液。

3. 肿瘤过大或腹部过度膨隆　患者，不能平卧，应给予半卧位，注意观察血压、脉搏、呼吸的变化。需放腹腔积液者，备好腹腔穿刺包，并协助医生操作。在放腹腔积液过程中，密切观察血压、脉搏、呼吸变化及腹腔积液性状。根据患者情况，可放3 000mL左右，不宜过多，以免发生虚脱，速度不宜过快，放后腹部用腹带包扎，并记录腹腔积液量，观察有无不良反应。

4. 手术护理　除按妇科腹部手术护理外，特殊护理如下。

（1）术前肠道准备：恶性卵巢肿瘤可能发生肠道转移，为方便术中及时切除转移灶并行肠吻合术，肠道准备要充分。术前4日开始限制饮食，半流食2日，流食1日，术前1日禁食，静脉补液。术前3日开始口服肠道杀菌剂，术前两日口服缓泻剂，术前1日清洁灌肠。

（2）术前阴道准备：术前1日冲洗阴道两次，冲洗后在宫颈及阴道前后穹隆涂1%甲紫，起到消毒和术中标记的作用。

（3）术后体位：恶性卵巢肿瘤手术时间长、范围大，常用全身麻醉，术后6小时内去枕平卧头偏向一侧，血压平稳后改为半卧位以利于盆腔引流，局限炎症反应，并减轻腹部张力。

（4）术后饮食：术后拔除胃肠减压管后可逐步进清流食、流食、少渣半流食及普食，注意进高蛋白低脂少渣易消化饮食。

（5）术后性生活的指导：建议患者与丈夫采用握手、抚摸、亲吻等来表达爱意，可进行正常的性生活，但要注意夫妻互相沟通与理解。

5. 化疗护理　目前应用化疗药物是治疗恶性卵巢肿瘤的主要手段，卵巢肿瘤对化疗比较敏感，即使广泛的转移也能取得一定的疗效。手术切除肿瘤后可用化疗预防复发，不能全部切除者，化疗后可暂时缓解，对某些晚期患者肿瘤无法切除，化疗也可使肿瘤变小，为以后手术创造了条件。

目前常用的化疗药有顺铂、环磷酰胺、表柔比星、博来霉素、氟尿嘧啶、长春新碱等。化疗方法有单一化疗和联合化疗，全身化疗和区域性化疗。腹腔联合化疗是近年研究最多的区域性化疗。因为恶性卵巢肿瘤转移范围虽广，但基本在腹腔内，腹腔内化疗可使药物以更高的浓度和肿瘤接触，腹腔内的药物浓度可高于全身用药，而肝肾等脏器的浓度则远远低于全身用药，不致对身体其他正常器官和组织造成很大的危害，而且不良反应小。恶性肿瘤根治手术时即放置两根塑料管，一根放置于肝表面横膈下，一根放置于盆腔，从腹壁引出固定。术后肠道功能恢复后，即可从此塑料管灌注化疗药。如果手术时未放置导管，则可行腹腔穿刺放入。化疗的护理同一般化疗患者的护理，腹腔化疗时注意以下几点。

（1）为减轻顺铂对肾的不良反应，化疗期间要“水化”，即大量静脉输液，一定要在尿量每小时大于100mL后才能给予顺铂。

（2）协助医生进行腹腔穿刺，穿刺成功后先输入大量液体（温生理盐水或5%葡萄糖），及时询问患者有无腹胀、便意，如果患者有便意重并排出水样便，高度怀疑穿刺针进入肠管，应立即通知医生。

（3）为防止呕吐，给化疗药前及化疗结束前半小时给予止吐药。

（4）腹腔化疗期间严密观察患者，必要时给予心电监护。化疗结束后拔针，按压针眼处数分钟防止液体外溢、根据患者体力可协助其翻身，采取头低足高位以利于化疗药在腹腔内分布。

6. 并发症的护理

（1）蒂扭转及破裂：肿瘤扭转多发生于中等大小、蒂长、活动度大的肿瘤，扭转后，血液循环发生障碍，可使肿瘤肿胀、出血、坏死、破裂、感染。当出现蒂扭转或破裂时，患者突然下腹剧烈疼痛，伴恶心、呕吐，检查时常有下腹肌紧张，因此对卵巢肿瘤患者应严密观察，当发现患者出现以上变化时应配合医师作好手术准备。

（2）感染：应观察体温、腹痛及白细胞计数等情况。当卵巢肿瘤患者出现高热，腹痛及白细胞计数增高时，检查腹部肿块出现压痛应考虑有感染存在，应给予大量抗生素治疗，物理降温，纠正脱水和酸中毒，同时作好手术准备。

7. 妊娠并发卵巢肿瘤的护理　妊娠期卵巢肿瘤容易发生蒂扭转和破裂，故应密切观察有无扭转、破裂及恶变现象。如妊娠早期发现，一般可于妊娠 3 个月后进行手术，此时手术引起流产的可能性较小；妊娠晚期发现，可观察至足月后手术。临产时，如肿瘤不阻碍产道，应严密观察，待分娩后手术。如阻碍产道，应剖宫产同时切除肿瘤。产褥期须密切观察，一旦出现并发症，立即处理，否则仍可待产褥期后再进行手术切除。

8. 做好随访工作　卵巢非赘生性肿瘤直径 <5cm 者，应每 3 ~ 6 个月接受复查，并详细记录。手术后患者根据病理报告结果，良性者术后 1 个月常规复查，恶性肿瘤常辅以化疗。护士应督促、协助患者克服实际困难，努力完成治疗计划以提高疗效。卵巢癌易于复发，需长期进行随访和监测。随访时间：术后 1 年内，每月 1 次；术后第 2 年，每 3 个月 1 次；术后第 3 年，每 6 个月 1 次；3 年以上者，每年 1 次。

9. 健康指导　宣传卵巢癌的高危因素，避免高胆固醇饮食。30 岁以上妇女，每年进行一次妇科检查，高危人群不论年龄大小，最好每半年检查一次。术后常规复查，恶性者辅以化疗、放疗。

六、护理评价

患者自诉焦虑情绪减轻或消失，能用积极方式面对现实；能摄入足够热量，维持化疗前体重；在住院期间能积极配合各种诊治过程。

（汪　慧）

第六节　自然流产护理

妊娠不足 28 周，胎儿体重不足 1 000g 而终止者称为流产（abortion）。妊娠 12 周末前终止者称为早期流产，妊娠 13 周至不足 28 周终止者称为晚期流产。流产分为自然流产和人工流产。自然因素所致的流产称为自然流产（spontaneous abortion），应用药物或手术等人为因素终止妊娠者称为人工流产（artificial abortion）。自然流产的发生率占全部妊娠的 31%，其中早期流产占 80% 以上。本节仅阐述自然流产。

一、病因

导致流产的原因很多，主要有以下几个方面。

1. 胚胎因素　胚胎染色体异常是自然流产的最常见原因。在早期自然流产中有 50% ~60% 的妊娠产物存在染色体异常。夫妇任何一方有染色体异常均可传至子代，导致流产或反复流产。染色体异常包括数目异常和结构异常。

（1）染色体数目异常：如三体、X 单体、三倍体、四倍体等，其中以三体最常见，其次是 X 单体。

（2）染色体结构异常：如染色体易位、断裂、缺失等。染色体异常的胚胎多发生流产，很少继续发育成胎儿。若发生流产，排出物多为空囊或为已经退化的胚胎。即使少数存活，生后可能为畸形胎儿或有代谢及功能缺陷。

2. 母体因素 如下所述。

（1）全身性疾病：严重感染、高热可刺激子宫收缩引发流产；某些细菌和病毒毒素经胎盘进入胎儿血液循环，导致胎儿感染、死亡而发生流产；孕妇患心衰、严重贫血、高血压、慢性肾炎等疾病，均可影响胎盘循环而致胎儿缺氧，发生流产。

（2）生殖器官异常：先天性子宫畸形如双子宫、单角子宫、子宫纵隔等，子宫黏膜下肌瘤、较大的壁间肌瘤及宫腔粘连均可影响胚胎组织着床发育而导致流产。宫颈裂伤、宫颈内口松弛等机能不全也可导致胎膜破裂发生晚期自然流产。

（3）免疫功能异常：母体对胚胎的免疫耐受是胎儿在母体内生存的基础。母体妊娠后母儿双方免疫不适应，可胚胎或胎儿受到排斥而发生流产。此外，母儿血型不合、胎儿抗原、母体抗磷脂抗体过多、抗精子抗体等因素，也常导致早期流产。

（4）创伤刺激与不良习惯：妊娠期腹部或子宫受到撞击、挤压或尖锐物刺伤，以及过度的恐惧、忧伤、焦虑等情感创伤均可导致流产；过量吸烟、酗酒等不健康生活方式也与流产相关。

3. 胎盘因素 滋养细胞发育和功能异常是胚胎早期死亡的重要原因，此外，前置胎盘、胎盘早剥等可致胎盘血液循环障碍、胎儿死亡，从而发生流产。

4. 环境因素 砷、铅、甲醛、苯、氧化乙烯等化学物质的过多接触，高温、噪音以及放射线的过量暴露，均可直接或间接对胚胎或胎儿造成损害，导致流产。

二、病理

流产过程是妊娠产物逐渐与子宫壁剥离，直至排出子宫的过程。早期妊娠时，胎盘绒毛发育尚不成熟，与子宫蜕膜联系还不牢固，故妊娠8周前的流产，妊娠产物多数可以完全从子宫壁剥离而排出，出血不多。妊娠8~12周时，胎盘绒毛发育茂盛，与底蜕膜联系较牢固，若此时发生流产，妊娠产物往往不易完全剥离排出，常有部分组织残留宫腔内影响子宫收缩，出血较多。妊娠12周后，胎盘已完全形成，流产时往往先有腹痛，然后排出胎儿、胎盘。有时由于底蜕膜反复出血，凝固血块包绕胎块，形成血样胎块稽留于宫腔内，血红蛋白因逐渐被吸收，形成肉样胎块，或纤维化与子宫壁粘连。偶有胎儿被挤压，形成纸样胎儿，或钙化形成石胎。

三、临床表现

主要表现为停经及停经后阴道流血和腹痛。

1. 停经 大部分自然流产患者都有明显的停经史、早孕反应。但是，早期流产时发生的阴道流血有时候难以与月经异常鉴别，因此常无明显的停经史，要结合其他病史及hCG、超声等做出明确诊断。

2. 阴道流血和腹痛 早期流产时常先出现阴道流血，后又腹痛，而且全程均有阴道流血。晚期流产的临床过程与早产及足月产相似，表现为先出现腹痛，经过阵发性子宫收缩，排出胎儿及胎盘，后出现阴道流血。

四、临床类型及治疗原则

自然流产的临床过程简示如下（图7-1）。

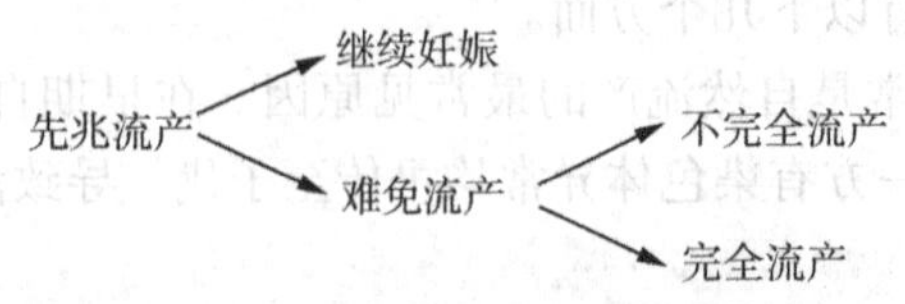

图7-1 自然流产的临床过程

1. 先兆流产（threatened abortion）　如下所述。

（1）临床表现：停经后先出现少量阴道流血，少于月经量，继之常出现阵发性下腹痛或腰坠痛。妇科检查：宫颈口未开，胎膜未破，妊娠产物未排出，子宫大小与停经周数相符。经休息及治疗后，若阴道流血停止或腹痛消失，可继续妊娠；若阴道流血量增多或下腹痛加剧，则可发展为难免流产。

（2）治疗原则：卧床休息，禁忌性生活。对精神紧张者，可给予少量对胎儿无害的镇静剂。对黄体功能不足的患者，可遵医嘱给予黄体酮保胎治疗。甲状腺功能低下者可口服小剂量甲状腺片。治疗期间，需要观察患者症状及检验结果变化，必要时进行超声检查明确胎儿发育情况，避免盲目保胎。

2. 难免流产（inevitable abortion）　如下所述。

（1）临床表现：由先兆流产发展而来，指流产已不可避免。表现为阴道流血量增多，阵发性下腹痛加重或出现阴道流液（胎膜破裂）。妇科检查：宫颈口已扩张，有时可见胚胎组织或胎囊堵塞于宫颈口内，子宫大小与停经周数相符或略小。此时宫缩逐渐加剧，继续进展妊娠组织可能部分或完全排出，发展为不完全或完全流产。

（2）治疗原则：一旦确诊，应尽早使胚胎及胎盘组织完全排出，以防止出血和感染。阴道流血过多者，完善化验检查，必要时输血、输液、抗休克治疗，出血时间较长者，应给予抗生素预防感染。

3. 不完全流产（incomplete abortion）　如下所述。

（1）临床表现：由难免流产发展而来，指妊娠产物已部分排出体外，尚有部分残留于宫腔内。由于宫腔内残留部分妊娠产物，影响子宫收缩，致使子宫出血持续不止，甚至因流血过多而发生失血性休克。妇科检查：宫颈口已扩张，不断有血液自宫颈口流出，有时尚可见胎盘组织堵塞于宫颈口或部分妊娠产物已排出于阴道内，部分仍留在宫腔内，子宫小于停经周数。

（2）治疗原则：一经确诊，应在输液、输血条件下尽快行刮宫术或钳刮术，使宫腔内残留的胚胎或胎盘组织完全排出。

4. 完全流产（complete abortion）　如下所述。

（1）临床表现：指妊娠产物已全部排出，阴道流血逐渐停止，腹痛逐渐消失。妇科检查：宫颈口已经关闭，子宫接近正常大小。

（2）治疗原则：如没有感染征象，一般不需要处理。可行超声检查，明确宫腔内有无残留。

5. 稽留流产（missed abortion）　如下所述。

（1）指胚胎或胎儿已死亡滞留在宫腔内尚未自然排出者，又称过期流产，胚胎或胎儿死亡后子宫不再增大反而缩小，早孕反应消失。若已至中期妊娠，孕妇腹部不见增大，胎动消失。妇科检查：宫颈口未开，子宫较停经周数小，质地不软，未闻及胎心。

（2）治疗原则：及时促使胎儿及胎盘排出，以防止死亡的胎儿及胎盘组织在宫腔内稽留过久，而导致严重凝血功能障碍及 DIC，引发严重出血。处理前应检查血常规、出凝血时间、血小板计数等，并做好输血准备。

6. 复发性流产（recurrent spontaneous abortion，RSA）　如下所述。

（1）指同一性伴侣连续发生 3 次及 3 次以上的自然流产。近年来有学者认为连续 2 次自然流产称为复发性自然流产。患者每次流产多发生在同一妊娠月份，临床经过与一般流产相同。早期流产的常见原因为胚胎染色体异常、黄体功能不足、甲状腺功能低下等。晚期流的常见原因为子宫肌瘤、子宫畸形、宫腔粘连、宫颈内口松弛等。

（2）治疗原则：以预防为主，男女双方在受孕前应进行详细检查。

7. 感染性流产（infection abortion）　流产过程中，若阴道流血时间过长、有组织残留于宫腔内或非法堕胎等，有可能引起宫腔内感染，严重时感染可扩展到盆腔、腹腔乃至全身，并发盆腔炎、腹膜炎、败血症及感染性休克等，常为厌氧菌及需氧菌混合感染。

五、护理评估

1. 健康史　停经、阴道流血和腹痛是自然流产孕妇的主要症状。护士需要详细询问孕妇的停经史以及早孕反应情况；阴道流血的持续时间与阴道流血量；有无腹痛及腹痛的部位、性质和程度。此外，还需要了解有无阴道水样排液，排液的量、色、有无臭味，以及有无妊娠产物排出等。对于既往史，需要全面了解孕妇在妊娠期间有无全身性疾病、生殖器官疾病、内分泌功能失调以及有无接触有害物质等，以识别发生自然流产的诱因。

2. 身心状况　流产孕妇可因出血过多而出现失血性休克，或因出血时间过长、宫腔内有组织残留而发生感染，因此，护士需要全面评估孕妇的各项生命体征，以判断流产的不同类型，尤其注意与贫血和感染相关的征象。

流产孕妇的心理状况常表现为焦虑和恐惧。孕妇对阴道流血常常会不知所措，甚至将其过度严重化。同时胚胎和胎儿的健康也直接影响孕妇的情绪，孕妇可能表现为伤心、郁闷、烦躁不安等。

3. 相关检查　如下所述。

（1）妇科检查：需要在消毒条件下进行妇科检查，以进一步了解宫颈口是否扩张，羊膜是否破裂，有无妊娠产物堵塞于宫颈口；子宫大小与停经周数是否相符，有无压痛等，同时需要检查双侧附件有无肿块、增厚以及压痛等。

（2）实验室检查：连续动态检测血 β－hCG、孕激素以及 hPL 的变化，以利于妊娠诊断和预后判断。

（3）B 型超声检查：超声显像可显示有无胎囊、胎动、胎心音等，利于诊断和鉴别流产及其类型，指导正确处理。

六、护理诊断/合作性问题

1. 焦虑　与担心胎儿健康等因素相关。

2. 有感染的危险　与阴道流血时间过长、宫腔内有组织残留等因素相关。

七、护理目标

（1）先兆流产的孕妇能积极配合保胎措施，继续妊娠。

（2）出院时，护理对象无感染征象。

八、护理措施

对于不同类型的流产孕妇，治疗原则不同，其护理措施亦有差异。护士在全面评估孕妇身心状况的基础上，综合孕妇的病史、检查及诊断，明确治疗原则，认真执行医嘱，积极配合医师为流产孕妇进行诊治，并提供相应的护理措施。

1. 先兆流产孕妇的护理　先兆流产的孕妇需要卧床休息、禁止性生活、禁忌灌肠等，以减少各种刺激。护士除了为其提供生活护理外，常需要遵医嘱给予孕妇适量的镇静剂、孕激素等，随时评估孕妇的病情变化，如是否腹痛加重、阴道流血量增多等。同时，孕妇的情绪状态常会影响保胎效果，护士要注意观察孕妇的情绪变化，加强心理护理，稳定孕妇情绪，增强保胎信心。此外，护士需要向孕妇及家属讲明上述保胎措施的必要性，以取得孕妇及家属的理解和配合。

2. 妊娠不能再继续者的护理　护士要积极采取措施，及时做好终止妊娠的准备，积极协助医师完成手术过程，使妊娠产物完全排出子宫，同时要打开静脉通路，做好输液、输血准备。并严密监测孕妇的血压、脉搏、体温，观察面色、腹痛、阴道流血以及与休克有关的征象。有凝血功能异常者应予以及时纠正，然后再行引产或手术。

3. 预防感染　护士需监测患者的体温、血常规以及阴道流血，阴道分泌物的性质、颜色、气味等，严格执行无菌操作，加强会阴部护理。指导孕妇使用消毒会阴垫，保持会阴清洁，维持良好的卫生习惯。当护士发现感染征象后应及时报告医师，并按医嘱进行抗感染处理。此外，护士还应嘱患者流产后 1 个月返院复查，确定无禁忌证后，方可开始性生活。

4. 健康指导　患者常因失去胎儿，表现出伤心、悲哀等情绪反应。护士应给予同情和理解，帮助患者和家属接受现实，顺利度过悲伤期。同时，护士还应与孕妇及家属共同讨论此次流产的原因，并向他们讲解流产的相关知识，帮助他们为再次妊娠做好准备。有复发性流产史的孕妇在下一次妊娠确诊后应卧床休息，加强营养，禁止性生活，补充维生素C、维生素B、维生素E等，治疗期必须超过以往发生流产的妊娠月份。病因明确者，应积极接受对因治疗，如黄体功能不足者，按医嘱正确使用黄体酮治疗以预防流产；子宫畸形者需在妊娠前先行矫治手术，例如，宫颈内口松弛者应在未妊娠前做宫颈内口松弛修补术，如已妊娠，可在妊娠14～16周时行子宫内口缝扎术。

九、护理评价

（1）先兆流产孕妇配合保胎治疗，可继续妊娠。

（2）出院时，护理对象体温正常，血红蛋白及白细胞数正常，无出血、感染征象。

（汪　慧）

第七节　异位妊娠护理

正常妊娠时，受精卵着床于子宫体腔内膜。受精卵在子宫体腔以外着床发育称为异位妊娠（ectopic pregnancy），习称宫外孕（extrauterine pregnancy），异位妊娠和宫外孕的含义稍有不同，异位妊娠包括输卵管妊娠、卵巢妊娠、宫颈妊娠、腹腔妊娠、阔韧带妊娠等；宫外孕则仅指子宫以外的妊娠，不包括宫颈妊娠。因此，异位妊娠的含义更为确切而科学。异位妊娠中最常见的是输卵管妊娠（占90%～95%）。本节主要阐述输卵管妊娠。

输卵管妊娠是妇产科常见的急腹症之一，当输卵管妊娠流产或破裂时，可出现严重的腹腔内出血，若不及时诊断和积极抢救，可危及患者生命。输卵管妊娠按其发生部位不同，分为间质部、峡部、壶腹部和伞部妊娠（图7－2）。其中，以壶腹部妊娠最常见，占75%～80%，其次为峡部，伞部及间部妊娠较少见。

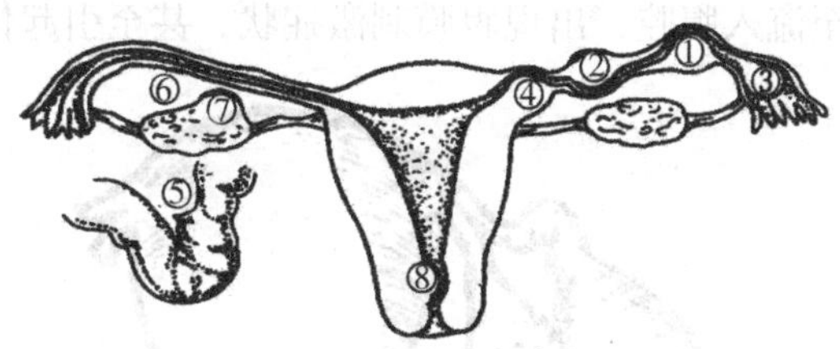

图7－2　异位妊娠的发生部位

①输卵管壶腹部妊娠；②输卵管峡部妊娠；③输卵管伞部妊娠；④输卵管间质部妊娠；⑤腹腔妊娠；⑥阔韧带妊娠；⑦卵巢妊娠；⑧宫颈妊娠

一、病因

1. 输卵管异常　如下所述。

（1）输卵管炎症：是输卵管妊娠的主要病因。包括输卵管黏膜炎和输卵管周围炎。慢性炎症可使输卵管腔黏膜皱襞粘连，管腔变窄；或输卵管与周围组织粘连，输卵管扭曲，管腔狭窄，管壁蠕动减弱，从而妨碍受精卵的顺利通过和运行。

（2）输卵管发育不良或功能异常：输卵管过长、肌层发育差、黏膜纤毛缺乏、双输卵管、憩室或有副伞等发育不良，可成为输卵管妊娠的原因。输卵管功能包括蠕动、纤毛活动以及上皮细胞的分泌，受女性雌、孕激素的调节，若调节失败，可干扰受精卵的正常运行。此外，精神因素可引起输卵管痉挛、蠕动异常，影响受精卵的正常运送。

（3）输卵管手术：曾患过输卵管妊娠的妇女，再次发生输卵管妊娠的可能性较大。由于原有的输卵管病变或手术操作的影响，不论何种手术（输卵管切除或保守性手术）后再次输卵管妊娠的发生率约为10%～20%。

2. 受精卵游走　卵子在一侧输卵管受精，受精卵经宫腔（内游走）或腹腔（外游走）进入对侧输卵管，称为受精卵游走。受精卵由于移行时间过长，发育增大，即可在对侧输卵管内着床发育形成输卵管妊娠。

3. 辅助生殖技术　近年来，由于辅助生殖技术的应用，在使大多数的不孕女性受益的同时，输卵管妊娠的发生率也相应增加，如宫颈妊娠、卵巢妊娠以及腹腔妊娠的发生率增加。

4. 放置宫内节育器（IUD）　放置宫内节育器与输卵管妊娠发生的关系已引起国内外重视。随着IUD的广泛应用，输卵管妊娠的发生率增高，其原因可能是由于使用IUD后的输卵管炎症所致。但最近研究表明：IUD本身并不增加输卵管妊娠的发生率，但若IUD避孕失败而受孕时，则发生输卵管妊娠的机会较大。

5. 其他　子宫内膜异位症、内分泌失调、神经精神功能紊乱以及吸烟等可增加受精卵着床于输卵管的可能性。

二、病理

1. 输卵管妊娠结局　受精卵着床于输卵管时，由于输卵管管腔狭窄，管壁薄，蜕膜形成差，受精卵植入后，输卵管不能适应胚胎或胎儿的生长发育，因此，当输卵管妊娠发展到一定程度，即可发生以下结局。

（1）输卵管妊娠流产（tubal abortion）：多见于妊娠8～12周的输卵管壶腹部妊娠。受精卵着床、种植在输卵管黏膜皱襞内，由于输卵管妊娠时管壁蜕膜形成不完整，发育中的囊胚常向管腔突出，终于突破包膜而出血，囊胚与管壁分离（图7－3），若整个囊胚剥离掉入管腔并经输卵管逆蠕动经伞端排出到腹腔，形成输卵管完全流产，出血一般不多。若囊胚剥离不完整，妊娠产物部分排出到腹腔，部分尚附着于输卵管壁，则形成输卵管不全流产，滋养细胞继续生长侵蚀输卵管壁，导致反复出血，形成输卵管血肿或输卵管周围血肿。由于输卵管肌壁薄，收缩力差，不易止血，血液不断流出，积聚在直肠子宫陷窝形成盆腔血肿，量多时甚至流入腹腔，出现腹膜刺激症状，甚至引起休克。

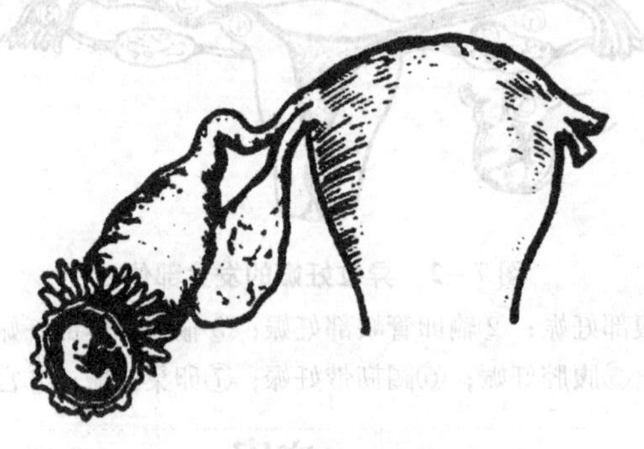

图7－3　输卵管妊娠流产

（2）输卵管妊娠破裂（rupture of tubal pregnancy）：多见于妊娠6周左右的输卵管峡部妊娠。受精卵着床于输卵管黏膜皱襞间，随着囊胚生长发育，绒毛向管壁方向侵蚀肌层及浆膜，最后穿透浆膜，形成输卵管妊娠破裂（图7－4）。由于输卵管肌层血管丰富，输卵管妊娠破裂所致的出血较输卵管妊娠流产严重，短期内可出现大量腹腔内出血，也可表现为反复出血，在盆腔或腹腔内形成血肿甚至发生休克，处理不及时可危及生命。

输卵管间质部是自子宫角部延续而来，肌层较厚，血供丰富。输卵管间质部妊娠时，受精卵在此着床并发育，妊娠往往可持续至3～4个月破裂，一旦破裂，出血凶猛，症状极为严重。

（3）陈旧性异位妊娠：输卵管妊娠流产或破裂后，未及时治疗，或者出血逐渐停止，病情稳定，时间过久，胚胎死亡或被吸收。长期反复出血形成的盆腔血肿机化变硬，并与周围组织粘连，临床上称为“陈旧性宫外孕”。

（4）继发性腹腔妊娠：输卵管妊娠流产或破裂后，胚胎从输卵管排到腹腔或阔韧带内，由于失去营养，多数死亡，偶尔存活者，绒毛组织重新种植而获得营养，胚胎继续发育形成继发性腹腔妊娠。若破口在阔韧带内，可发展为阔韧带妊娠。

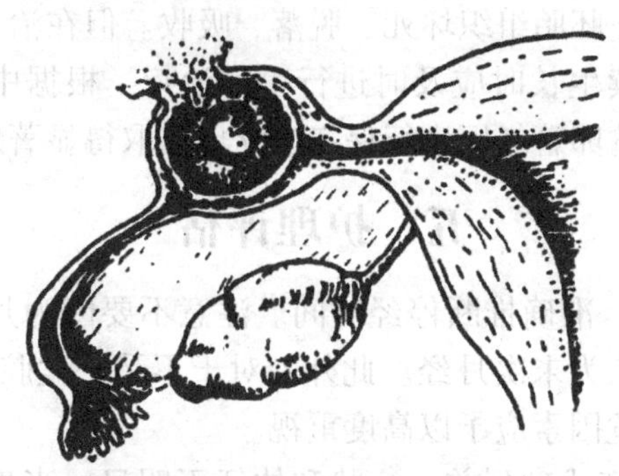

图7-4 输卵管妊娠破裂

2. 子宫的变化 输卵管妊娠和正常妊娠一样，由滋养细胞产生hCG维持黄体生长，月经停止来潮，子宫血供增加，增大变软，但子宫增大与停经月份不相符。子宫内膜亦受滋养细胞产生的hCG影响而发生蜕膜反应，但蜕膜下海绵层及血管系统发育较差，当胚胎受损或死亡，滋养细胞活力下降或消失，蜕膜自宫壁剥离，组织学检查未见绒毛、无滋养细胞，此时hCG下降。输卵管妊娠时，子宫内膜有时可见高度分泌反应或Arias Stella（A-S）反应。镜下可见A-S反应：腺上皮细胞增大，核深染，突入腺腔，胞质富含空泡。

三、临床表现

输卵管妊娠的临床表现与受精卵着床部位、有无流产或破裂、出血量多少以及出血时间长短等有关。

1. 停经 月经周期规律的女性，一般有6~8周的停经史，间质部妊娠停经时间可更长。部分患者月经延迟几日即出现阴道不规则流血时，常被误认为月经来潮，而无停经史主诉。有20%~25%的患者无明显停经史。

2. 腹痛 是输卵管妊娠患者就诊的主要症状，95%以上输卵管妊娠患者以腹痛为主诉。输卵管妊娠流产或破裂前，患者多表现为一侧下腹部隐痛或酸胀感。当发生流产或破裂时，患者突感一侧下腹部撕裂样疼痛，常伴有恶心、呕吐。若血液积聚在直肠子宫陷凹，可出现肛门坠胀感（里急后重）；出血多时可流向全腹而引起全腹疼痛，刺激膈肌可引起肩胛放射性疼痛。腹痛可出现于阴道流血前或后，也可与阴道流血同时发生。

3. 阴道流血 胚胎死亡后，常有不规则阴道流血，暗红色，量少或淋漓不尽。部分患者阴道流血量较多，似月经量，约50%患者为大量阴道流血。阴道流血提示胚胎受损或已死亡，hCG下降，卵巢黄体分泌的激素难以维持蜕膜生长而发生剥离出血，并伴有蜕膜碎片或管型排出。当输卵管妊娠病灶去除后，阴道流血方能停止。

4. 晕厥与休克 其严重程度与腹腔内出血速度及出血量成正比，与阴道出血量不成正比。由于腹腔内急性出血及剧烈腹痛，轻者出现晕厥，重者发生失血性休克。间质部妊娠一旦破裂，常因出血量多而发生严重休克。

5. 腹部包块 当输卵管妊娠流产或破裂所形成的血肿时间较久者，因血液凝固，逐渐机化变硬，并与周围组织或器官（如子宫、输卵管、卵巢、肠管或大网膜等）发生粘连形成包块，包块较大或位置较高者，可于腹部扪及。

四、治疗原则

治疗原则以手术治疗为主，其次为药物治疗。

1. 手术治疗 可行腹腔镜手术或开腹手术。根据患者情况，行患侧输卵管切除术或者保留患侧输卵管功能的保守性手术。严重内出血并发休克者，应在积极纠正休克、补充血容量的同时，迅速手术抢救。

2. 药物治疗　近年来用化疗药物甲氨蝶呤等方法治疗输卵管妊娠，已有成功的报道。治疗机制是抑制滋养细胞增生、破坏绒毛，使胚胎组织坏死、脱落、吸收。但在治疗中若有严重内出血征象，或疑有输卵管间质部妊娠，或胚胎继续生长时应及时进行手术治疗。根据中医辨证论治方法，合理运用中药，或用中西医结合的方法，对输卵管妊娠进行保守治疗也已取得显著成果。

五、护理评估

1. 健康史　仔细询问月经史，准确推断停经时间。注意不要因为月经仅过期几天而误认为不是停经；不要将不规则阴道流血而误认为末次月经。此外，对于不孕、盆腔炎、放置宫内节育器、绝育术、输卵管复通术等与发病相关的高危因素应予以高度重视。

2. 身心状况　输卵管妊娠流产或破裂前，症状和体征不明显。当患者腹腔内出血较多时可表现为贫血貌，重者可出现面色苍白，四肢湿冷，脉快、弱、细，血压下降等休克症状。下腹有明显压痛、反跳痛，尤以患侧为重，肌紧张不明显，叩诊有移动性浊音。血凝后下腹部可触及包块。体温多正常，出现休克时体温略低，腹腔内血液吸收时体温略升高，但一般不超过38℃。

输卵管妊娠流产或破裂后，腹腔内急性大量出血、剧烈腹痛以及妊娠终止的现实都将使孕妇出现较为激烈的情绪反应，表现出哭泣、自责、无助、抑郁以及恐惧等行为。

3. 相关检查　包括以下几种。

（1）腹部检查：输卵管妊娠流产或破裂者，下腹部有明显压痛和反跳痛，尤以患侧为重，轻度肌紧张；出血多时，叩诊有移动性浊音；出血时间较长时，形成凝血块，可在下腹部触及软性肿块。

（2）盆腔检查：输卵管妊娠流产或破裂者，除子宫略大较软外，仔细检查仅可能触及增粗的输卵管伴轻度压痛。输卵管妊娠流产或破裂者，阴道后穹隆饱满，明显触痛。将宫颈轻轻上抬或者左右摇动时引起下腹剧烈疼痛，称为宫颈举摆痛，是输卵管妊娠的重要体征之一。腹腔内出血多时检查子宫呈漂浮感。

（3）阴道后穹隆穿刺：是一种简单可靠的诊断方法，适用于疑有腹腔内出血的患者。由于腹腔内血液最易积聚于子宫直肠陷凹，即使血量不多，也能经阴道后穹隆穿刺抽出。用长针头自阴道后穹隆刺入子宫直肠陷凹，抽出暗红色不凝血为阳性，如抽出血液较红，放置10分钟内凝固，表明误入血管。若无内出血、内出血量少、血肿位置较高或者子宫直肠陷凹有粘连时，可能抽不出血液，因此，后穹隆穿刺阴性不能排除输卵管妊娠存在。如有移动性浊音，可做腹腔穿刺。

（4）妊娠试验：放射免疫法检测血中β－hCG，尤其是动态观察血β－hCG的变化对异位妊娠的诊断极为重要。此方法灵敏度高，测出异位妊娠的阳性率一般可达80%～90%，但β－hCG阴性者仍不能完全排除异位妊娠。

（5）超声检查：B型超声显像有助于异位妊娠的诊断。阴道B型超声检查较腹部B型超声检查准确性高。早期输卵管妊娠的诊断，仅凭B型超声显像有时可能误诊。若能结合临床表现和β－hCG测定等，对诊断的帮助很大。

（6）腹腔镜检查：适用于输卵管妊娠尚未流产或破裂的早期患者及诊断困难的患者。腹腔内大量出血或伴有休克者，禁做腹腔镜检查。早期异位妊娠患者，腹腔镜可见一侧输卵管肿大，表面紫蓝色，腹腔内无出血或仅有少量出血。

（7）子宫内膜病理检查：目前此方法的临床应用明显减少，主要适用于阴道流血量较多的患者，目的在于排除同时并发宫内妊娠流产。将宫腔排出物或刮出物送检病理检查，切片中见到绒毛，可诊断为宫内妊娠，仅见蜕膜未见绒毛者有助于异位妊娠诊断。

六、护理诊断/合作性问题

1. 恐惧　与担心手术失败有关。

2. 潜在并发症 出血性休克。

七、护理目标

（1）患者休克症状得以及时发现并缓解。

（2）患者能以正常心态接受此次妊娠失败的现实。

八、护理措施

1. 接受手术治疗患者的护理 对于接受手术治疗的患者要做到以下几点。

（1）积极做好术前准备：腹腔镜手术是近年来治疗输卵管妊娠的主要方法，多数输卵管妊娠可在腹腔镜直视下，穿刺输卵管的妊娠囊吸出部分囊液或者切开输卵管吸出胚胎，并注入药物；也可以行输卵管切除术。护士在严密监测患者生命体征的同时，积极配合医师纠正患者休克症状，做好术前准备。对于严重内出血并出现休克的患者，护士应立即开放静脉，交叉配血，做好输血、输液准备，以便配合医师积极纠正休克、补充血容量，并按急诊手术要求迅速做好术前准备。

（2）提供心理支持：术前，护士需简洁明了地向患者和家属讲明手术的必要性，并以亲切的态度和切实的行动获得患者及家属的信任，同时，保持周围环境安静、有序，减少和消除患者的紧张、恐惧心理，协助患者接受手术治疗方案。术后，护士应帮助患者以正常的心态接受此次妊娠失败的现实，并向患者讲述输卵管妊娠的相关知识，既可以减少因害怕输卵管妊娠再次发生而抵触妊娠的不良情绪，也可以增加和提高患者的自我保健意识。

2. 接受非手术治疗患者的护理 对于接受非手术治疗方案的患者，护士应从以下几个方面加强护理。

（1）严密观察病情：护士应密切观察患者的一般情况、生命体征，重视患者的主诉，尤应注意阴道流血量与腹腔内出血量不成比例，当阴道流血量少时，不要误认为腹腔内出血量亦很少。护士应告诉患者病情发展的一些指征，如出血增多、腹痛加剧、肛门坠胀感明显等，以便当患者病情发展时，医患均能及时发现，并给予相应的处理。

（2）加强化学药物治疗的护理：化疗一般采用全身用药，也可采用局部用药。用药期间，需要β-hCG测定和B型超声进行严密监护，并注意观察患者的病情变化及药物的毒副反应。常用药物有甲氨蝶呤。其治疗机制是抑制滋养细胞增生、破坏绒毛，从而使胚胎组织坏死、脱落、吸收。不良反应小，可表现为消化道反应，骨髓抑制以白细胞下降为主，有时可出现轻微肝功能异常、药物性皮疹、脱发等，但大部分反应是可逆的。

（3）指导患者休息与饮食：患者需卧床休息，避免增加腹压，从而减少输卵管妊娠破裂的机会。在患者卧床期间，护士需要提供相应的生活护理。此外，护士还需要指导患者摄取足够的营养物质，尤其是富含铁蛋白的食物，如鱼肉、动物肝脏、豆类、绿叶蔬菜及黑木耳等，可促进血红蛋白的增加，增强患者的抵抗力。

（4）监测治疗效果：护士应协助患者正确留取血液标本，以监测治疗效果。

3. 出院指导 输卵管妊娠的预后在于防止输卵管的损伤和感染，因此护士需做好妇女的健康指导工作，以防止盆腔感染的发生。教育患者保持良好的卫生习惯，勤洗浴、勤换衣，稳定性伴侣。发生盆腔炎后须立即彻底治疗，以免延误病情。此外，由于输卵管妊娠约有10%的再发生率和50%～60%的不孕率。因此，护士需要告诫患者下次妊娠时要及时就医，同时不要轻易终止妊娠。

九、护理评价

（1）患者的休克症状得以及时发现并纠正。

（2）患者消除了恐惧心理，愿意接受手术治疗。

（李　敏）

第八节　早产护理

早产（preterm labor，PTL）是指妊娠满28周至不足37周（196～258日）间分娩者。此时娩出的新生儿叫早产儿，体重多小于2 500g，各器官发育尚不成熟。据统计，约70%的围产儿死亡是由于早产，而且，早产儿中约有15%于新生儿期死亡。因此，防止早产是降低围生儿死亡率的重要措施之一。

一、病因

1. 孕妇因素　包括以下几点。

（1）孕妇并发急性或慢性疾病：如病毒性肝炎、急性肾盂肾炎、急性阑尾炎、严重贫血、慢性肾炎、妊娠高血压综合征、心脏病、性传播疾病等。

（2）子宫畸形：包括双子宫、双角子宫及纵隔子宫等；宫颈内口松弛与子宫肌瘤也易发生早产。

（3）其他：孕妇吸烟、酗酒或者精神受到刺激以及承受巨大压力时可引发早产。

2. 胎儿、胎盘因素　双胎妊娠、羊水过多、胎膜早破、宫内感染、胎盘功能不全、母儿血型不合、前置胎盘及胎盘早剥等均可致早产。其中，胎膜早破、绒毛膜羊膜炎最常见，约占早产的30%～40%。

二、临床表现

早产的临床表现主要是妊娠28周后37周前出现子宫收缩。最初为不规律宫缩，并常伴有少许阴道血性分泌物或阴道流血，以后逐渐发展为规律宫缩，与足月临产相似，宫颈管消失，宫口扩张。

三、治疗原则

若胎儿存活，无胎儿窘迫、胎膜未破，应设法通过休息和药物治疗，抑制宫缩，尽可能使妊娠继续维持至足月。若胎膜已破，早产已不可避免时，应尽可能地预防新生儿并发症，以尽力提高早产儿的存活率。

四、护理评估

1. 健康史　详细评估可致早产的高危因素，如孕妇既往有流产、早产史或者本次妊娠有阴道流血，则发生早产的可能性大。同时，应详细询问并记录患者既往出现的症状以及接受治疗的情况。

2. 身心状况　妊娠满28周后至不足37周前，出现明显的规律宫缩（至少每10分钟一次），且伴有宫颈管缩短，即可诊断为先兆早产。如果妊娠28～37周间，出现20分钟≥4次且每次持续≥30秒的规律宫缩，且伴随宫颈管缩短≥75%，宫颈进行性扩张2cm以上者，即可诊断为早产临产。

早产已不可避免时，孕妇常会不自觉地把一些相关的事情与早产联系起来而产生自责感；同时，由于怀孕结果的不可预知，恐惧、焦虑、猜疑也是早产孕妇常见的情绪反应。

3. 相关检查　通过全身检查及产科检查，结合阴道分泌物检测，核实孕周，评估胎儿成熟度和胎方位等；密切观察产程进展，确定早产进程。

五、护理诊断/合作性问题

1. 有新生儿受伤的危险　与产儿发育不成熟有关。

2. 焦虑　与担心早产儿预后有关。

六、护理目标

（1）患者能平静地面对事实，接受治疗及护理。

（2）新生儿不存在因护理不当而发生的并发症。

七、护理措施

1. 预防早产　孕妇良好的身心状况可降低早产的发生，突然的精神创伤也可引发早产，因此，需做好孕期保健工作、指导孕妇增加营养，保持平静的心情。避免诱发宫缩的活动，如性生活、抬举重物等。高危孕妇需多卧床休息，以左侧卧位为宜，以增加子宫血液循环，改善胎儿供氧，且慎做肛查和阴道检查等。同时，积极治疗并发症，宫颈内口松弛者应于孕 14 ~ 16 周作子宫内口缝合术，以防止早产的发生。

2. 药物治疗的护理　先兆早产的主要治疗措施是抑制宫缩，与此同时，还需要积极控制感染、治疗并发症。护理人员应能明确具体药物的作用和用法，并且能够识别药物的不良反应，以避免毒性作用的发生，同时，还应对患者做相应的健康教育。

常用抑制宫缩的药物有以下几类。

（1）β－肾上腺素受体激动剂：其作用为激动子宫平滑肌中的β受体，从而抑制子宫收缩，减少子宫活动而延长孕期。不良反应为母儿双方心率加快，孕妇血压下降、血糖升高、血钾降低、恶心、出汗、头痛等。目前常用药物有：利托君（ritodrine）、沙丁胺醇（salbutamol）等。

（2）硫酸镁：其作用为镁离子直接作用于子宫肌细胞，拮抗钙离子对子宫收缩的活性，从而抑制子宫收缩。常用方法：首次剂量为 5g，加入 25% 葡萄糖液 20mL 中，在 5 ~ 10 分钟内缓慢注入静脉（或稀释后半小时内静脉滴入），以后以每小时 2g 的速度静脉滴注，宫缩抑制后继续维持 4 ~ 6h 后改为每小时 1g，直到宫缩停止后 12h。使用硫酸镁时，应密切观察患者有无中毒迹象。

（3）钙通道阻滞剂：其作用为阻滞钙离子进入肌细胞，从而抑制子宫收缩。常用药物为硝苯地平 10mg，舌下含服，每 6 ~ 8h 一次。也可以首次负荷量给予 30mg 口服，根据宫缩情况再以 10 ~ 20mg 口服。用药时必须密切观察孕妇心率和血压变化，对已用硫酸镁者需慎用，以防血压急剧下降。

（4）前列腺素合成酶抑制剂：前列腺素有刺激子宫收缩和软化宫颈的作用，其抑制剂可减少前列腺素合成，从而抑制子宫收缩。常用药物有：吲哚美辛、阿司匹林等。同时，此类药物可通过胎盘抑制胎儿前列腺素的合成与释放，使胎儿体内前列腺素减少，而前列腺素有维持胎儿动脉导管开放的作用，缺乏时导管可能过早关闭而导致胎儿血液循环障碍，因此，临床较少应用。必要时仅在孕 34 周前短期（1 周内）选用。

3. 预防新生儿并发症的发生　在保胎过程中，应每日行胎心监护，并教会患者自数胎动，有异常情况时及时采取应对措施。对妊娠 35 周前的早产者，应在分娩前按医嘱给予孕妇糖皮质激素，如地塞米松、倍他米松等，以促进胎肺成熟，明显降低新生儿呼吸窘迫综合征的发病率。

4. 为分娩做准备　如早产已不可避免，应尽早决定合理的分娩方式，如臀位、横位，估计胎儿成熟度低，且产程又需较长时间者，可选用剖宫产术结束分娩；经阴道分娩者，应考虑使用产钳和会阴切开术以缩短产程，从而减少分娩过程中对胎头的压迫。同时，要充分做好早产儿保暖和复苏的准备，临产后慎用镇静剂，避免发生新生儿呼吸抑制的情况；产程中应给予孕妇吸氧；新生儿出生后，须立即结扎脐带，以防止过多母血进入胎儿血液循环造成循环系统负荷过重。

5. 为孕妇提供心理支持　护士可安排时间与孕妇进行开放式的讨论，让患者充分了解早产的发生并非她的过错，有时甚至是无缘由的。同时，也要避免为减轻孕妇的负疚感而给予过于乐观的保证。由于早产是出乎意料的，孕妇多没有精神和物质准备，对产程中的孤独感、无助感尤为敏感，此时，丈夫、家人和护士在身旁提供支持较足月分娩更显重要，并能帮助孕妇重建自尊，以良好的心态承担早产儿母亲的角色。

八、护理评价

（1）患者能积极配合医护措施。

（2）母婴顺利经历全过程。

（李　敏）

第八章

儿科疾病护理

第一节　肠套叠护理

肠套叠（intussusception）是指部分肠管及其肠系膜套入邻近肠腔内造成的一种绞窄性肠梗阻，是婴幼儿时期常见的急腹症之一。约60%的患儿年龄在1岁以内，约80%患儿年龄在2岁以内，但新生儿罕见；男孩发病率多于女孩，约为4∶1，健康肥胖儿多见。

一、病因和发病机制

分为原发性和继发性两种。95%为原发性，多见婴幼儿，病因尚未完全明了。有人认为与婴儿回盲部系膜固定未完善、活动度大有关；约5%为继发性，多为年长儿，发生肠套叠的肠管可见明显的机械原因，如与肠息肉、肠肿瘤等牵拉有关。此外，饮食改变、腹泻及其病毒感染等导致肠蠕动紊乱，从而诱发肠套叠。

二、病理生理

肠套叠多为近端肠管套入远端肠腔内，根据套入部分的不同分为回盲型、回结型、回回结型、小肠型、结肠型和多发型。其中回盲型最常见，占总数的50%～60%；其次为回结型，约占30%；回回结型约占10%；多发型为回结肠套叠和小肠套叠并发存在。肠套叠多为顺行性套叠，与肠蠕动方向一致，套入部随肠蠕动逐渐向远端推进，套入肠管不断增长。肠套叠时，由于鞘层肠管的持续痉挛，挤压套入肠管，牵拉和压迫肠系膜，使静脉和淋巴回流受阻，套入部肠管瘀血、水肿，肠壁增厚、颜色变紫，并有血性渗液及腺体黏液分泌增加，进入肠腔内，产生典型的果酱样血便。随着肠壁水肿、静脉回流障碍加重，从而引起动脉供血不足，最终导致肠壁缺血性坏死并出现全身中毒症状，严重者可并发肠穿孔和腹膜炎。

三、临床表现

分急性肠套叠和慢性肠套叠，2岁以下婴幼儿多为急性发病。

（一）急性肠套叠

1. 腹痛　由于肠系膜受牵拉和外层肠管发生强烈收缩所致。患儿突然发生剧烈的阵发性肠绞痛，哭闹不安，屈膝缩腹，面色苍白，出汗，拒食。持续数分钟后腹痛缓解，可安静或入睡，间歇10～20分钟又反复发作。

2. 呕吐　在腹痛后数小时发生。早期为反射性呕吐（因肠系膜受牵拉所致），呕吐物为胃内容物，初为乳汁、乳块或食物残渣，后可含胆汁；晚期为梗阻性呕吐，可吐出粪便样液体。

3. 血便　为重要症状，约85%病例在发病后6～12小时发生，呈果酱样黏液血便，或作直肠指检时发现血便。

4. 腹部包块　多数病例在右上腹部触及腊肠样肿块，表面光滑，略有弹性，稍可移动。晚期发生肠坏死或腹膜炎时，可出现腹胀、腹腔积液、腹肌紧张及压痛，不易扪及肿块。

5. 全身情况 患儿在早期一般状况尚好，体温正常，无全身中毒症状。随着病程延长，病情加重，并发肠坏死或腹膜炎时，全身情况恶化，常有严重脱水、高热、嗜睡、昏迷及休克等中毒症状。

（二）慢性肠套叠

以阵发性腹痛为主要表现，腹痛时上腹或脐周可触及肿块，缓解期腹部平坦柔软无包块，病程有时长达十余日。由于年长儿肠腔较宽阔可无梗阻现象，肠管也不易坏死。呕吐少见，血便发生也较晚。

四、辅助检查

1. 腹部B超 在套叠部位横断扫描可见同心圆或靶环状肿块图像，纵断扫描可见“套筒征”。

2. B超监视下水压灌肠 可见靶环状肿块影退至回盲部，“半岛征”由大到小，最后消失，诊断治疗同时完成。

3. 空气灌肠 可见杯口阴影，能清楚看见套叠头的块影，并可同时进行复位治疗。

4. 钡剂灌肠 可见套叠部位充盈缺损和钡剂前端的杯口影，以及钡剂进入鞘部与套入部之间呈现的线条状或弹簧状阴影。只用于慢性肠套叠的疑难病例。

五、治疗要点

急性肠套叠是急症，其复位是紧急的治疗措施，一旦确诊需立即进行。

1. 非手术治疗 灌肠疗法适用于病程在48小时以内，全身情况良好，无腹胀、明显脱水及电解质紊乱者。包括B超监视下水压灌肠、空气灌肠、钡剂灌肠复位三种。首选空气灌肠，钡剂灌肠复位目前已很少用。

2. 手术疗法 用于灌肠不能复位的失败病例、肠套叠超过48～72小时、疑有肠坏死或肠穿孔以及小肠型肠套叠的病例。手术方法包括单纯手法复位、肠切除吻合术或肠造瘘术等。

六、常见护理诊断/问题

1. 急性疼痛 与肠系膜受牵拉和肠管强烈收缩有关。

2. 知识缺乏 患儿家长缺乏有关疾病护理的相关知识。

七、护理措施

1. 密切观察病情 健康婴幼儿突然发生阵发性腹痛、呕吐、便血和腹部扪及腊肠样肿块时可确诊肠套叠，应密切观察腹痛的特点及部位，以助于诊断。

2. 非手术治疗效果观察 密切观察患儿腹痛、呕吐、腹部包块情况。灌肠复位成功的表现：①拔出肛管后排出大量带臭味的黏液血便或黄色粪水；②患儿安静入睡，不再哭闹及呕吐；③腹部平软，触不到原有的包块；④复位后给予口服0.5～1g活性炭，6～8小时后可见大便内炭末排出。如患儿仍然烦躁不安，阵发性哭闹，腹部包块仍存，应怀疑是否套叠还未复位或又重新发生套叠，应立即通知医生作进一步处理。

3. 手术护理 术前密切观察生命体征、意识状态，特别注意有无水电解质紊乱、出血及腹膜炎等征象，做好术前准备；向家长说明选择治疗方法的目的，消除其心理负担，争取对治疗和护理的支持与配合。对于术后患儿，注意维持胃肠减压功能，保持胃肠道通畅，预防感染及吻合口瘘。患儿排气、排便后可拔除胃肠引流管，逐渐恢复由口进食。

（李 敏）

第二节 先天性巨结肠护理

先天性巨结肠（congenital megacolon）又称先天性无神经节细胞症（aganglionosis）或赫什朋病

(Hirschsprung disease，HD)，是由于直肠或结肠远端的肠管持续痉挛，粪便淤滞在近端结肠而使该段肠管肥厚、扩张。本病是较常见的先天性肠道发育畸形，发病率为1/5 000 ~1/2 000，男女比为（3 ~4）：1，有遗传倾向。

一、病因和病理生理

目前认为本病是多基因遗传和环境因素共同作用的结果。其基本病理变化是局部肠壁肌间和黏膜下神经丛缺乏神经节细胞，致该段肠管收缩狭窄呈持续痉挛状态，痉挛肠管的近端因肠内容物堆积而扩张，在形态上可分为痉挛段、移行段和扩张段3 部分。根据病变肠管痉挛段的长度，可分为常见型（病变自肛门向上达乙状结肠远端，约占85%）、短段型（病变局限于直肠下端，约占10%）、长段型（病变肠段延伸至降结肠以上，约占4%）、全结肠型（约占1%）。

二、临床表现

1. 胎粪排出延迟、顽固性便秘和腹胀　患儿生后24 ~48 小时内多无胎便或仅有少量胎便排出，生后2 ~3 天出现腹胀、拒食、呕吐等急性低位性肠梗阻表现，以后逐渐出现顽固性便秘。患儿数日甚至1 ~2 周以上排便一次，腹胀明显，可见肠型和蠕动波，经灌肠排出奇臭粪便和气体后症状好转，后又反复，严重者必须依赖灌肠才能排便。

2. 呕吐、营养不良、发育迟缓　由于功能性肠梗阻，可出现呕吐，量不多，呕吐物含少量胆汁，严重者可见粪液。由于腹胀、呕吐、便秘使患儿食欲下降，影响营养吸收致营养不良、发育迟缓。

3. 并发症　患儿常并发小肠结肠炎、肠穿孔及继发感染。

三、辅助检查

1. X 线检查　腹部平片多提示低位结肠梗阻，近端结肠扩张，盆腔无气体；钡剂灌肠检查可显示痉挛段及其上方的扩张肠管，排钡功能差。

2. 活体组织检查　取直肠黏膜或直肠壁肌层组织检查，多提示无神经节细胞。

3. 肌电图检查　可见低矮波形，频率低，不规则，峰波消失。

四、治疗要点

少部分慢性以及轻症患儿可选用灌肠等保守治疗；对于体重 >3kg、全身情况较好者，尽早施行根治术，即切除无神经节细胞肠段和部分扩张结肠；对于新生儿，年龄稍大但全身情况较差，或并发小肠结肠炎的患儿，先行结肠造瘘术，待全身情况、肠梗阻及小肠结肠炎症状缓解后再行根治手术。施行根治术前应清洁灌肠，纠正脱水、电解质紊乱及酸碱平衡失调，加强支持疗法，改善全身状况。

五、常见护理诊断/问题

1. 便秘　与远端肠段痉挛、低位性肠梗阻有关。

2. 营养失调：低于机体需要量　与便秘、腹胀引起食欲减退有关。

3. 生长发育迟缓　与腹胀、呕吐、便秘使患儿食欲减退，影响营养物质吸收有关。

4. 知识缺乏　家长缺乏疾病治疗及护理的相关知识。

六、护理措施

（一）术前护理

1. 清洁肠道、解除便秘　口服缓泻剂、润滑剂，帮助排便；使用开塞露、扩肛等刺激括约肌，诱发排便；部分患儿需用生理盐水进行清洁灌肠，每日1 次，肛管插入深度要超过狭窄段肠管，忌用清水灌肠，以免发生水中毒。

2. 改善营养　对存在营养不良、低蛋白血症者应加强支持疗法。

3. 观察病情 特别注意有无小肠结肠炎的征象，如高热、腹泻、排出奇臭粪液，伴腹胀、脱水、电解质紊乱等，并做好术前准备。

4. 做好术前准备 清洁肠道；术前2天按医嘱口服抗生素，检查脏器功能并作相应处理。

5. 健康教育 向家长说明选择治疗方法的目的，消除其心理负担，争取对治疗和护理的支持与配合。

（二）术后护理

1. 常规护理 禁食至肠蠕动功能恢复；胃肠减压防止腹胀；记尿量；更换伤口敷料以防感染；按医嘱应用抗生素。

2. 观察病情 观察体温、大便情况，如体温升高、大便次数增多，肛门处有脓液流出，直肠指检可扪得吻合口裂隙，表示盆腔感染；如术后仍有腹胀，并且无排气、排便，可能与病变肠段切除不彻底，或吻合口狭窄有关，均应及时报告医生进行处理。

3. 健康教育 指导家长术后2周左右开始每天扩肛1次，坚持3~6个月，同时训练排便习惯，以改善排便功能，如不能奏效，应进一步检查和处理；定期随诊，确定是否有吻合口狭窄。

（王赟颖）

第三节 先天性胆管疾病护理

一、先天性胆管闭锁

先天性胆管闭锁（congenital biliary atresia）是先天性胆管发育障碍导致胆管梗阻，是新生儿胆汁淤积最常见的原因。在亚洲，尤其是我国和日本发病率较高，女孩发病率高于男孩，约3∶2。

（一）病因和病理生理

本病病因尚未完全明了，主要有两种学说：①先天性发育畸形学说：胚胎期2~3个月时发育障碍，胆管无空泡化或空泡化不完全，则造成胆管全部或部分闭锁。②病毒感染学说：胚胎后期或出生早期患病毒感染，引起胆管上皮损伤、胆管周围炎及纤维性变等而引起胆管部分或完全闭锁。

肝内和（或）肝外各级胆管闭锁所致的进行性胆汁性肝硬化是本病的特点。由于胆汁排出受阻，肝脏体积逐渐增大为正常的1~2倍，质地坚硬、结节状、暗绿色。大体类型主要分为3型：Ⅰ型为胆总管闭锁，肝管未闭锁，占5%~10%；Ⅱ型为肝管闭锁，而胆囊及胆总管存在，称为胆总管未闭锁型胆管闭锁；Ⅲ型为肝门部闭锁。Ⅱ型和Ⅲ型占85%以上，以往由于无法进行胆管肠管吻合而被称为“不可矫治型”。

（二）临床表现

1. 黄疸 为本病特征性表现。一般出生时并无黄疸，1~2周后出现，呈进行性加重，巩膜、皮肤由黄转为暗绿色，皮肤瘙痒严重。粪便渐成白陶土样；尿色随黄疸加深而呈浓茶样。

2. 肝脾大 腹部逐渐膨隆，肝脏随病情发展而呈进行性肿大，质地由软变硬，2~3个月即可发展为胆汁性肝硬化及门静脉高压。

3. 发育迟缓 未及时治疗者3个月后发育渐显迟缓，可维持8~12个月，终因营养不良、感染、门静脉高压、出血、肝衰竭、肝性脑病而死亡。

（三）辅助检查

1. 实验室检查 ①血清直接胆红素持续升高；②谷丙转氨酶、谷草转氨酶、碱性磷酸酶均增高，γ-谷氨酰胺转肽酶亦可升高；③血浆低密度脂蛋白-X（LP-X），>5 000mg/L则胆管闭锁可能性大。

2. 超声显像检查 若未见胆囊或见有小胆囊（1.5cm以下）则疑为胆管闭锁，但如探得胆囊也不能完全排除胆管闭锁。

3. 放射性核素显影 不能显示胆管。

4. 十二指肠引流液分析　胆管闭锁患儿十二指肠液不含胆汁，化验无胆红素或胆酸。

5. 影像学检查　有助于诊断。

（四）治疗要点

早期诊断早期治疗者预后较好。

手术治疗是唯一有效方法。Kasai 根治术（肝门－空肠吻合术）仍然是胆管闭锁的首选手术方法，而肝移植适用于晚期病例和 Kasai 根治术失败的患儿。Kasai 根治术强调早期诊断和治疗，手术争取在出生后 2 个月进行，最迟不超过 3 个月，以避免发展为不可逆性肝硬化。

二、先天性胆管扩张症

先天性胆管扩张症（congenital biliary dilatation，CBD）是胆总管和胰管连接部发育异常导致的先天性胆管畸形。一般认为亚洲人群发病率较欧美高，女孩发病率高于男孩，约（3～4）：1，约 80% 病例在儿童期发病。

（一）病因和病理生理

病因未完全明了。胆管壁先天性发育不良及胆管末端狭窄或闭锁是发生本病的基本因素，可能的原因有：①先天性胰胆管合流异常：胰胆管共同通道过长，达 2cm 以上，胆总管与胰管未正常分离或呈直角汇入胰管。因胰管内压力较胆总管内压力高，胰液可反流入胆总管，破坏其黏膜、管壁平滑肌和弹性纤维，使管壁失去张力，而发生扩张；②先天性胆管发育不良：胚胎发育过程中，原始胆管充实期后的空泡化再贯通过程发生障碍，远端出现狭窄，近端则发生扩张而形成本病；③遗传因素：女孩发病率高于男孩，可能与性染色体异常有关。

由于胆总管远端狭窄，致近端胆总管呈球囊状或梭状扩张，其内常因胆汁潴留而并发反复感染，致管壁增厚、纤维结缔组织增生、弹性纤维破坏，黏膜内皮消失，严重者可发生溃疡、甚至恶变；至成人期癌变率可达 10% 以上。扩张胆管内亦常并发结石。

根据胆管扩张的部位、范围和形态，分为Ⅰ型（囊状扩张型）、Ⅱ型（憩室型）、Ⅲ型（胆总管囊性脱垂型）、Ⅳ型（肝内外胆管扩张型）、Ⅴ型（单纯性肝内胆管扩张型）5 种类型，其中囊状扩张型最常见，占 90%。

（二）临床表现

典型临床表现为腹痛、黄疸和腹部包块 3 个基本症状，呈间歇性发作。

1. 腹痛　以右上腹多见，多为钝痛，严重者出现绞痛，间歇性发作，患儿常屈膝俯卧位。

2. 黄疸　轻者临床上可无黄疸，随腹痛、发热后出现黄疸，多呈间歇性发生，严重者粪便变灰白，小便赤黄。

3. 腹部肿块　约 80% 年长患儿的右上腹可触及表面光滑的囊性肿块。腹痛发作并发感染、黄疸时，肿块可增大可有压痛；症状缓解后肿块可缩小。

4. 其他　并发急性感染时可有畏寒、发热等表现。晚期可出现胆汁性肝硬化和门脉高压的临床表现。

（三）辅助检查

生化检查肝脏、胰脏功能，有助于对黄疸的监测和鉴别；B 超检查或放射性核素扫描可检出绝大多数囊肿，经皮肝穿刺胆管造影（PTC）、纤维内镜下逆行胰胆管造影（ERCP）等检查均对确诊有帮助。

（四）治疗要点

本病一经确诊应及早手术，完全囊肿切除术和胆肠 Roux－en－Y 吻合术是治疗本病的主要手段，疗效好。对于并发严重感染或穿孔等病情危重者，可先行囊肿造瘘外引流术，待感染控制、全身情况改善后再行胆管重建术。如肝内胆管扩张病变累及全肝或已并发肝硬化，考虑施行肝移植手术。

三、先天性胆管疾病患儿的护理

（一）常见护理诊断/问题

1. 营养失调：低于机体需要量　与肝功能受损有关。
2. 生长发育迟缓　与肝功能受损致消化吸收功能障碍有关。
3. 疼痛　与胆管扩张胰胆液反流有关。
4. 有感染的危险　与肝功能受损致机体抵抗力下降有关。

（二）护理措施

1. 术前护理

（1）改善营养状况：由于肝功能受损，术前应积极纠正贫血、低蛋白血症、电解质及酸碱平衡紊乱。按医嘱静脉输注白蛋白、全血、血浆、脂肪乳或氨基酸以改善患儿营养状况及贫血。

（2）做好肠道术前准备。

（3）心理护理：向家长介绍预后及手术的必要性，使其对患儿的疾病及病情有所了解，增强对手术的信心，并能积极配合疾病的治疗和病情的观察。

2. 术后护理

（1）常规护理：监测生命体征，麻醉清醒后即取头高位或半卧位。

（2）保持引流通畅：①适当约束患儿，妥善固定导管，严防脱出；②妥善连接导管与各型引流收集器具，维持其重力引流或负压引流状态；③观察并记录引流液量和性状，若有异常，应立即联系医生；④保持导管通畅，必要时按无菌原则疏通管腔；⑤如果发生导管脱出，应立即报告医生，不可试行重新置入，防止损伤吻合口或脏器，导致出血、感染或吻合口瘘；⑥加强导管周围皮肤护理，可涂氧化锌软膏，及时更换敷料；⑦拔除导管时间须待组织愈合，或在体腔内导管周围形成纤维包绕，或经造影检查确定。

（3）饮食护理：术后应尽早恢复母乳喂养。指导产妇定时哺乳或挤出奶汁喂养婴儿，是保证妇婴健康的最佳选择。对贫血、低蛋白血症或术后并发胆瘘、肠瘘等患儿，应给予静脉补液，或短期实施胃肠外营养支持。

（4）并发症护理：胆瘘及腹部切口裂开是术后主要的并发症，术后腹胀导致腹内压过高是切口裂开的直接原因，多发生在术后3～7天。患儿突然哭闹不安、腹肌紧张并有压痛、切口有胃肠液、胆汁样液溢出，应警惕胆、肠瘘，应立即报告医生。持续胃管、肛管减压，能促进肠蠕动尽早恢复；腹带保护等是减轻腹胀，防止切口裂开的有效方法。

（5）心理护理：给家长以心理上支持，鼓励家长参与护理过程。治疗和护理按计划按时集中进行，保证患儿充分的睡眠。

（王赟颖）

第四节　先天性直肠肛管畸形护理

先天性直肠肛管畸形（congenital anorectal malformation）是新生儿常见病，居消化道畸形第一位，我国的发病率约为1∶4 000，男女孩发病率大致相等，但仍以男孩稍多。先天性直肠肛管畸形常伴发心血管、消化道、肢体等其他畸形，畸形并存率高达50%。

一、病因和病理生理

直肠肛管畸形的发生是正常胚胎发育期发生障碍的结果。引起直肠肛管发育障碍的原因尚不清楚。

胚胎4～5周，后肠与尿囊构成共同的泄殖腔，并向原肛移行。第5周，后肠与泄殖腔接合处的中胚层下移形成泄殖腔隔。第7周，后肠末端形成直肠与前方的尿生殖道完全分开。第8周，原始肛凹陷向头端发育与直肠末端相接，肛膜破裂，形成肛门。若发生泄殖腔分隔过程的障碍，则可形成直肠肛管与前方阴道、尿路之间异常的各型瘘管；若肛门开通过程发生异常，则可形成各型闭锁、狭窄及异位肛门等畸形。

由于先天性发育障碍，造成排便功能不同程度的异常或失控。若未及时发现和处理，新生儿可死于完全性低位肠梗阻。另外，直肠肛管畸形多伴发骶管发育不全或脊柱裂，可导致或加重排便功能障碍。

二、临床表现

由于在正常位置没有肛门，绝大多数直肠肛管畸形患儿易被发现。

1. 一般表现　出生后 24 小时无胎粪排出，或仅有少量胎粪从尿道、会阴口排出，正常肛门位置无肛门开口。患儿早期即有恶心、呕吐，呕吐物初为胆汁，以后为粪便样物。2～3 天后腹部膨隆，可见腹壁肠蠕动，出现低位肠梗阻症状。

2. 无瘘型表现　闭锁位置较低者，如肛门膜状闭锁在原肛门位置有薄膜覆盖，通过薄膜隐约可见胎粪存在，啼哭时隔膜向外膨出。偶有薄膜部分穿破，但破口直径仅有 2～3mm，排便仍不通畅，排便时婴儿哭闹。针刺肛门皮肤可见括约肌收缩。闭锁位置较高者，在原正常肛门位置皮肤略显凹陷，色泽较深，婴儿啼哭时局部无膨隆，用手指触摸无冲击感。

3. 有瘘型表现　有瘘型瘘口狭小者，可少量胎粪排出，但随着喂养，逐渐出现腹胀和呕吐，甚至粪样呕吐等低位肠梗阻症状；有瘘型瘘口较大者，排便困难等肠梗阻症状出现较晚，可延迟数月始被发现。高位直肠闭锁，虽有肛门但无胎粪排出。男婴约 5% 为高位型畸形，且多伴有泌尿系瘘，由尿道排出胎粪及气体。女婴约 8% 为中间位或低位型畸形，多伴有阴道或前庭瘘。低位皮肤瘘口多位于会阴、阴囊中缝处，可见含有胎粪的瘘管通入狭窄的肛门。

三、辅助检查

1. 发现无肛门或异位瘘口即可确诊　直肠闭锁者，需肛门指诊确定。测定直肠盲端与肛痕皮肤间距，可采用穿刺法，有瘘者可用探针测试。间距较小者，患儿哭闹时，肛痕处有冲动感。

2. 影像学检查　①X 线检查：为常用方法。采用倒置位摄片法，可判断畸形位置高低。②B 超：可测出直肠盲端与肛痕皮肤间距。③CT 或 MRI：可显示直肠肛管畸形与邻近盆腔脏器及周围组织的关系。

四、治疗要点

除少数肛门狭窄患儿可用扩肛疗法外，多数应经手术重建肛门位置和功能。低位闭锁型须争取在出生后 24 小时内急诊行肛门成形术；高位闭锁型可先行结肠造瘘，6 个月后再行肛门成形术。有瘘型，瘘管较粗，出生后排便无明显困难者可择期手术；有直肠、泌尿系瘘者，因有逆行感染的危险，应尽早手术。手术大致可分为经会阴肛门成形术、骶会阴肛门成形术和腹骶会阴肛门成形术。

五、常见护理诊断/问题

1. 排便异常　与直肠肛管畸形有关。

2. 有感染的危险　与粪便经异常瘘口，造成逆行感染有关。

六、护理措施

1. 术前按腹部手术常规护理　禁食，建立静脉通道，纠正水电解质、酸碱失衡，腹胀明显给予胃肠减压；向家长说明选择治疗方法的目的，消除其心理负担，争取对治疗和护理的支持与配合。

2. 术后护理

（1）常规护理：禁食至肠蠕动功能恢复；胃肠减压防止腹胀；记尿量；更换伤口敷料以防感染；按医嘱应用抗生素。

（2）观察病情：观察体温、大便情况，如体温升高、大便次数增多，肛门处有脓液流出，直肠指检可扪得吻合口裂隙，表示盆腔感染；如术后仍有腹胀，并且无排气、排便，可能与病变肠段切除不彻底，或吻合口狭窄有关，均应及时报告医生进行处理。

（3）健康教育：指导家长术后2周左右开始每天扩肛1次，坚持3～6个月，同时训练排便习惯，以改善排便功能，如不能奏效，应进一步检查和处理；定期随诊，确定是否有吻合口狭窄。

（王赟颖）

第九章

口腔科疾病护理

第一节　拔牙术的护理

牙拔除术常作为某些牙病的终末治疗手段，也是治疗口腔颌面部牙源性疾病或某些相关全身疾病的外科措施。复杂牙拔除术是相对于一般牙拔除术的概念，是对存在较复杂的牙病或生长畸形的牙齿的治疗方法，包括埋伏牙、阻生牙、劈裂牙、死髓牙及有各种根周组织病变的残根的治疗等，此章节重点讲解一般牙拔除术、复杂牙拔除术（牙根拔除术和下颌阻生牙拔除术）、心电监护下拔牙术的临床护理技术。

一、一般牙拔除术的临床护理技术

（一）适应证

1. 龋病　牙体严重龋坏而不能有效治疗或修复者。
2. 根尖病　根尖周围病变，不能用根管治疗等方法治愈者。
3. 牙周病　晚期牙周病，牙齿极为松动者。
4. 牙外伤　如牙根折断，难以治疗者。
5. 病灶牙　引起颌骨骨髓炎、牙源性上颌窦炎等局部病变的病灶牙。
6. 埋伏牙　引起邻牙疼痛或压迫吸收时，在邻牙可以保留的情况下可拔除。
7. 阻生牙　常发生冠周炎或引起邻牙牙根吸收、龋坏者。
8. 额外牙　使邻牙迟萌、错位萌出、牙根吸收或导致牙列拥挤者。
9. 融合牙及双生牙　发生于乳牙列的融合牙及双生牙，如阻碍其继承恒牙的萌出，应予拔除。
10. 滞留乳牙　影响恒牙萌出者。
11. 错位牙　致软组织创伤而又不能用正畸方法矫正者。
12. 治疗需要　正畸治疗需要进行减数的牙等。
13. 骨折累及的牙　颌骨骨折或牙槽骨骨折所累及的牙，应根据创伤治疗需要，以及牙本身的情况决定去除或保留。

（二）用物准备

1. 常规用物　检查器（口镜、镊子、探针）、吸引器管、防护膜、护目镜、口杯、无菌敷料、凡士林棉签、0.05%氯己定溶液。

2. 局部麻醉用物　表面麻醉剂、无菌棉签、专用注射针头、卡局芯式麻醉剂、卡局式注射器或计算机控制无痛局麻注射仪、碘附棉签、持针器。

3. 拔牙用物　牙龈分离器、牙铤、拔牙钳、刮匙（图9－1）。

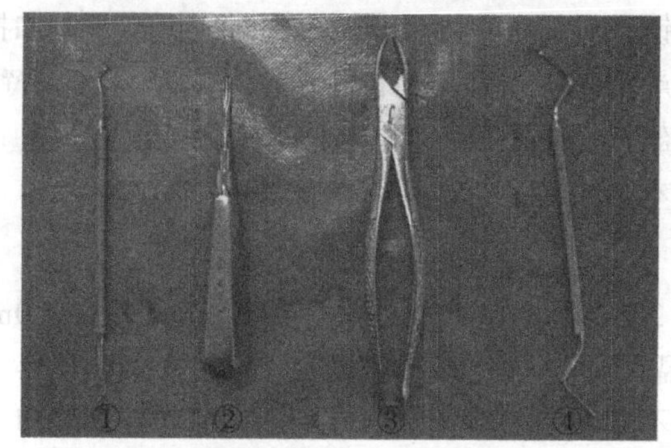

图9-1 拔牙用物

①牙龈分离器；②牙铤；③拔牙钳；④刮匙

（三）一般牙拔除术医护配合流程（表9-1）

表9-1 一般牙拔除术医护配合流程

医生操作流程	护士配合流程
1. 询问病史，口腔检查，必要时拍摄X线片。向患者交代病情、治疗计划、相关费用，签署知情同意书	根据病情准备口腔检查器、口杯、漱口水。准备手术知情同意书、X线片申请单
2. 清洁口腔：嘱患者用0.05%氯己定溶液含漱	协助患者含漱，用凡士林棉签润滑口角，防止口镜牵拉造成患者痛苦；根据拔除牙牙位调节患者体位
3. 核对牙位	
4. 麻醉：局部浸润麻醉或传导阻滞麻醉	递碘伏棉签予医生消毒麻醉部位，涂表面麻醉剂遵医嘱准备麻醉剂及合适针头。检查注射器各关节是否连接紧密，核对麻醉剂的名称、浓度、剂量、有效期及患者姓名等，无误后将抽吸或安装麻药的注射器递予医生
5. 核对牙位，用牙龈分离器分离牙龈	递牙龈分离器予医生，调节灯光（图9-2）
6. 用牙铤铤松牙齿	接回牙龈分离器，将牙铤递予医生（图9-3）
7. 用适宜的拔牙钳，拔除患牙	递拔牙钳予医生，并及时吸出血水和唾液，保持术野清晰
8. 拔牙后的检查与拔牙创的处理	递刮匙予医生，备好无菌棉卷或纱布，嘱患者咬紧；必要时备缝合包，整理用物

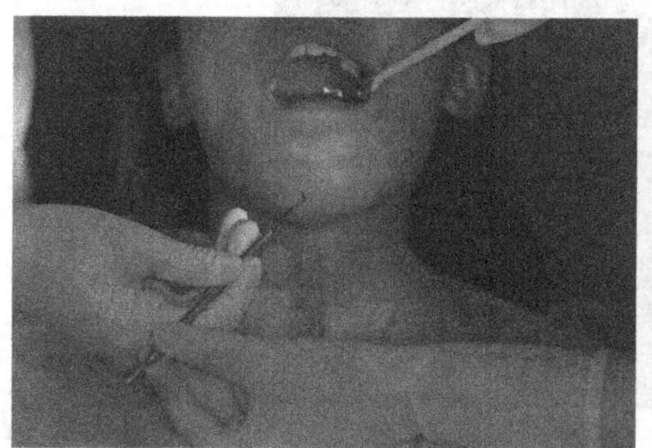

图9-2 传递牙龈分离器

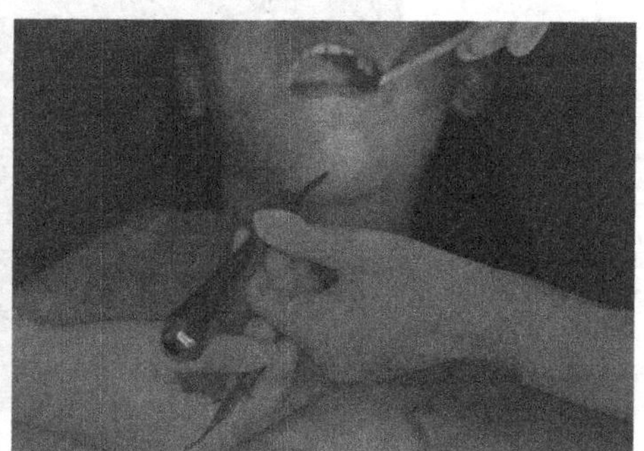

图9-3 传递牙铤

（四）护理要点

（1）拔牙术前认真询问患者有无拔牙禁忌证、药物过敏史。

（2）注射麻药时，告知患者尽量放松，注射后严密观察用药反应。

（3）按拔牙部位调整椅位。在医生拔牙过程中，适时调节灯光，保证视野清晰，及时吸出唾液，避免唾液进入牙槽窝，形成质量不佳的血凝块。

（4）传递牙龈分离器、牙铤、拔牙钳等拔牙器械用物时应严格遵守和执行无菌操作流程。

（5）在医生拔牙过程中，严密观察患者的面色、情绪及病情变化，特别注意患者的主诉并分散患者注意力，使患者在放松的状态下配合治疗。

（6）吸唾过程中避免碰触术区。

（五）术后宣教

（1）嘱患者咬紧无菌棉卷 30～40min。有出血倾向的患者，应观察 30min 以上无出血后方可离院。

（2）嘱患者 2h 后可进食温软食物，避免患侧咀嚼。

（3）嘱患者拔牙后 24h 内不刷牙不漱口。次日可刷牙，但勿伤及创口。

（4）嘱患者勿用舌舔创口，勿反复吸吮，防止出血。如拔牙术后 1～2d 内唾液中混有淡红色血水属于正常现象。

（5）嘱患者拔牙术后若有明显出血、疼痛、肿胀、开口困难等症状，应及时复诊。

（6）嘱患者术后 1～2d 内避免剧烈运动。

（7）如有缝合创口，嘱患者术后 5～7d 拆线。

（8）患者如需修复，嘱拔牙后 2～3 个月修复科就诊。

二、复杂牙拔除术的临床护理技术

（一）适应证

同一般牙拔除术。

（二）牙根拔除术的临床护理技术

1. 用物准备

（1）常规用物：检查器（口镜、镊子、探针）、吸引器管、防护膜、护目镜、口杯、三用枪、无菌敷料、凡士林棉签、0.05% 氯已定溶液、生理盐水、冲洗器。

（2）局部麻醉用物：表面麻醉剂、无菌棉签、专用注射针头、卡局芯式麻醉剂、卡局式注射器或计算机控制无痛局麻注射仪、碘附棉签、持针器。

（3）牙根拔除器械：牙龈分离器、牙铤、根尖铤、牙钳、骨凿、牙骨锤、三角铤、刮匙（图 9－4）。

（4）牙根拔除备用器械：刀柄、刀片、持针器、剪刀、骨膜分离器、高速牙科手机、缝合针、缝合线、牙钻（图 9－5）。

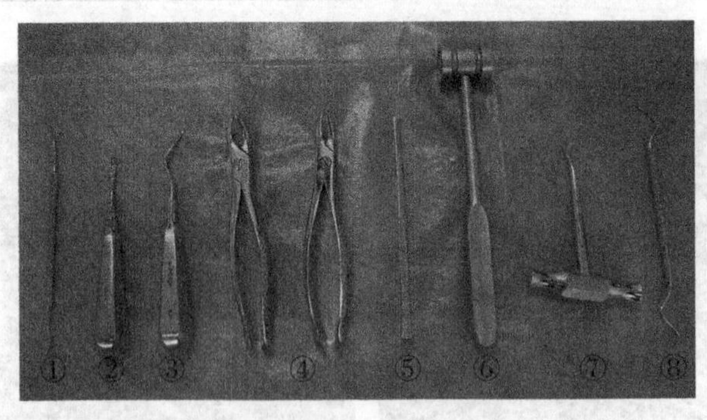

图 9－4　牙根拔除器械

①牙龈分离器；②牙铤；③根尖铤；④牙钳；⑤骨凿；⑥牙骨锤；⑦三角铤；⑧刮匙

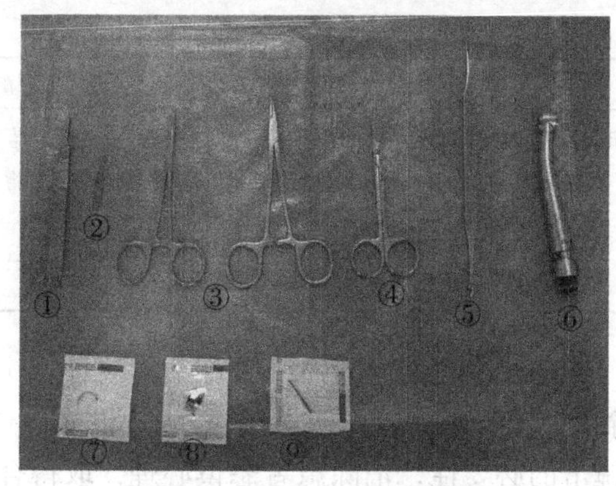

图9-5 牙根拔除备用器械

①刀柄；②刀片；③持针器；④剪刀；⑤骨膜分离器；⑥高速牙科手机；⑦缝合针；⑧缝合线；⑨钻针

2. 牙根拔除术医护配合流程　见表9-2。

表9-2 牙根拔除术医护配合流程

医生操作流程	护士配合流程
(1) 询问病史，口腔检查，情况不明者必须拍摄X线片检查。向患者交代病情、治疗计划、相关费用，签署知情同意书	根据病情准备特殊用物、准备手术知情同意书、X线片申请单、检查器、口杯、漱口水
(2) 清洁口腔：嘱患者用0.05%氯己定溶液含漱	协助患者含漱，用凡士林棉签润滑口角，防止口镜牵拉造成患者痛苦
(3) 核对牙位	
(4) 麻醉：局部浸润麻醉或传导阻滞麻醉	递碘附棉签予医生消毒麻醉部位 遵医嘱准备麻醉剂及合适针头。检查注射器各关节是否连接紧密，核对麻醉剂的名称、浓度、剂量、有效期及患者姓名等，无误后将抽吸或安装好麻药的注射器递予医生
(5) 分离牙龈：核对牙位，用牙龈分离器分离牙龈	递牙龈分离器予医生，调整好灯光（图9-6)
(6) 根据不同病情，选择适合患者实际病情的拔牙方法	
1) 根钳取根法：适用于高位的残根、断根。选择适宜牙根钳，直接拔出	接回牙龈分离器，根据需要配合传递根钳或钳喙宽窄与之相适应的牙钳（图9-7)
2) 牙铤取根法：高位断根选择直牙铤；低位断根使用根挺；根尖1/3折断选用根尖铤。挺刃插入牙根与牙槽骨之间，使用楔力结合旋转撬动，最后将牙根挺出	根据需要选择牙铤、骨凿、牙骨锤 需要增隙时，在确认医生放置好牙铤或骨凿后，协助用骨锤轻击牙铤柄末端，协助挺刃的楔入（图9-8)
3) 翻瓣去骨法：可用于任何根钳和牙铤无法拔出的牙根 ①切口：按切口的选择和设计，使用手术刀将所选区域的牙龈组织切开	准备好手术缝合包及相应的器械 配合手术切开
②翻瓣：使用骨膜分离器，将骨膜与黏膜分离，暴露骨壁	传递骨膜分离器，翻瓣（图9-9)
③去骨：使用骨凿、高速牙科手机、钻针等工具去除多余骨组织，使牙根暴露和松动	根据需要准备骨凿、钻针、高速牙科手机和其他外科动力系统，配合去骨，协助医生拉开口角或伤口，用骨膜分离器隔挡软组织，以免被快速转动的钻针切伤，同时协助吸除术区血液和高速牙科手机喷出的冷却水（图9-10)
④拔出牙根：用牙铤或根钳将已松动的牙根拔出	暴露牙根后，递根钳和牙铤予医生，取出牙根
⑤缝合：彻底清理、冲洗创口，给予缝合	传递抽吸好生理盐水的冲洗器，冲洗创口，辅助彻底清理创口（图9-11)，及时吸除冲洗液及碎屑，保持术野清晰，配合缝合翻瓣去骨法同上

续 表

医生操作流程	护士配合流程
4）进入上颌窦的牙根取出法：可使用翻瓣去骨法（同上），为减少损伤可结合冲洗法	冲洗时调节患者体位，使其下牙殆平面与地面平行 吸引器装有过滤装置，检查冲洗物
(7) 拔牙后的检查与拔牙创的处理：不需缝合的创口与一般拔牙后处理相同	不需缝合的创口，护理配合与一般拔牙后处理相同，整理用物

3. 护理要点

(1) ~ (5) 同一般牙拔除术护理要点。

(6) 锤击前，应耐心讲解锤击的必要性，消除患者恐惧心理，取得合作。使用牙骨锤时应手腕部用力，力量适中，有弹性。敲击方法为连续二击，第一击轻，使凿刃进入骨内，第二击稍重，反复进行至完成。敲击时应用左手向上托护下颌角处，减震并保护颞颌关节。

(7) 使用牙钻去骨时，必须注意充分的局部冷却，降低机头温度，防止出现骨烧灼。

4. 术后宣教　同一般牙拔除术 (1) ~ (8)。

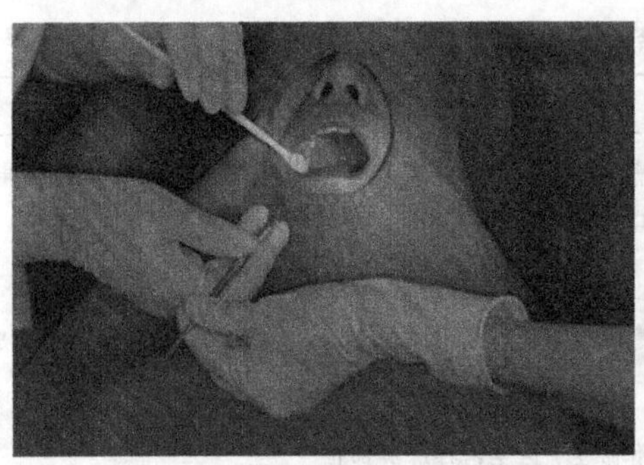

图 9-6　传递牙龈分离器

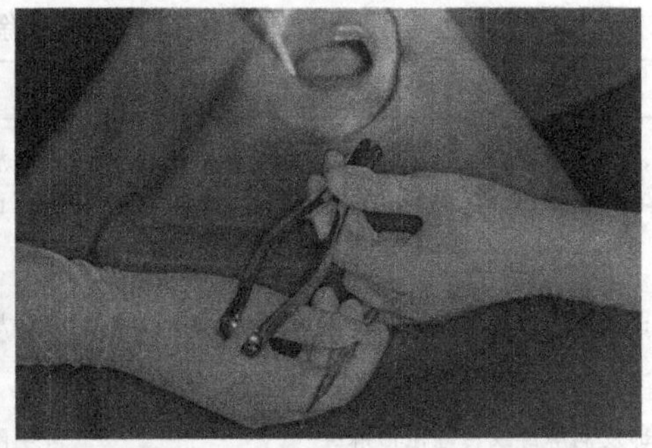

图 9-7　传递牙钳

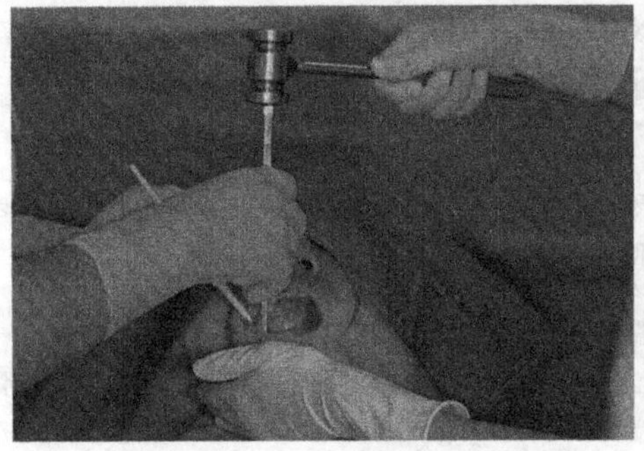

图 9-8　协助增隙

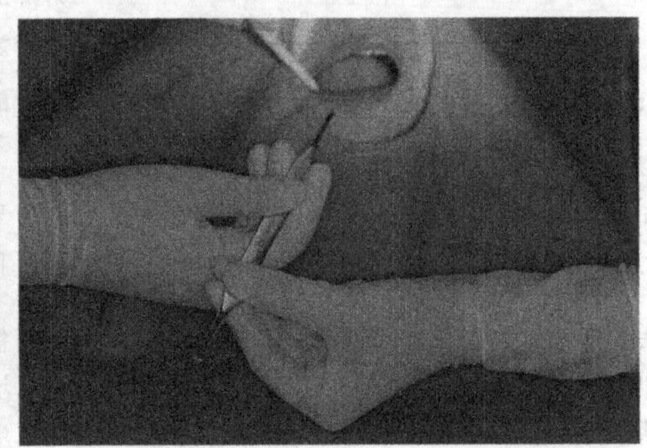

图 9-9　传递骨膜分离器

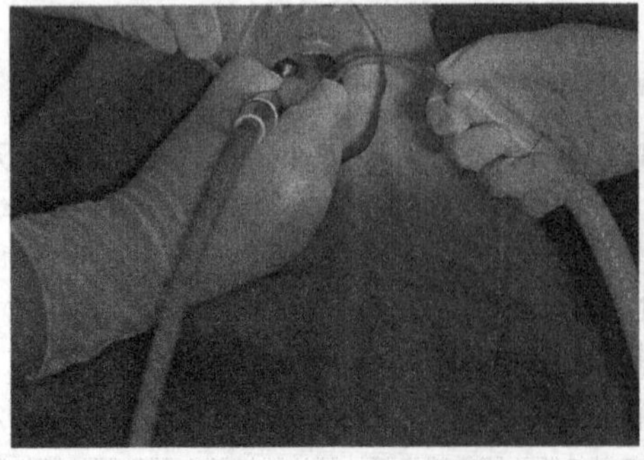

图 9-10　协助吸唾

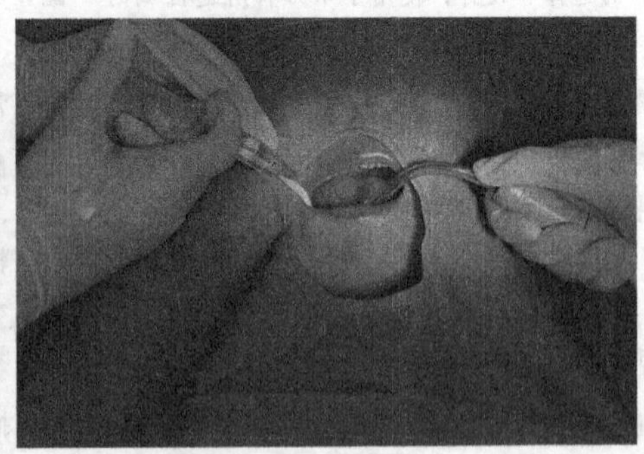

图 9-11　协助清理创口

(三)下颌阻生智齿拔除术的临床护理技术

阻生牙是指由于邻牙、骨或软组织的障碍而只能部分萌出或完全不能萌出，且以后也不能萌出的牙齿。下颌第三磨牙（简称智齿）是最常见的阻生牙。对于有症状或引起病变的阻生智齿均主张拔除。

1. 用物准备

（1）常规用物：检查器（口镜、镊子、探针）、防护膜、护目镜、口杯、三用枪、无菌敷料、高速牙科手机、低速牙科手机、凡士林棉签、冲洗器。

（2）手术器械

1）智齿切开包：刀柄、骨膜分离器、强力吸引器管、牙龈分离器、骨凿、牙铤、牙钳（一般为上前磨牙钳）、刮匙、止血钳、持针器、弯眼科剪（图9-12）、孔巾。

2）其他器械：钻针、15#刀片、缝针、缝线及骨锤。

（3）药物准备：1%碘酊、0.1%苯扎溴铵棉球、75%酒精棉球、止血敷料、0.12%氯己定漱口液、生理盐水。

（4）局部麻醉用物：表面麻醉剂、无菌棉签、专用注射针头、卡局芯式麻醉剂、卡局式注射器或计算机控制无痛局麻注射仪、碘附棉签、持针器。

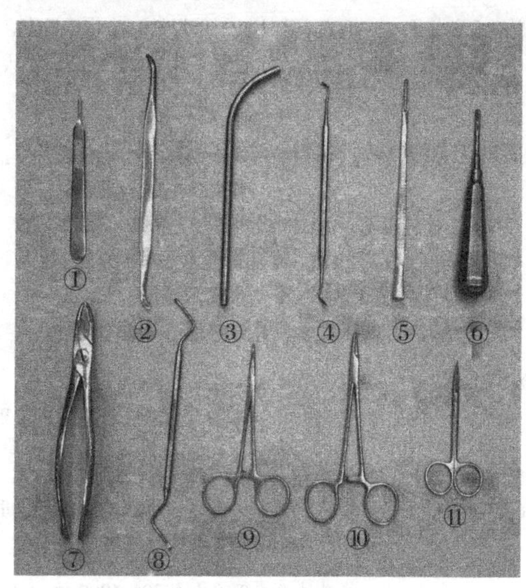

图9-12 手术器械

①刀柄；②骨膜分离器；③强力吸引器管；④牙龈分离器；⑤骨凿；⑥牙铤；⑦牙钳（一般为上前磨牙钳）；⑧刮匙；⑨止血钳；⑩持针器；⑪弯眼科剪

2. 下颌阻生智齿拔除术的医护配合流程　见表9-3。

表9-3 下颌阻生智齿拔除术的医护配合流程

医生操作流程	护士配合流程
(1) 手术前准备	
1) 常规准备：询问病史，常规口腔检查，拍X线片，交代病情、治疗过程、相关费用，签署手术知情同意书	将X线片插入观片灯，协助签署知情同意书，协助患者用漱口水漱口，调整椅位，使患者张口时下颌殆平面与地面平行；用凡士林棉签润滑口角，防止口镜牵拉造成患者痛苦
2) 麻醉：局部浸润麻醉或传导阻滞麻醉	递碘附棉签予医生 遵医嘱准备麻醉剂及合适针头。检查注射器各关节是否连接紧密，核对麻醉剂的名称、浓度、剂量、有效期及患者姓名，无误后将抽吸或安装好麻药的注射器递予医生

续 表

医生操作流程	护士配合流程
3）口周、口内消毒	递75%酒精棉球予医生，协助消毒口周 用镊子传递0.1%苯扎溴铵棉球，协助进行口内消毒，为医护戴上防护面罩
4）铺孔巾：戴无菌手套，铺孔巾覆盖患者面部及前胸，暴露口腔	准备手术器械及无菌手套 告知患者勿用手或身体其他部位接触无菌区域
(2) 手术中	
1）切开、翻瓣：用手术刀切开智齿拔除术区，直达骨面，用骨膜分离器将切开的牙龈瓣分开，暴露牙面	安装手术刀递予医生安装强力吸引器管，吸除术区血液，必要时用口镜协助牵拉口角，保持术野清晰
2）去骨：根据骨质覆盖牙面状况，决定去骨量和部位。常用高速牙科手机去骨，也可用骨凿去骨	用高速牙科手机去骨时，告知患者有响声和震动时勿担心，同时协助吸除术区血液和高速牙科手机喷出的冷却水，保持术野清晰，保护唇舌
3）分牙：为解除邻牙阻力、减小骨阻力，将欲拔除的阻生智齿劈开，及时将分开的牙齿部分取出，防止误吞或误吸	用骨凿去骨时，一手托住患者术区的下颌角，告知患者会有响声和震动勿担心，请患者做好准备，协助用骨锤敲击骨凿。骨锤与骨凿顶端平面垂直敲击，第一下轻，凿入骨内，第二下重，分离牙齿与骨
①锤凿分牙法：将双面凿安放在阻生智齿的适当位置	锤凿分牙法：一手握锤，腕关节用力，闪电式击锤，第一下轻，第二下重，一般用力比骨凿去骨时敲锤的力度要大吸取术区血液，保持术野清晰
②高速牙科手机分牙：使用高速牙科手机分开阻生智齿	
4）增隙：使用圆凿（蛾眉凿）紧贴阻生智牙根面凿入，扩大牙周间隙，解除根周骨阻力	递圆凿予医生
5）取出患牙：用牙铤将牙铤松	递牙铤予医生
用牙钳使牙完全脱位取出	递牙钳予医生
6）拔牙创处理：用刮匙探查拔牙窝，检查是否有残片余留，清除肉芽组织和牙囊；冲洗拔牙窝内残渣，在拔牙窝内充填止血敷料	递刮匙及止血钳予医生 用5mL中洗器抽取生理盐水，冲洗拔牙窝。遵医嘱传递止血敷料
7）缝合、压迫止血：将组织复位，缝合切口	将夹好缝针缝线的持针器递予医生，用口镜牵拉口角保持视野清晰，用弯眼科剪协助剪断缝线
纱卷放置于拔牙创口	传递纱卷，压迫止血30~40分钟
(3) 拔牙术后：洗手，写病历	清洁口周，整理用物，术后宣教

3. 护理要点

（1）整个手术过程中，密切观察患者生命体征。如发现问题及时告知医生停止手术并予以处理。

（2）手术中如需击锤，应用一手托住患侧下颌角，另一手利用手腕力量垂直击锤，骨锤碰到骨凿时迅速回弹，避免颞颌关节损伤。

（3）将所需器械按照操作顺序摆放，术中传递器械做到有条不紊。

（4）术中随时调节灯光，吸净口腔内血液，保持手术视野清晰。

4. 术后宣教

（1）嘱患者咬纱卷30~40min后吐掉，24h之内禁止刷牙及频繁漱口。

（2）拔牙后当日勿食过热饮食，可食温凉饮食。24h内局部可冰敷，嘱患者防冻伤。

（3）避免吸吮拔牙窝，1~2d内唾液中带粉红血丝属正常现象。如出血较多，应及时就诊。

（4）术后若出现吞咽困难、开口受限、下唇麻木，应及早复诊。

（5）术后第二天复诊，5~7d拆线。

三、心电监护下拔牙术的临床护理技术

近年来，心血管疾病患者常因一些无法治疗的牙齿疾病或义齿修复的需要而要求拔牙。这类患者拔牙的危险程度较高。拔牙时宜选择安静、室内空间较为宽敞的诊室，室温在22～24℃为宜。除口腔外科使用的基本设备及手术器械外，还应配置相应的专用设备：多功能生理检测仪、心脏除颤器、吸引器、氧气瓶、气管插管器械、输液器，以及降压、镇静药物和各种抢救药品。在心电监护诊室工作的护理人员应具有一定临床经验，操作熟练，能识别心电图的异常变化并熟练掌握心电监测设备及抢救仪器的使用。

（一）适应证

心脏病患者心功能在Ⅱ级以下（包括Ⅱ级），心电图轻度缺血性ST－T改变，无明显自觉症状，可以安全拔牙。

下列较重的心脏病，在采取预防措施的情况下，亦为拔牙的适应证。

（1）按Lown分级，Ⅲ级以下（包括Ⅲ级）的室性早搏、房颤但心室率＜100次/分的患者。

（2）虽有不稳定型心绞痛病史，心电图显示冠状动脉供血不足，但近期无心绞痛发作者。

（3）心肌梗死半年以上，心电图遗留有心肌梗死图形，但无急性损伤性ST－T改变。

（4）心脏瓣膜病无心衰者。

（二）心电监护下拔牙术的临床护理技术

1. 术前准备

（1）病历资料：核对病历，影像学检查及相关的实验室检查，如血常规、血糖、凝血酶原时间国际正常化比值（International Normalized Ratio，INR）。

（2）患者准备

1）签署心电监护拔牙知情同意书。必要时签署复杂牙拔除手术知情同意书。

2）常规测量血压，做全导联心电图，内科医生做术前评估。

3）遵医嘱给予术前药物（抗生素、降压药），心瓣膜病患者术前30min口服抗生素，糖尿病患者视血糖值而定。

（3）用物准备

1）常规用物：检查器（口镜、镊子、探针）、吸引器管、防护膜、护目镜、口杯、三用枪、无菌敷料、高速牙科手机、低速牙科手机、凡士林棉签。

2）局部麻醉用物：1%碘酊、无菌棉签、2%盐酸利多卡因或卡局芯式麻醉剂、专用注射器、专用注射针头。

3）手术器械：同一般牙拔除术。

2. 术中配合

（1）口腔检查：口腔外科医生进行口腔检查，护士连接监护仪，备好检查器，调节椅位灯光。

（2）局部麻醉：护士遵医嘱准备相应的局麻药品，传递消毒棉签，与医生核对局部麻醉药品，传递装好麻药的注射器。麻醉过程中监测心电变化，注意患者主诉。

（3）牙拔除术：拔牙过程同一般拔牙术。手术过程中应注意观察患者心电变化及主诉。

3. 术后护理

（1）继续监测心电变化至术前水平后，撤掉监护导联。

（2）告知术后注意事项，协助患者到候诊区休息，观察30min后方可离院。

（3）整理用物。

4. 护理要点

（1）监护心电变化：心脏病患者于麻醉、拔牙中可发生各种心电异常变化，包括缺血性ST－T改变及各种类型心律失常，其中最严重的是心室颤动及心脏停搏，因此拔牙过程中护理人员要密切观察患

者心电变化，以便及时检出室颤前兆的心律失常，尽早发现危急征象，采取抢救措施，预防猝死的发生。

(2) 手术中需要进行增隙、去骨等操作时，要提前告知患者，敲击时力量要轻柔，避免给患者造成不必要的痛苦和紧张。注意保护患者下颌，防止颞下颌关节脱位或下颌骨骨折。

(3) 心电监护拔牙患者多为老年人，要注意态度和蔼，语速稍慢，解释全面，操作轻柔，观察细致。

(4) 术后第2天进行电话回访，若有异常（如明显出血、疼痛、发热、张口受限等），告知患者及时复诊。

5. 术后宣教

(1) 同一般牙拔除术后注意事项。

(2) 长期服用抗凝剂或高血压患者，纱卷可适当延长至1h后吐出。

(3) 糖尿病或心瓣膜病患者术后需继续服用抗生素3d。

（李玉平）

第二节 氟化物的应用及护理

氟是人体健康必需的微量元素，适量的氟化物可以对机体的代谢产生积极的影响。氟化物可以抑制致龋链球菌的合成，减少细菌和菌斑在牙面上的黏附。氟离子可降低牙釉质中羟基磷灰石的溶解度，防止脱矿，同时还可促进牙釉质的再矿化。临床上常采用局部用氟的方法，将氟化物直接用于牙齿的表面，目的是增加牙齿的抗龋能力。常见的氟化物制剂有含氟涂料、含氟凝胶、氟化泡沫等。

一、适应证

用于龋齿的预防。

二、用物准备（以氟化泡沫为例）

1. 常规用物　检查器（口镜、镊子、探针）、吸引器管、防护膜、护目镜、口杯、三用枪、敷料、凡士林棉签（图9-13）。

2. 氟化物涂布用物　氟化泡沫、一次性托盘、棉签（图9-14）。

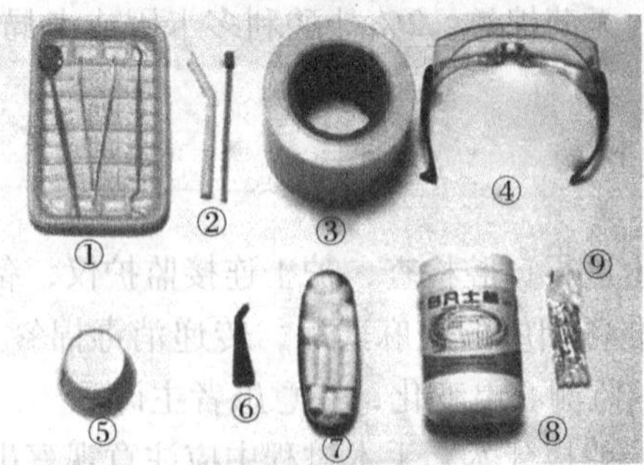

图9-13　常规用物

①检查器（口镜、镊子、探针）；②吸引器管；③防护膜；④护目镜；⑤口杯；⑥三用枪；⑦敷料；⑧凡士林；⑨棉签

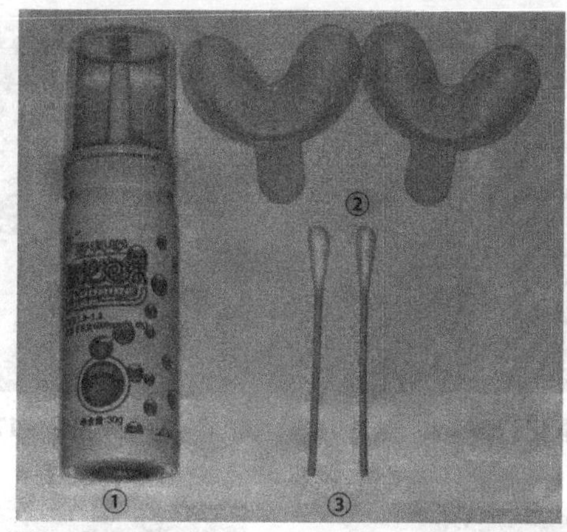

图9-14 氟化物涂布用物
①氟化泡沫；②一次性托盘；③棉签

三、氟化泡沫涂布医护配合流程（表9-4）

表9-4 氟化泡沫涂布医护配合流程

医生操作流程	护士配合流程
1. 治疗前准备	
（1）讲解涂布的主要过程	做好患儿的心理护理，引导患儿坐于综合治疗椅上，慢慢调整椅位为平卧位 用实物协助讲解氟化物涂布的主要过程，减轻患儿的焦虑情绪 用凡士林棉签润滑口角，防止口镜牵拉造成患儿痛苦
（2）选择一次性托盘	协助医生选择号码合适的一次性托盘，备用
2. 涂布氟化泡沫	
（1）用棉签清洁牙齿表面软垢	递棉签予医生 轻摇氟化泡沫，挤入一次性托盘中，用棉签将泡沫涂匀备用（图9-15至图9-17）
（2）用三用枪轻吹牙面，将涂有氟化泡沫的一次性托盘轻轻放在患儿上下牙列上（图9-18）	恢复患儿体位为坐位，传递一次性托盘，嘱患儿轻轻咬合使氟化泡沫在牙齿上保持4分钟（图9-18），保持过程中及时将患儿口内的唾液吸出
3. 取出一次性泡沫托盘	用棉签清洁牙齿表面多余的氟化泡沫（图9-19） 及时处理用物

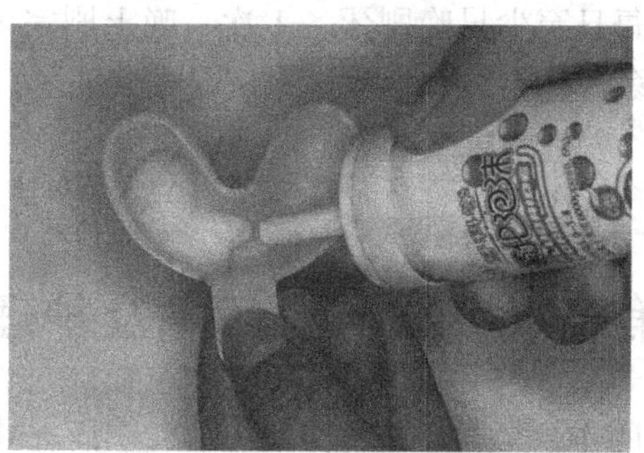

图9-15 挤出氟化泡沫

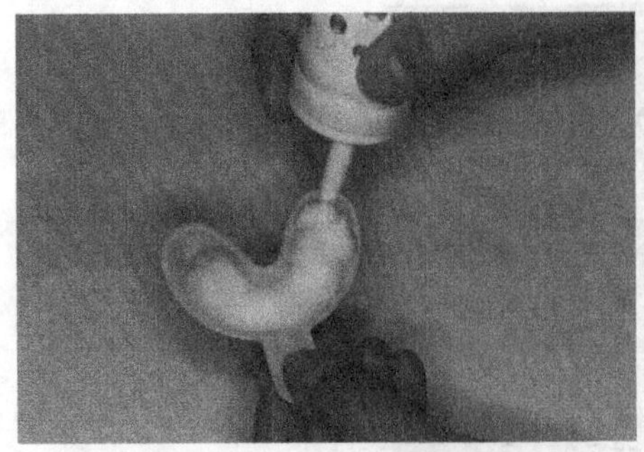
图9-16 挤出氟化泡沫

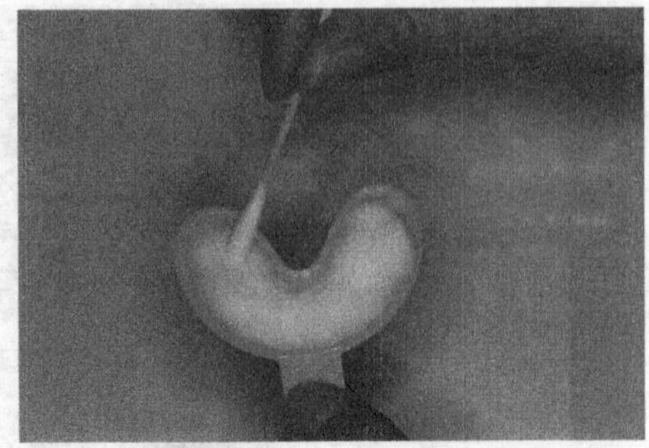
图9-17 涂匀泡沫

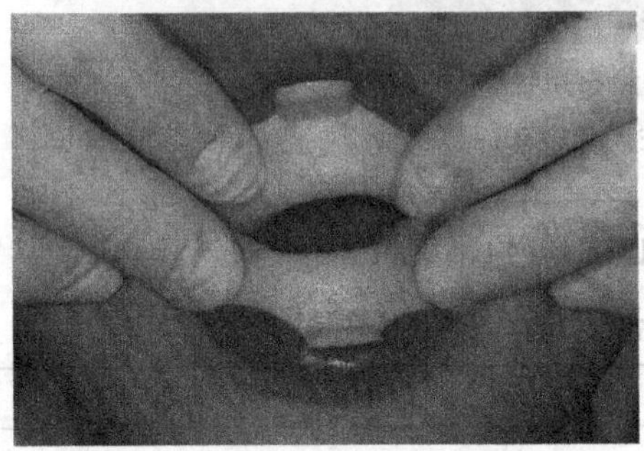
图9-18 放托盘于上下牙列上

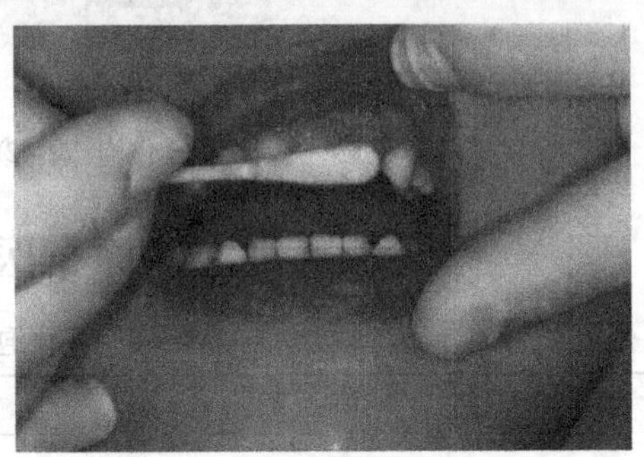
图9-19 清除多余氟化泡沫

四、护理要点

（1）氟对人体的作用与剂量有关，大剂量的氟对人体有害。因此使用过程中泡沫不宜过多，一次使用不超过4mL。涂擦含氟材料后及时去除多余材料，防止患儿吞咽。

（2）氟化泡沫挤出前应轻摇瓶体，保证充足的泡沫释出。

（3）含有氟化泡沫的一次性托盘在患儿口内要保持4min，保持过程中护士用双手协助轻轻按压，防止患儿吐出。

（4）涂布过程中使患儿保持坐位，防止吞咽和引起呕吐。

五、术后宣教

（1）涂擦含氟材料后嘱患儿30min内禁食禁水，以免降低材料的防龋效能。

（2）嘱患儿保持口腔卫生，每日至少早晚刷牙各1次，晚上刷完牙后避免进食。邻面拥挤易发生食物嵌塞的部位应用牙线协助清除。

（3）每3~6个月复诊一次。

（李玉平）

第三节 窝沟封闭术及护理

窝沟封闭术又称点隙裂沟封闭术，是指不去除牙体组织，用一种树脂粘接材料涂布于牙齿殆面、颊面、舌面的窝沟点隙，有效阻止致龋菌等酸性产物对牙齿窝沟点隙的侵蚀，以达到早期防止龋病发生的预防性治疗手段。

一、适应证

（1）最宜封闭年龄：3~4岁患儿的乳磨牙；6~7岁患儿的第一恒磨牙；11~13岁患儿的第二恒磨牙。

（2）牙齿萌出后达到殆平面，龋齿尚未形成，即适宜做窝沟封闭，一般是萌出后4年之内。

（3）釉质发育不全的年轻恒牙，深窝沟，特别是可以插入或卡住探针（包括可疑龋）的窝沟。

（4）患者口内其他牙齿，特别是对侧同名患龋或有患龋倾向的牙齿。

二、用物准备

1. 常规用物　检查器（口镜、镊子、探针）、吸引器管、防护膜、口杯、三用枪、敷料、低速牙科手机、凡士林棉签。

2. 窝沟封闭用物　光敏固化灯、护目镜、抛光毛刷（或橡皮杯）、小毛刷、遮光材料盒、清洁剂（或不含氟牙膏）、35%的磷酸酸蚀剂、窝沟封闭剂（图9－20）。

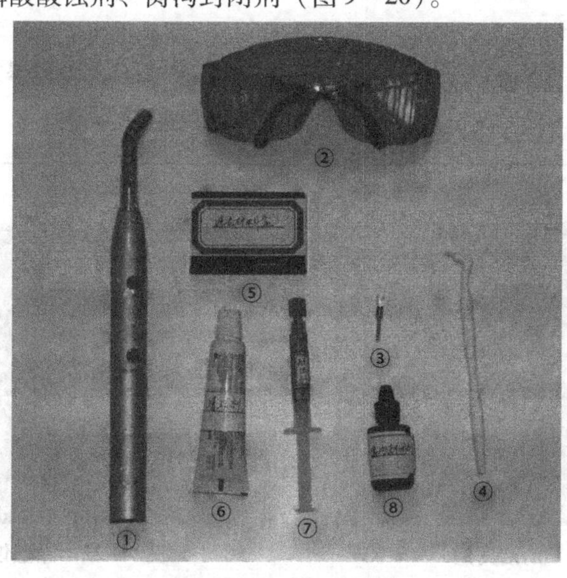

图9－20　窝沟封闭用物

①光敏固化灯；②护目镜；③抛光毛刷；④小毛刷；⑤遮光材料盒；⑥清洁剂；⑦35%的磷酸酸蚀剂；⑧窝沟封闭剂

三、窝沟封闭术医护配合流程（表9－5）

表9－5　窝沟封闭术医护配合流程

医生操作流程	护士配合流程
1. 术前准备　检查患者牙齿窝沟状态及口腔情况，向患者及家长交代治疗计划及费用	传递口镜、探针，根据治疗计划准备用物
2. 清洁牙面	
（1）用蘸有清洁剂的抛光毛刷（或抛光杯）对牙齿𬌗面，特别是窝沟做彻底清洁（图9－21）	安装抛光毛刷（或橡皮杯）于低速牙科手机上，蘸适量清洁剂，递低速牙科手机予医生
（2）三用枪水雾冲洗窝沟点隙	牵拉口角，保护周围黏膜组织 及时用吸引器管吸去水雾
（3）探针检查是否留有残余清洁剂，三用枪水雾彻底冲洗	递探针予医生，充分吸引，清除口腔内余留液体，嘱患者不要闭口
3. 酸蚀	
（1）放置棉卷进行隔湿处理，吹干牙面	用吸引器管吸净口内唾液，递棉卷予医生，协助隔湿 用小毛刷蘸取适量酸蚀剂，递予医生
（2）涂布酸蚀剂于封闭的牙齿𬌗面（图9－22）	准确计时20～30秒（乳牙酸蚀60秒）
（3）用三用枪彻底冲洗牙面10～15秒，更换干棉卷，吹干牙面15秒。酸蚀后的牙面呈白垩色（图9－23），若未呈现白垩色，则说明酸蚀不合格，应重复酸蚀步骤	递三用枪予医生，用强力吸引器管吸去水气酸雾并用弱吸引器管吸尽口内液体 递棉卷予医生，协助更换棉卷隔湿 递三用枪，协助医生吹干酸蚀面，调整光源

续 表

医生操作流程	护士配合流程
4. 涂布窝沟封闭剂	
(1) 均匀涂布窝沟封闭剂于酸蚀牙面上，充分排挤窝沟内的空气（图9-24）	取窝沟封闭剂置于遮光材料盒内，用小毛刷蘸取适量递予医生，协助医生随时补充蘸取 注意隔湿，保持操作牙面的干燥
(2) 光照固化窝沟封闭剂，照射距离约离牙面1mm，照射部位须大于封闭剂涂布的部位	递光敏固化灯予医生，使用可见光源照射 及时吸唾，保持干燥
5. 术后检查	
(1) 取出隔湿用棉卷，检查窝沟封闭情况（图9-25）	递镊子予医生，取出隔湿棉卷，嘱患者漱口 传递口镜、探针，调整光源
(2) 检查咬殆，适当调殆	传递咬合纸，必要时做调殆准备

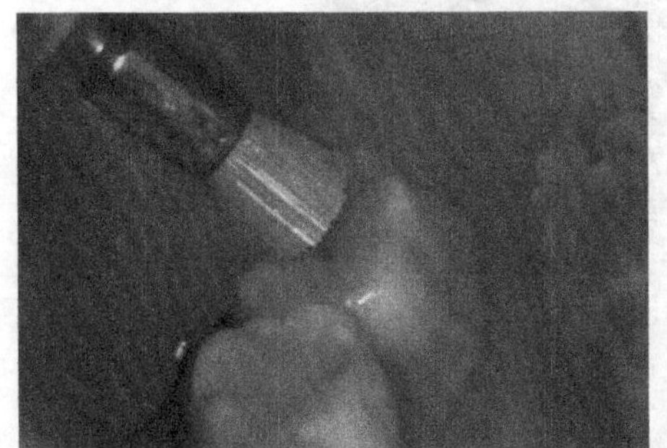
图9-21 清洁窝沟

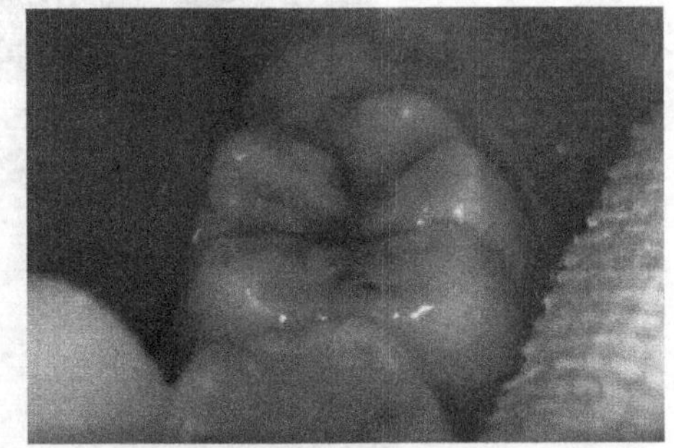
图9-22 涂酸蚀剂于窝沟

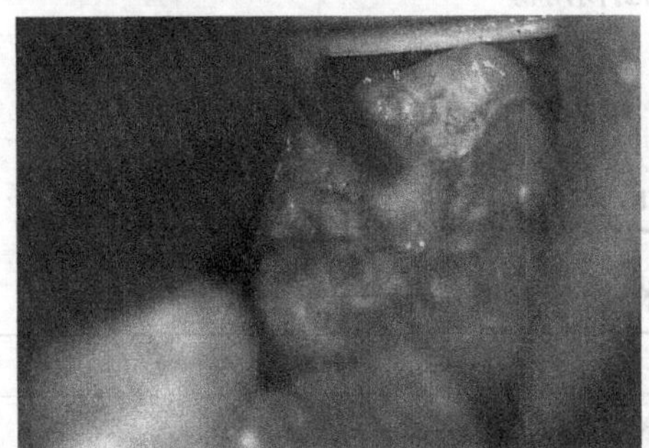
图9-23 酸蚀殆面呈白垩色

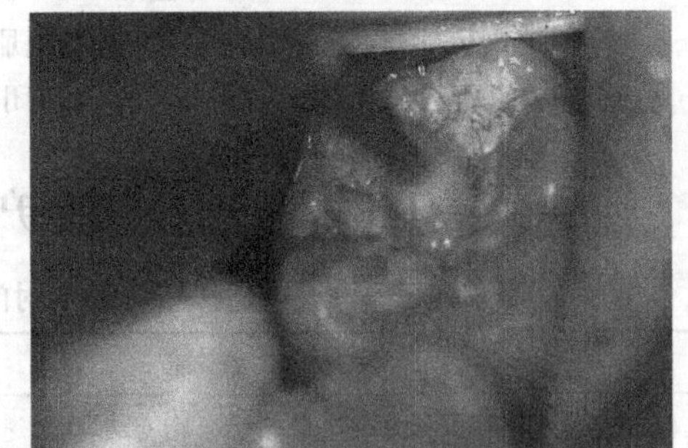
图9-24 涂窝沟封闭剂

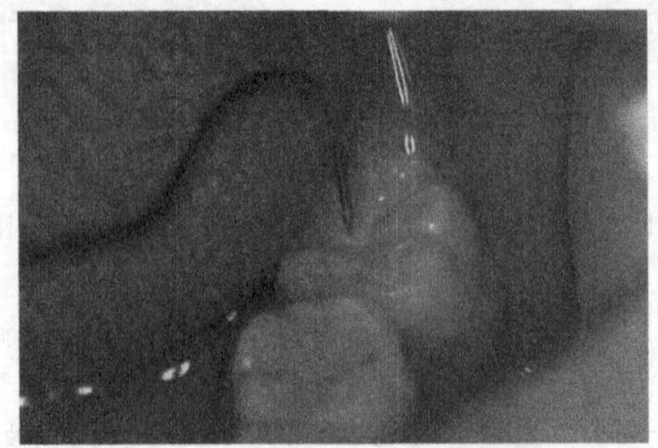
图9-25 检查窝沟封闭情况

四、护理要点

（1）窝沟封闭剂应放置在专用的避光盒中，不用时及时关闭避光盒盖，以免过多接触光线，影响材料的性能。

（2）窝沟封闭术的成败与隔湿效果密切相关，因此治疗过程中护士应注意观察患者口内唾液分泌情况，及时更换干燥的棉卷，保持治疗面全程干燥。

（3）使用光敏固化灯固化窝沟封闭剂时，护士要注意为医、护、患佩戴护目镜，避免治疗光束对眼睛造成损害。

（4）窝沟封闭术后嘱患者定期（三个月、半年或一年）复查，观察封闭剂保留情况。如有脱落应重做封闭。对已完成封闭的儿童应做好记录，以便复查。

（李玉平）

第四节　牙周病的护理

牙周病（periodontal diseases）是指发生于牙周支持组织（牙龈、牙周膜、牙槽骨和牙骨质）的各种疾病。这些疾病包括两大类，即牙龈病（gingival diseases）和牙周炎（periodontitis）。牙龈病是指只发生于牙龈组织的疾病，而牙周炎则是累及4种牙周支持组织的炎症性、破坏性疾病。牙龈病与牙周炎在病因、发病机制、症状和治疗护理上多有相似之处，但预后是不同的。牙龈病的病变可逆转，一旦病因被除去，炎症可以完全消退，牙龈组织恢复正常。但如果病因未去除，炎症未被控制，部分牙龈病可进一步发展成牙周炎。

一、牙龈炎

（一）病因病理

牙龈炎是多因素疾病，其病因分为局部因素和全身因素。局部因素中，牙菌斑是最主要的病因，牙石、食物嵌塞、不良修复体等，均可促使菌斑积聚，引起或加重龈缘炎症。全身因素可改变宿主对局部因素的反应。

牙龈炎病变局限于牙龈上皮组织和结缔组织内，组织学可见牙龈血管丛的小动脉、毛细血管和小静脉扩张。但结合上皮附着水平仍位于正常的釉牙骨质界。龈沟的加深是由于牙龈的肿胀或增生使龈缘位置向牙冠方向移动，而结合上皮的位置并未向根方迁移，此为假性牙周袋，或称为龈袋。

（二）护理评估

1. 健康史　评估患者有无牙龈病、药物过敏以及长期服用激素、避孕药病史等。

2. 身体状况

（1）牙龈炎：慢性龈缘炎多发生于前牙区，尤其下前牙区最为显著。病损局限于游离龈和龈乳头，严重者波及附着龈。

1）牙龈改变：牙龈变为鲜红或暗红色，严重时可以波及附着龈；龈乳头变为圆钝肥大，点彩消失，表面光滑发亮；质地松软脆弱，缺乏弹性。

2）龈沟深度：龈沟探诊可加深达3mm以上，形成假性牙周袋。

3）探诊出血：牙龈轻触（或探诊）即出血。

4）龈沟液增多：龈沟液渗出增多，重者牙龈沟溢脓。

5）自觉症状：常有刷牙或咬硬物时出血，并有口臭，局部牙龈发痒、肿胀等不适。

（2）青春期牙龈炎：好发于前牙唇侧的牙龈乳头及龈缘，唇侧牙龈乳头肿胀呈球状突起，牙龈暗红或鲜红色，光亮，质地软，探诊易出血，刷牙或咬硬物时有出血，伴口臭等。

（3）妊娠期牙龈炎：患者妊娠期全口牙龈缘和龈乳头充血呈鲜红色或发绀、松软而光亮。触探极易出血。吮吸或进食时易出血，一般无疼痛。严重者龈缘可有溃疡和假膜形成。通常患者妊娠前已有龈缘炎，妊娠2~3个月后开始出现明显症状，至8个月时达到高峰。妊娠期牙龈瘤常发生于单个牙的牙间龈乳头，有蒂或无蒂，生长较快，易误诊为肿瘤。一般出现于妊娠4~6个月。

3. 辅助检查　X线检查示无牙槽骨吸收。

4. 心理-社会状况

(1) 了解患者是否因牙龈慢性红肿、出血、口臭等产生压抑、自卑心理。妊娠者担忧疾病会影响到胎儿的健康和发育,极易产生焦虑状态。

(2) 评估患者对疾病的治疗程序、配合方法、费用、预后了解情况以及对口腔卫生保健掌握情况等。

(三) 治疗要点

控制菌斑,消除炎症,恢复牙周组织的生理形态和功能,维持长期疗效,防止复发。

(四) 常见的护理诊断及医护合作问题

(1) 牙龈组织受损:与牙龈炎症有关。

(2) 舒适的改变:与牙龈红肿、出血等有关。

(3) 自我形象紊乱:与口臭、牙龈红肿有关。

(4) 知识缺乏:与缺乏牙龈疾病及自我护理的相关知识有关。

(5) 焦虑:与担心疾病预后,妊娠期牙龈炎患者担心影响胎儿健康有关。

(五) 护理目标

(1) 患者了解牙龈炎特点、治疗方法及预后。

(2) 能掌握自我控制菌斑的方法。

(3) 牙龈炎症逐渐减轻或消失,口臭消除。

(4) 青春期牙龈炎患者纠正用口呼吸的习惯。

(六) 护理措施

1. 心理护理　详见口腔内科患者的常规护理。

2. 保持诊室清洁　治疗前予0.2%氯己定液含漱1min,减少洁治时喷雾的细菌数量,减少诊室的空气污染;尽量打开门窗,使诊室内空气流通;每天用清水加入洗涤剂拖地两次,地面污染及时用0.5%含氯消毒液拖地;每天用紫外线空气消毒两次,每次1h,或装置空气过滤设备。

3. 基础治疗护理　在口腔内科患者的常规护理基础上,结合各种基础治疗的特点,实施护理。

(1) 龈上洁治术的护理

1) 用物准备:超声波洁牙手机及龈上工作尖1套、慢机弯机头1个、抛光杯、抛光膏、3%过氧化氢液及0.2%氯己定冲洗液。

2) 护理配合:协助患者用0.2%氯己定含漱清洁口腔。向患者解释术中可能引起的不适,如酸、痛、胀、牙龈出血等,取得合作。保持术野清晰,调节体位及光源,及时吸唾。

洁治:开机后根据牙石厚薄调节洁牙机频率和功率,踩脚踏开关,左手握持口镜牵拉口角,右手以握笔式握持洁牙机手柄,使龈上工作尖的前端与牙面平行或$<15°$角接触牙石的下方来回移动,利用超声振动击碎并震落牙石。对于牙间隙难以清除的牙石,可用手动洁治器清除。对种植牙应换特殊仪器,如塑料器械和钛刮治器等处理。

抛光:安装抛光杯于慢机弯机头上,蘸抛光膏于牙面进行抛光。可稍施压力使抛光杯的薄边缘伸入龈下,使牙面光洁无刻痕。

清洁口腔:用三用枪进行口腔冲洗,并及时吸干液体。

冲洗消毒:用3%过氧化氢液及0.2%氯己定冲洗液进行龈袋交替冲洗,冲洗完毕嘱患者漱口。

3) 健康指导:①告知患者洁牙后短期内可能出现冷热敏感不适,随着时间的延长会好转。如症状加重,应随诊。②出血观察及处理,术后24h内有少量渗血属正常,嘱术后当天勿进食过热食物。③预防感染,进食后注意漱口,保持口腔清洁,正常刷牙,预防感染。④准确记录,嘱患者1周后复诊。

(2) 牙龈手术的护理:常用的牙龈手术方法包括牙龈切除术、牙龈成形术。

1) 用物准备:灭菌手术衣、手套、口罩、帽子,牙龈手术包1个(口镜、探针、镊子、刀柄、牙龈分离器、弯血管钳、方纱、孔巾、斧形刀、龈乳头刀、强吸管、弯眼科剪、牙周探针),以及刀片、无菌手套、龈上洁治器、局部麻醉药、0.2%氯己定、生理盐水、注射器、牙周塞治剂。

2）护理配合

心理护理：患者术前多有紧张、恐惧心理，表现在担心术中出血多、疼痛、术后影响饮食、发音和美观等。针对患者的实际情况做好解释工作，给予理解、关心、安慰，让患者有安全感。帮助患者了解手术意义、预后及风险。

环境准备：手术在门诊独立治疗室或专用小手术室进行，室内应舒适、安静，使患者身心放松，配合手术治疗。

患者准备：协助患者用0.2%氯己定含漱，调整患者位置，使患者仰卧在手术牙椅上，充分暴露手术视野。

麻醉：协助医师局部麻醉。

术前消毒：协助医师用0.2%氯己定消毒棉球消毒手术区，消毒范围为口唇周围半径5cm。

术中配合：

巡回护士：①打开无菌手术包。②添加手术所需用品、敷料。③涂消毒凡士林或液状石蜡在患者口角及上下唇，防干燥皲裂及牵拉时间过长受损伤。④术中注意观察患者的脸色及生命体征，及时询问、了解患者的感觉，发现异常，及时配合处理。⑤随时提供手术需要的器械、用物。⑥保持术野清晰，及时调节光源。⑦手术结束后，调拌牙周塞治剂，与洗手护士共同清点器械、敷料。

洗手护士：①铺孔巾，与手术区域相连形成一个无菌区，且方便手术者操作为宜。②标定手术切口的位置，递牙周探针给医师检查牙周袋情况，用探针或印记镊在袋底位置相应的牙龈表面刺一出血点，作为切口位置。③递15号刀片或斧形刀做连续切口，使龈缘成扇贝状外形，递龈乳头刀或11号尖刀将牙龈乳头切断，从而切除增生的牙龈。④递龈上洁治器刮除切下的边缘龈组织和邻面牙间龈组织，然后刮净牙面残留的牙石、病理肉芽组织及病变的牙骨质。⑤修整牙龈，递弯眼科剪修整牙龈边缘，恢复正常生理外形。⑥递生理盐水冲洗创面，纱布压迫止血，检查创面，外敷牙周塞治剂。⑦与巡回护士清点器械、敷料，确保无误。⑧用湿纱布清洁患者唇周血渍，揭去孔巾，撤离手术用物。

3）健康指导：①嘱患者按医嘱服药；术后24h内术区相应面部间断放置冰袋，以减轻组织水肿。②术后1~2d内唾液会有淡红色血丝，属正常，无须处理。③嘱患者术后不要反复吸吮伤口或吐唾液，以免口内负压增加，引起出血。④术后当日可进食温凉软食或流质饮食，不宜进食过热、过硬的食物，防止出血。⑤1周内不刷术区牙。⑥进食后漱口，保持口腔清洁，使用0.2%氯己定每日含漱2次，至恢复正常刷牙；去除塞治剂后可用软毛牙刷轻轻刷牙，用牙线轻柔地清洁牙邻面。⑦男性患者应戒烟。⑧嘱患者1周后复诊，去除塞治剂。

（七）护理评价

通过治疗护理计划的实施，评价患者是否能够达到：①了解牙龈病特点、治疗方法及预后等相关知识。②口腔卫生良好。③患者口臭消失，自信加强。④口呼吸的习惯得到纠正。

二、牙周炎

牙周炎是牙龈、牙周膜、牙槽骨和牙骨质这4种牙周支持组织的炎症性破坏性疾病。

（一）病因及发病机制

微生物是引发牙周炎的始动因子。堆积在龈牙结合部的牙面和龈沟内的菌斑微生物及其产物引发牙龈的炎症和肿胀，更有利于一些厌氧菌的生长。牙石、食物嵌塞、不良修复体可加重和加速牙周炎的进展。当炎症扩延到深部牙周组织，引起牙槽骨吸收和牙周膜纤维的破坏，导致牙周袋的形成（图9-26）。

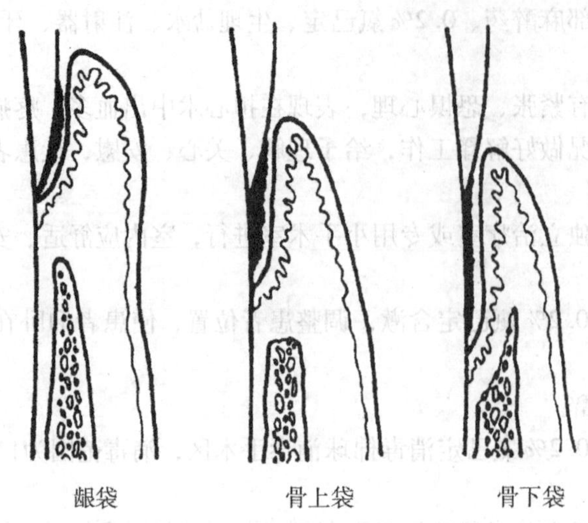

图 9 - 26　牙周袋的类型

（二）护理评估

1. 健康史　详见牙龈炎的健康史。

2. 身体状况

（1）慢性牙周炎：有牙龈炎症、牙周袋形成、牙槽骨吸收和牙齿松动四大典型症状。重度牙周炎还伴有牙龈萎缩、牙根暴露、根面暴露、根面龋、牙周脓肿、牙周溢脓、口臭、食物嵌塞以及逆行性牙髓炎等。

（2）侵袭性牙周炎：早期口腔卫生状况一般较好，牙周组织破坏程度与局部刺激物的量不成正比。病变好发于第一恒磨牙和上下切牙，左右对称。一般不侵犯乳牙。早期出现牙齿松动和移位，病程进展很快。20 岁左右牙齿松动严重，自动脱落或需拔除。

（3）牙周脓肿：患者就诊时可有急性面容、体温升高、淋巴结肿大等。急性牙周脓肿发病突然，在患牙的唇颊侧或舌腭侧牙龈形成椭圆形或半球状的肿胀。牙龈发红、水肿，表面光亮。脓肿的早期炎症浸润广泛，组织张力较大，疼痛较剧烈，可有搏动性疼痛。因牙周膜水肿，患牙有“浮起感”、叩痛、松动明显。脓肿的后期脓液局限，扪诊有波动感，疼痛稍减轻。此时指轻压牙龈可有脓液自袋内流出，或脓肿自行从表面破溃，肿胀消退。脓肿可以发生于单个牙齿，也可同时发生于多个牙齿，或此起彼伏。慢性牙周脓肿一般无明显症状，可见牙龈表面有窦道开口，挤压时有少许脓液流出。

3. 辅助检查　X 线检查显示，慢性牙周炎牙槽嵴顶高度降低，有水平及垂直骨吸收。侵袭性牙周炎可见第一磨牙邻面有垂直型骨吸收，在切牙区多为水平骨吸收。牙周脓肿可见骨嵴破坏，可有骨下袋。

4. 心理 - 社会状况　患者因口臭、牙龈红肿、出血可有自卑、焦虑心理，因疼痛患者可出现烦躁、性格变化等。

（三）治疗要点

通过洁治术、刮治术，彻底清除牙石，平整根面，控制菌斑，改善咀嚼功能，止痛，控制感染，脓肿切开引流，牙周手术。

（四）常见的护理诊断及医护合作问题

（1）牙周组织受损：与牙周组织炎症有关。

（2）舒适的改变：与牙齿松动、牙根暴露、牙列缺失有关。

（3）自我形象紊乱：与牙龈红肿、牙齿松动、移位、脱落、戴义牙等有关。

（4）营养失调：与牙齿松动脱落及拔牙影响进食，导致机体摄入减少有关。

（5）体温过高：与炎症有关。

（五）护理目标

（1）患者掌握自我控制菌斑方法。

（2）牙周炎症减轻或消失，口臭消除。

（3）患者掌握保持口腔卫生的方法。

（4）营养状况得到改善。

（5）体温恢复正常。

（六）护理措施

1. 龈上洁治术的护理　略。

2. 龈下刮治术（根面平整术）的护理　龈下刮治术通常在洁治术后待龈炎减轻、出血减少时进行。

（1）用物准备：麻醉药品，3%过氧化氢、0.2%氯已定冲洗液，洁牙机手柄及龈下工作尖，龈下刮治器1套，超声治疗仪。

（2）护理配合

1）患者准备：调节体位与光源，暴露术野，观察局部黏膜健康状况；告知患者术中配合事项，减少患者心理负担；协助患者用0.2%氯已定冲洗液含漱；协助医师进行局部麻醉。

2）安装洁牙机手柄及龈下工作尖并传递给医师。

3）保持术野清晰：调节光源，协助牵拉口角，用弱吸及时吸唾，用细头的强吸管及时吸除术区的血液。

4）根据患牙的位置选择合适的刮治器并及时传递，用乙醇棉球擦拭器械表面血液及肉芽组织。

5）术区冲洗：递3%过氧化氢、0.2%氯已定液交替冲洗，牙周袋上药。

6）观察病情：密切观察患者全身情况，及时向医师汇报。

（3）健康指导：①指导患者正确刷牙及使用牙线、牙缝刷，控制菌斑。②麻醉过后可能会有疼痛，嘱患者按医嘱服用镇痛药，缓解疼痛。③术后患者休息30min无明显渗血方能离开。④术后不要反复吸吮或吐唾，以免口内负压增加，引起出血。⑤术后当日可进食温凉软食或流质饮食，不宜进食过热、过硬的食物，防止出血。⑥按医嘱服用抗生素，并观察服药后有无不良反应。⑦进食后注意漱口，保持口腔清洁，术后当天正常刷牙，预防感染。⑧嘱患者1周后复诊，分区刮治，刮治完成后1、3、6个月复诊。

3. 调𬌗的护理

（1）用物准备：快速手机、慢速手机、各种车针、咬合纸、蜡片、抛光杯、抛光膏等。

（2）护理配合

1）传递咬合纸，嘱患者做各种咬合动作，协助医师找出早接触或𬌗干扰的牙和部位。

2）调磨：根据调𬌗的部位，高速手机安装合适的车针，递给医师调磨。

3）抛光：慢速手机装上抛光杯，蘸抛光膏递给医师，抛光调磨的牙齿。

4）余同口腔内科患者的一般术后护理常规。

4. 松牙固定术的护理

（1）用物准备：结扎钢丝（多用不锈钢软细丝）、钢丝剪1把、钢丝结扎钳2把（平头）、持针钳1把、推压器1支、复合树脂等。

（2）护理配合

1）保持视野清晰：及时调节光源、吸唾，协助暴露术野。

2）选择合适直径的不锈钢丝，长度为结扎牙长度的2倍多，5cm左右，并从中央弯成“U”形，传递给医师。

3）钢丝结扎：及时传递持针钳、结扎丝、钢丝剪、推压器等。

4）选用光固化树脂加强固定，按光固化树脂修复术护理。

（3）健康指导：①指导患者加强口腔卫生的方法，严格控制菌斑。②嘱患者勿用患牙咬硬物。

5. 牙周手术的护理　常用的牙周手术方法有翻瓣术、磨牙远中楔形瓣手术、骨成形术、骨切除术、植骨术等。

（1）用物准备：牙周手术包1个（内置骨膜分离器、龈下刮治器、牙周探针、骨凿、骨挫、小弯剪刀、线剪、吸唾管、刀柄、缝合用物1套、纱布等），遵医嘱备特殊材料如人工骨、组织再生膜等。

（2）护理配合

1）巡回护士：①见牙龈手术护理。②需植入人工骨或组织再生膜者，应备好灭菌生理盐水。

2）洗手护士：洗手护士应戴无菌手套，配合手术护理。

铺孔巾：与手术区域相连形成一个无菌区，且方便手术者操作为宜。

切口：递手术刀给医师进行切口，牵拉口角，暴露术野。及时用强吸管吸除术区血液，保持术野清晰。吸引器必须保持通畅，及时用蒸馏水抽吸冲洗管道，防止血凝块堵塞管腔。

翻瓣：递骨膜分离器进行龈瓣的翻开，暴露病变区。

刮治和根面平整：递刮治器刮除暴露根面和病变处的肉芽组织，刮净牙根表面的牙石及牙骨质。

手术部位冲洗：0.2%氯己定与生理盐水递给医师进行交替冲洗，及时清除术中刮除的结石及炎性组织。

协助龈瓣复位：用湿纱布压迫，使之与根面贴合。

协助缝合：缝合完毕检查口腔内是否有残留的物品，防止发生意外。协助在创口处敷牙周塞治剂。

清点器械：与巡回护士清点器械、敷料，确保无误。用湿纱布清洁患者唇周血渍，揭去孔巾，撤离手术用物。

（3）健康指导：嘱患者1周后复诊拆线，植骨术后10～14d拆线，6周复诊观察牙周情况。

6. 牙周脓肿的护理　患者就诊时局部肿胀明显，疼痛难忍，甚至伴有发热等全身症状，接诊时应注意病情观察，安排优先就诊。体温异常者，注意监测体温变化，及时对症处理。需切开排脓时，遵医嘱准备局部麻醉药并协助注射，递11号刀片进行脓肿切开，递生理盐水、3%过氧化氢、0.2%氯己定溶液交替冲洗，用棉球协助擦干脓血，递引流条置切口引流脓液。嘱患者24～48h内复诊，拔除引流条。

（七）护理评价

通过治疗和护理计划的实施，患者是否能够达到：①了解慢性牙周炎的相关知识，保持口腔卫生及定期复查。②掌握自我控制菌斑方法。③牙周炎症状减轻或消失。④能及时修复缺失牙齿，恢复美观。⑤营养失调改善。⑥体温恢复正常。

三、牙周病健康指导

（1）保持良好的口腔卫生习惯：每天早晚两次彻底刷牙，每次3min。饭后漱口，少食糖类食物，不能口含食物睡觉。

（2）采用正确的刷牙方法。

（3）正确使用牙线。

（4）控制菌斑：坚持不懈采用正确方法刷牙，并定期到医院检查、治疗，及时清除菌斑，预防牙周病的发生。

（5）去除和控制与牙周病关系密切的不良因素：积极改善食物嵌塞，对殆创伤的牙齿进行调殆，有吸烟嗜好者应戒烟，预防和矫治错颌畸形。

（6）疾病常识及巩固疗效的指导：牙周病是一种反复发作的疾病，需定期检查预防复发。牙周治疗完成后，一般2～3个月后复查一次，每6～12个月做一次洁治术，维护牙周组织健康。

（7）口腔卫生保健知识指导：建议均衡饮食，经常补充富含蛋白质、维生素A、维生素D、维生素C及钙和磷的营养食物，增强牙周组织对致病因子的抵抗力和免疫力。

四、牙周专科器械养护

洁治器和刮治器的锐利与否和治疗工作密切相关。为了确保有效地去除牙石，必须保持其正常的外形、结构和锋利度，以减少患者在治疗中的创伤和痛苦，减轻操作者的劳动强度，提高工作效率。因此在治疗前及治疗中，需检查器械刃部是否锋利，并及时加以琢磨。

1. 器械琢磨的原则

（1）根据器械的特点选择合适的磨石。

（2）在磨锐前、后器械需进行严格消毒。

（3）器械在琢磨时需要水或矿物油，琢磨刀缘时必须保持器械原有的角度，尽量避免破坏器械的原有形态，尤其是正面和侧面的夹角角度，要正确掌握磨石与器械的用力方向。

（4）琢磨时器械和磨石需握持稳定，用力均匀，避免过大的压力，切忌刻刺磨石。

2. 磨石　器械琢磨的磨石按其质粒的大小分为粗细两种。粗磨石的磨削作用较快，常用于钝器械的磨锐；细磨石的磨削作用较慢，用于器械最后的琢磨或轻度变钝的器械。

3. 超声洁牙器械

（1）清洁：超声洁牙手柄使用后及时用乙醇棉球将表面的血迹清洁干净，用卸针器将工作尖卸下，工作尖及超声手柄分别放在多酶液中超声清洗。超声洁牙手柄由于带有小电机，柄部不能浸泡于水中。工作尖连接处用小刷子清洗，擦干。

（2）包装：工作手柄用纸塑袋包装封口，工作尖使用专用的工作尖盒消毒，以免损坏。

（3）灭菌：压力蒸汽灭菌法灭菌。

（4）使用前准备：将工作尖装在超声手柄上，并检查超声洁牙手柄连接牙椅电源处是否干燥，保证电源不出故障。

（李玉平）

参考文献

[1] 王爱平．现代临床护理学．北京：人民卫生出版社，2015.
[2] 徐燕，周兰姝．现代护理学．北京：人民军医出版社，2015.
[3] 黄人健，李秀华．现代护理学高级教程．北京：人民军医出版社，2014.
[4] 李淑迦，应兰．临床护理常规．北京：中国医药科技出版社，2013.
[5] 尹安春，史铁英．内科疾病临床护理路径．北京：人民卫生出版社，2014.
[6] 唐少兰，杨建芬．外科护理．北京：科学出版社，2015.
[7] 史淑杰．神经系统疾病护理指南．北京：人民卫生出版社，2013.
[8] 黄素梅，张燕京．外科护理学．北京：中国医药科技出版社，2013.
[9] 丁淑贞，丁全峰．骨科临床护理．北京：中国协和医科大学，2016.
[10] 宁宁，朱红，陈佳丽．骨科护理手册（第2版）．北京：科学出版社，2015.
[11] 符霞．血液透析专科护理标准操作流程．北京：人民卫生出版社，2013.
[12] 田姣，李哲主．实用普外科护理手册．北京：化学工业出版社，2017.
[13] 裴星，全胜，严彩红．外科护理．武汉：华中科技大学出版社，2017.
[14] 束余声，王艳．外科护理学．北京：科学出版社，2017.
[15] 范保兴，张德．外科护理学（第3版）．北京：科学出版社，2017.
[16] 刘保江，晁储璋．麻醉护理学．北京：人民卫生出版社，2013.
[17] 李建民，孙玉倩．外科护理学．北京：清华大学出版社，2014.
[18] 朱建英，叶文琴．创伤骨科护理学（第2版）．北京：科学出版社，2017.
[19] 李俊华，曹文元．成人护理（上册）——内外科护理．北京：人民卫生出版社，2015.
[20] 丁淑贞，李平．实用特殊科室护理管理．北京：中国协和医科大学出版社，2014.
[21] 肖书萍．介入治疗与护理．北京：中国协和医科大学出版社，2016.
[22] 李麟荪，徐阳，林汉英．介入护理学．北京：人民卫生出版社，2015.
[23] 尤黎明，吴瑛．内科护理学（第6版）．北京：人民卫生出版社，2017.
[24] 黄人健，李秀华．内科护理学高级教程．北京：人民卫生出版社，2016.
[25] 黄人健，李秀华．妇产科护理学高级教程．北京：中华医学电子音像出版社，2018.
[26] 安力彬，陆虹主．妇产科护理学（第6版）．北京：人民卫生出版社，2017.
[27] 崔焱，仰曙芬．儿科护理学（第6版）．北京：人民卫生出版社，2017.
[28] 李麟荪．介入护理学．北京：人民卫生出版社，2015.
[29] 黄浩．消毒供应中心护理手册．北京：科学出版社，2015.